呼吸理学療法
標準手技

監修
千住　秀明	複十字病院呼吸ケアリハビリセンター・部長
眞渕　　敏	みどりヶ丘病院リハビリテーション部・特任理学療法士
宮川　哲夫	昭和大学大学院保健医療学研究科呼吸ケア領域・教授

編集
石川　　朗	神戸大学大学院保健学研究科・教授
神津　　玲	長崎大学大学院医歯薬学総合研究科・教授
高橋　哲也	順天堂大学保健医療学部理学療法学科・教授

執筆（執筆順）

石川　　朗	神戸大学大学院保健学研究科・教授	小林　義文	福井県立病院リハビリテーション室・主任
神津　　玲	長崎大学大学院医歯薬総合研究科・教授	森沢　知之	兵庫医療大学リハビリテーション学部・講師
高橋　哲也	順天堂大学保健医療学部理学療法学科・教授	横山　仁志	聖マリアンナ医科大学病院リハビリテーション部・主任
三浦　利彦	国立病院機構八雲病院理学療法室・室長	鋤﨑　利貴	長崎大学医学部・歯学部附属病院リハビリテーション部
井澤　和大	神戸大学大学院保健学研究科・准教授	岸川　典明	愛知医科大学病院リハビリテーション部・副技師長
山下　康次	市立函館病院中央医療技術部リハビリ技術科・主査	熊丸めぐみ	群馬県立小児医療センターリハビリテーション課・主幹理学療法士
鵜澤　吉宏	亀田総合病院リハビリテーション室・副室長	木村　雅彦	杏林大学保健学部・准教授
玉木　　彰	兵庫医療大学リハビリテーション学部・教授	嶋先　　晃	吹田徳洲会病院リハビリテーション科
俵　　祐一	聖隷クリストファー大学リハビリテーション学部・准教授	前田　秀博	近森病院理学療法科・科長
高橋　仁美	市立秋田総合病院リハビリテーション科・技師長	森下慎一郎	新潟医療福祉大学リハビリテーション学部・准教授
朝井　政治	大分大学福祉健康学部・教授	松尾　善美	武庫川女子大学健康・スポーツ科学学部・教授
北川　知佳	長崎呼吸器リハビリクリニックリハビリテーション科・主任	上村　洋充	大阪鉄道病院リハビリテーション室・リハビリテーション技士長
管野　敦哉	札幌医科大学附属病院リハビリテーション部	松波　智郁	神奈川県立こども医療センター発達支援科
川俣　幹雄	九州看護福祉大学看護福祉学部リハビリテーション学科・教授	服部　　歩	北品川病院リハビリテーション科
大池　貴行	九州看護福祉大学看護福祉学部リハビリテーション学科・准教授	森川　　亘	帝京大学医学部附属病院リハビリテーション部・副技師長
小川　智也	公立陶生病院中央リハビリテーション部第2理学療法室・室長	笹沼　直樹	兵庫医科大学病院リハビリテーション部・主任理学療法士

医学書院

呼吸理学療法標準手技

発　　行	2008年5月15日　第1版第1刷Ⓒ
	2022年10月1日　第1版第8刷

監　　修　　千住秀明　眞渕　敏　宮川哲夫
　　　　　　せんじゅうひであき　まぶちさとし　みやがわてつお

発 行 者　　株式会社　医学書院
　　　　　　代表取締役　金原　俊
　　　　　　〒113-8719　東京都文京区本郷 1-28-23
　　　　　　電話　03-3817-5600(社内案内)

印刷・製本　三報社印刷

本書の複製権・翻訳権・上映権・譲渡権・貸与権・公衆送信権(送信可能化権を含む)は株式会社医学書院が保有します.

ISBN978-4-260-00076-5

本書を無断で複製する行為(複写,スキャン,デジタルデータ化など)は,「私的使用のための複製」など著作権法上の限られた例外を除き禁じられています.大学,病院,診療所,企業などにおいて,業務上使用する目的(診療,研究活動を含む)で上記の行為を行うことは,その使用範囲が内部的であっても,私的使用には該当せず,違法です.また私的使用に該当する場合であっても,代行業者等の第三者に依頼して上記の行為を行うことは違法となります.

JCOPY〈出版者著作権管理機構　委託出版物〉
本書の無断複製は著作権法上での例外を除き禁じられています.複製される場合は,そのつど事前に,出版者著作権管理機構(電話 03-5244-5088, FAX 03-5244-5089, info@jcopy.or.jp)の許諾を得てください.

序

　わが国で呼吸理学療法が拡がりを見せ始めたのは1990年代半ばであると思われるが，それに伴って呼吸理学療法で用いられる手技の標準化の問題が取りざたされるようになってきた．その背景には，同じ方法を行っているにもかかわらず違う名称で呼ばれていたり，違う方法にもかかわらず同じ呼称が使われていたこと，また海外で使用されている方法が日本ではまったく違った意味で使用されていたり，海外では見聞されない日本独自の方法が行われていたことが挙げられる．これまで呼吸理学療法に関する専門用語，呼吸理学療法の手技や手段の定義について統一したものがなかったため，他の医療関連職種からは専門職または専門技術として疑問を抱かれるようになり，昨今では，あからさまに呼吸理学療法を否定する声も少なからず聞こえるようになってきた．

　呼吸器臨床医学とともに呼吸理学療法が科学的学問として成長・発展するためには，専門用語や手技の統一が必要不可欠である．呼吸理学療法という領域で使用される用語の定義や概念が定められていないのであれば，「呼吸理学療法学」という専門領域を修学することは事実上不可能であり，臨床実践において呼吸理学療法のエビデンスの構築も不可能であろう．

　しかし残念ながら10年以上が経過した現在においても，専門用語や手技の統一には至っていない．これらの状況をふまえ，現状を打開するため，日本理学療法士協会内部障害系理学療法研究部会が主催するセミナーの関係者が中心となり，呼吸理学療法に関連する用語の整理と手技の定義・標準化を試みる声が上がった．

　呼吸理学療法は様々な場面で使用されている．時には救命救急の現場であったり，脳性麻痺児の療育現場であったり，人工呼吸器を装着しながら退院された在宅療養の現場であったりと，時と場所を選ばず，我々理学療法士の「手」を使用してできる「技」が用いられてきた．したがって呼吸理学療法を受ける側にとって，「なんとなく胸を押す」のでは意味がなく，「Aさんの方法とBさんの方法がまったく違う」のであれば困惑が生じることになる．

　一方，呼吸理学療法の手技の不統一性についての議論は，折りしも「在宅ALS患者に対する痰の吸引の取扱い」を巡る議論と関連して拡大してきた．「痰の吸引は，原則として医行為である」とされ，医師や看護師以外の理学療法士などによる痰の吸引は違法とされている．しかし，専門的な排痰法（呼吸理学療法）を計画的に行うことで，侵襲性があり，苦痛を伴う痰の吸引が，効果的に行え，吸引回数を減らすことが可能となる．そのため，医師，看護師，さらにはホームヘルパーや盲・聾・養護学校における教員からも，呼吸理学療法手技に注目が集まってきた．世界の多くの国々では，呼吸理学療法の一連の流れの最終段階に吸引があるとの概念から，吸引が理学療法士に認められているのに対し，日本では呼吸理学療法の専門家である理学療法士にいまだに医療現場での吸引行為は認められていない．これは理学療法士の身分法の限界でもあるが，現実的には医療現場で

多くの理学療法士が，痰の吸引が必要な現場に遭遇しており，多くの患者が理学療法士によって行われた呼吸理学療法後に速やかに吸引を行ってほしいと願っていると思われる．

このような，呼吸理学療法手技の用語不統一による臨床現場での混乱収拾のためにも，また，効果的な呼吸理学療法手技を待ち望む患者からの期待にこたえるためにも，さらに，理学療法士自身の身分改善のためにも，医療，福祉，保健，教育などの各現場での共通言語として，我々理学療法士が行う呼吸理学療法手技を整理し，定義をまとめていく必要性があった．そして，ここにその使命が完成しようとしている．

本書の内容については，反論も多々あることと思われる．ぜひとも皆様のご意見やご批判を仰ぎたい．本書が契機となって，手技の再評価や検証を進めていくとともに，新しい考え方や技術が編み出されていくことも期待している．

これまでの現状を憂慮し，その問題可決に向けた第一歩となる今回の企画にご理解をいただき，快くご協力およびご執筆下さった同志の皆様に対し，まずは深く感謝申し上げる．本書が上梓するまでにかなりの月日が経過している．これはすべて編者の不徳といたすところであり，関係各位には深くお詫び申し上げる次第である．

最後に，医学書院の担当の坂口順一氏には，根気強く本書の生みの苦しみを共にしてくださった．そのご尽力に対し，深い敬意を表すると共に心から感謝申し上げる．

2008 年 3 月

監修・編集者一同

本書の構成と利用法

　近年，呼吸理学療法は，呼吸リハビリテーションや呼吸ケアにおいて効果が期待され，有効な手段であることが認識されるようになりました．呼吸理学療法に携わる職種は，理学療法士のみならず，看護師をはじめとする多くの医療従事者にまで広がっています．このことは，呼吸理学療法の学術的進歩にとって大変喜ばしいことです．

　一方，この呼吸理学療法の現状に対し，いくつかの問題が生じています．その主な問題は，用語や手技に関し，定義づけや統一が進んでいない点であり，さらに呼吸理学療法の科学的検証がまだ十分に行われていない点です．用語や手技については，同じ手技を使っても違う呼び名を使っていたり，同じ呼び名であっても異なることを行っていたりと，多くの誤解と混乱を招く原因となっています．また，呼吸理学療法の有効性については，経験的側面が強く，科学的根拠が不十分であることが否めません．加えて，用語，手技の用法や適応などの統一が遅れているため，一層，検証が進んでいない状況にあります．

　本書はこの誤解と混乱を整理するため，日本理学療法士協会内部障害系理学療法研究部会のメンバーが中心となって呼吸理学療法の各手技の用語や方法を定義し，さらにその適応を提示することを目的としています．それによって，標準的で効果的な呼吸理学療法の普及，さらに呼吸理学療法の科学的検証が進むことを期待しています．

　本書の構成は，第1部「呼吸理学療法の基本手技」，第2部「呼吸管理」，第3部「疾患・障害別 呼吸理学療法手技」から成り立っています．

　第1部「呼吸理学療法の基本手技」では，基本手技を系統立てて解説するため，目的別手技と項目別手技に大別しました．基本手技の解説は，手技の名称（欧文名/日本語名），定義，適応，禁忌，手順，中止基準などの各点からまとめられています．それぞれの手順は見開き頁で構成し，簡潔な解説とわかりやすい図・写真で示しています．また，競合するテクニックや似たようなテクニックは双方の項を立てて，その相違をわかりやすく記載し，欧文表記を必ず付して世界標準にも合わせています．さらに，出典を明らかにするために必ず参考文献が記載されており，なければなしとして，誰のオリジナルであるかを明記しています．一方，従来から用いられている用語については，同義語・類語として取り上げ，読者が索引から該当手技の解説にたどりつくことができるように構成されています．なお，本書においては，運動療法の項目は割愛しています．

　第2部「呼吸管理」では，吸引の方法および誤嚥の予防と対応について解説してあります．理学療法士においても，2005年より条件つきながら在宅医療において吸引行為が認められるようになったことからも，気管内吸引に関する知識の整理は重要です．また，それに関連して誤嚥の予防および対応についても一定の知識が必要となります．

　第3部「疾患・障害別 呼吸理学療法手技」では，通常の症例検討・症例報告ではなく，臨床現場でよく遭遇する疾患や状況における標準的な呼吸理学療法手技の適応の実際について解説しました．（具体的）症例を23ケース提示し，疾患に合わせた手技の適応の方法，評価のあり方，考え方，さらにはその限界にも言及しています．また，「呼吸理学療法実施のポイント」も設けました．

　最後に，呼吸理学療法とは，何らかの呼吸器疾患，呼吸障害を有している方に対する理学療法の総称とも考えられます．ところが，「うちのリハビリでは，呼吸理学療法を行ってくれない」とか，「うちの病院には，呼吸器の患者さんがいないので

……」といったケースに遭遇します．どのような施設か，病棟かを確認すると，脳外科や整形外科であったりします．確かに，脳外科や整形外科にはCOPDや気管支喘息の診断で入院されていることはまれです．しかし，脳卒中発症直後，多くのケースで呼吸管理が必要となり，さらに嚥下障害により誤嚥性肺炎が頻発します．整形外科においても，高齢者の大腿骨頸部骨折による人工骨頭置換術などでは，肺合併症を起こすことが見受けられます．呼吸理学療法の対象者は，第3部でも示されているとおり，呼吸器疾患の診断がついている方だけではありません．呼吸が苦しそうな方の多くは対象者であり，さらに，肺合併症を起こす可能性のある方は皆対象者です．呼吸理学療法は，何も特別なものではないという認識が必要です．

本書は，臨床で多くの実践を重ねている理学療法士によって完成しました．しかし，多くの意見などがあると思われます．本書は定期的な改訂を予定しています．各方面からのフィードバックを集約し，改訂の際に反映させていきたいと考えています．

今後，標準的で効果的な呼吸理学療法が普及し，さらに呼吸理学療法の科学的検証が進歩していくことに，本書が貢献できれば幸いです．

本書の内容に関するご意見，見解等を下記メールアドレスにて受け付けています．
お寄せいただきましたコメントは，今後，一定の期間を経て本書の改訂を検討する際の参考とさせていただきます．多数のご意見をお待ちしております．

監修・編集者一同

送信先アドレス　text-rpt@igaku-shoin.co.jp

※お寄せいただいたご意見は監修・編集者が目を通し，今後の参考とさせていただきます．個別に返信を差し上げられない場合，あるいは返信までにお時間をいただく場合がありますので，その旨あらかじめご了承ください．
※コンピュータウイルス対策のため，添付ファイル付での送信はご遠慮ください．

目　次

本書の構成と利用法 …………………………………………………… 石川　朗　v

第 1 部　呼吸理学療法の標準手技　　　　　　　　　　　　　　　1

◆総論　　　　　　　　　　　　　　　　　　　　　　　　　　　　　3
 A．呼吸理学療法の歴史・定義・展望 ……………………………… 神津　玲　4
 B．呼吸理学療法手技を適応する際の評価のあり方 ……………… 神津　玲　15

◆目的別手技　　　　　　　　　　　　　　　　　　　　　　　　　21
 A．呼吸コントロール …………………………………………………………… 22
  1．呼吸コントロール/呼吸調整 ………………………………… 高橋哲也　22
  2．安楽体位/リラクセーション ………………………………… 高橋哲也　24
  3．胸郭外胸部圧迫法/気管支喘息発作時の呼気介助 ………… 神津　玲　26
 B．呼吸法/呼吸練習 …………………………………………………………… 28
  1．口すぼめ呼吸[法] …………………………………………… 神津　玲　28
  2．横隔膜呼吸[法] ……………………………………………… 神津　玲　30
  3．胸郭拡張練習[法]/部分呼吸[法] ………………………… 高橋哲也　32
  4．腹圧呼吸 ……………………………………………………… 神津　玲　34
  5．器具を用いた呼吸法―インセンティブスパイロメトリ … 高橋哲也　35
  6．舌咽頭呼吸 …………………………………………………… 三浦利彦　38
 C．排痰法/気道クリアランス[法] …………………………………………… 40
  1．咳嗽 …………………………………………………………… 井澤和大　40
  2．強制呼出手技/ハフィング ……………………………………井澤和大　42
  3．咳嗽介助 ……………………………………………………… 井澤和大　44
  4．体位ドレナージ/体位排痰法 ………………………………… 神津　玲　46
  5．軽打[法]/手技 ……………………………………………… 神津　玲　50
  6．振動[法]/手技 ……………………………………………… 神津　玲　52
  7．揺すり[法]/手技 …………………………………………… 神津　玲　53
  8．気管圧迫法/咳嗽誘発法 …………………………………… 山下康次　54
  9．ガーグリング ………………………………………………… 神津　玲　55
  10．応用手技 ……………………………………………………………………… 56
   (1) アクティブサイクル呼吸法（ACBT） ……………………… 高橋哲也　56
   (2) 自律性排痰法 ………………………………………………… 井澤和大　58

11．器具を用いた排痰法 ··· 60
　　　（1）徒手［的］肺過膨張手技 ·· 鵜澤吉宏　60
　　　（2）機械的換気補助による排痰法 ··· 62
　　　　（a）呼気陽圧療法/呼気陽圧 ··· 鵜澤吉宏　62
　　　　（b）持続的気道陽圧療法 ·· 鵜澤吉宏　64
　　　　（c）振動呼気陽圧療法 ·· 鵜澤吉宏　66
　　　　（d）間欠的陽圧呼吸 ·· 鵜澤吉宏　68
　　　　（e）Mechanical In-Exsufflator（MI-E），カフマシーン，カフアシスト ········· 鵜澤吉宏　70
　　　　（f）高頻度胸壁圧迫法 ·· 鵜澤吉宏　72
　　　　（g）二相性体外式人工呼吸 ·· 神津　玲，三浦利彦　73
　　　　（h）肺内パーカッション療法 ·· 鵜澤吉宏　74
　D．呼吸筋トレーニング ··· 76
　　1．器具を用いた呼吸筋トレーニング ·· 神津　玲　76
　　2．腹部重錘負荷法 ·· 玉木　彰　78
　E．胸郭可動域練習/胸郭モビライゼーション ·· 80
　　1．徒手胸郭伸張法 ·· 玉木　彰　80
　　2．その他の徒手胸郭可動域練習 ·· 玉木　彰　86
　　3．肋間筋のストレッチ/肋骨のモビライゼーション ······················ 玉木　彰　88

◆項目別手技 ─────────────────────────── 91
　A．徒手的テクニック ·· 92
　　1．呼吸介助［法］/呼気介助［法］ ·· 神津　玲　92
　　2．スクイージング ·· 神津　玲　96
　　3．ポストリフト ·· 山下康次　100
　　4．スプリンギング ·· 山下康次　102
　B．体位管理 ··· 104
　　1．ポジショニング ·· 神津　玲　104
　　2．腹臥位管理法，腹臥位療法，腹臥位換気 ······································ 山下康次　106
　　3．体位呼吸療法 ·· 山下康次　108
　　4．持続的体位変換 ·· 山下康次　110
　C．呼吸体操 ··· 112
　　1．呼吸筋ストレッチ体操 ·· 神津　玲　112
　　2．その他の呼吸体操 ·· 神津　玲　114

第2部　呼吸管理　117

　A．吸引 ·· 高橋哲也　119
　B．誤嚥の予防と対応 ·· 神津　玲，俵　祐一　132

第3部　疾患・障害別　呼吸理学療法手技　139

　　1．慢性閉塞性肺疾患（COPD）─安定期 ·· 高橋仁美　140

2. 慢性閉塞性肺疾患（COPD）―急性増悪時	朝井政治	142
3. 慢性閉塞性肺疾患（COPD）―難渋症例	北川知佳	144
4. 気管支喘息重症発作	管野敦哉, 石川 朗	146
5. 肺結核後遺症	川俣幹雄	148
6. 気管支拡張症	大池貴行	150
7. 間質性肺炎	小川智也	152
8. 筋ジストロフィー	三浦利彦	154
9. 筋萎縮性側索硬化症（ALS）	小林義文	156
10. 脳性麻痺	森沢知之	158
11. 呼吸器外科術後	横山仁志	160
12. 上腹部外科術後	鋤﨑利貴	162
13. 消化器外科術後―食道癌	岸川典明	164
14. 心臓外科術後	熊丸めぐみ	166
15. 熱傷	木村雅彦	168
16. 頸髄損傷	嶋先 晃	170
17. 脳神経外科術後の肺合併症	前田秀博	172
18. 脳血管障害―急性期	森下慎一郎	174
19. 肺移植	松尾善美	176
20. 生体肝移植	上村洋充	178
21. 新生児呼吸障害	松波智郁	180
22. 多発外傷	服部 歩, 森川 亘	182
23. 重症肺炎による急性呼吸窮迫症候群（ARDS）	笹沼直樹	184

略語一覧	187
索引	189

コラム

もう1つの percussion	47
Who is the first man?	59
Chest care と呼吸介助法	95
Squeeze me!	99

第1部

呼吸理学療法の標準手技

◇総論
◇目的別手技
◇項目別手技

第1章

総論

A．呼吸理学療法の歴史・定義・展望
B．呼吸理学療法手技を適応する際の評価の
　　あり方

A 呼吸理学療法の歴史・定義・展望

1 呼吸理学療法とは何か

■定義と名称

「呼吸理学療法（respiratory physiotherapy/physical therapy）」とは，呼吸障害に対する理学療法の呼称および略称さらには総称であり，呼吸障害の予防と治療のために適応される理学療法の手段と定義できる．本邦では呼吸理学療法の他に，「肺理学療法」，「胸部理学療法」などの名称があり，少なからぬ混乱をきたしている[1]．さらに，臨床ではしばしば「呼吸理学療法」と「呼吸リハビリテーション」が同意語的に用いられていることも混乱に拍車をかけている．

ちなみに最近，欧米では呼吸障害と循環器系障害の理学療法をひとまとめにして cardiopulmonary physiotherapy（cardiorespiratory または cardiothoracic physiotherapy），すなわち「心臓呼吸理学療法」，または「心肺理学療法」という言葉も用いられるようになっている[1]．

本来，肺理学療法あるいは胸部理学療法は同義語であり，欧米での chest physiotherapy に相当する用語である．chest physiotherapy は通常，伝統的な気道クリアランス，特に体位ドレナージとそれに付随する排痰手技（特に軽打，振動）に代表される気道管理に関する理学療法手技のみを意味するものである[2]．それに対し，呼吸理学療法は一般的に，リラクセーションや呼吸練習，呼吸筋トレーニング，胸郭可動域練習，運動療法，気道クリアランスなど，適応されるあらゆる手段を包括したものとして用いられており，肺および胸部理学療法と呼吸理学療法は明確に区別して用いるべきことを提唱したい．

呼吸理学療法の手技は，徒手あるいは器具を用いて術者が対象者に適応するものと，対象者自身が自発的に行うものに大別することができる．本書では，これらの手技を網羅的に取り上げたが，今回，運動療法に関しては対象外としているため，あらかじめご了承いただきたい．

■歴史（表1-1）

呼吸理学療法はいつ，どこで，どのように開発され，発展し，現代に至ったのであろうか．その歴史を振り返ることで，現代の呼吸理学療法がどの位置にあり，どの方向に向かっているのか，さらにこれからのあるべき姿を考える示唆を得ることができるものと思われる．

しかしながら，呼吸理学療法の歴史を論じるにはあまりにも膨大であり，本項では，代表的な手技である気道クリアランスと呼吸練習を中心に，欧米と本邦の歴史に分けて述べる．

1 欧米での歴史

呼吸理学療法の歴史は，大きく気道クリアランスを中心とした外科系・内科系の急性呼吸障害に関するものと，呼吸練習を中心とした結核やCOPDなど安定した慢性呼吸障害に関するものとに分けることができ，両者でそれぞれルーツが異なっている．

まず，気道クリアランスに関する最古の記述として，アッシリア語の書字版に以下のような記載があるとされる[3]．「もし患者が咳で苦しんでいたり，彼の気管支から雑音が聞こえたり，痰があるようであれば，細かくすりつぶしたバラとマスタードを精製した油の中に入れ，それを彼の舌の上に垂らし，注ぎ込み，さらに管を使って彼の鼻孔に吹き込みなさい．その後，数回，彼は上質のビールを飲むことができる．このようにして患者は回復するであろう」

また，古代ギリシアの医聖ヒポクラテス（紀元前460～377年）も貯留した痰の排出を励行したという記録がある．

近代の気道クリアランスの歴史は，約100年前の1901年，Ewart の気管支拡張症と慢性気管支炎患者を対象とした "continuous postural method" の報告[4]にさかのぼる．この方法はいわゆる体位ドレナージであるが，本論文中にすでに1898年，Quincke が推奨していたとされる記載があるが詳

表1-1 呼吸理学療法の歴史

年	欧米 動向	欧米 主要文献	日本 動向	日本 主要文献
1781		呼吸練習の記載（Tissot）		
1898	体位ドレナージの適用	体位ドレナージを推奨（Quincke）		
1901		continuous postural method（Ewart）		
1915		胸部外傷患者への呼吸練習と運動の適用（MacMahon）		
1918		肺結核患者への体位ドレナージ（Bushnell）		
1934		"Localized breathing exercises" for the thoracic surgical patient（Linton） 気管支の解剖に基づく体位ドレナージにおける適切な姿勢を特定（Nelson）		
1950年代	陽圧人工呼吸の開始 Chest physiotherapyの確立期		肺結核外科術後における肺理学療法の適用開始	
1953		振動と軽打を併用した体位ドレナージ（Palmer & Sellick）		
1954		COPD患者への呼吸練習（Miller & Barach）		結核における肺外科術後の呼吸機能温存の必要性（古賀）
1957				肺機能訓練療法（島尾訳）
1958		Physiologic Therapy in Respiratory Disease（Barach）		
1960		Physiotherapy for Medical and Surgical Thoracic Conditions（Brompton Hospital）		
1962				肺機能療法（長沢・古賀）
1963			理学療法士養成校開設	
1965				肺理学療法手技の紹介（Kingsley-Rowe, 古賀），呼吸リハの導入（津田，古賀）
1966				正しい呼吸とその訓練（古賀訳）
1967				日本リハ医学会総会「肺理学療法をめぐって」
1970年代	Incentive spirometerの使用開始		外科系，内科系疾患に対する呼吸理学療法	
1974	米国NHLIによる呼吸療法の科学的基礎に関する会議			
1978		Chest Physical Therapy and Pulmonary Rehabilitation（Frownfelter）		

（つづく）

表 1-1 つづき

年	欧米 動向	欧米 主要文献	日本 動向	日本 主要文献
1979	米国 NHLBI による呼吸療法の科学的基礎に関する会議	Pulmonary Therapy and Rehabilitation（Haas）		日本胸部疾患学会（現日本呼吸器学会）で「肺理学療法」のシンポジウム
1980年代	肺合併症の予防と改善，予後の改善，入院期間の短縮を目指した介入 PEP の臨床適用	Chest Physiotherapy in the Intensive Care Unit (Mackenzie, 1981)		ブロンプトン病院の胸部理学療法（芳賀訳，1980）
1985			在宅酸素療法の保険適用 現職者講習会「肺理学療法の実際」（信州大学）	
1987				呼吸不全のリハビリテーション（谷本） 図説呼吸理学療法（芳賀，溝呂木） 術前術後の肺理学療法評価とプログラミング（伊橋，伊藤）
1989			長崎大学公開講座「慢性呼吸不全」	呼吸リハビリテーションのすすめ（千住）
1990	1990 年代排痰器具の臨床適用		在宅人工呼吸療法の保険適用 外科周術期，ICU における呼吸理学療法の発展	ICU のための新しい肺理学療法（丸川） 呼吸理学療法学（荻原） スクイージングの紹介（宮川）
1993	AACVPR 呼吸リハガイドライン	Principles and Practice of Pulmonary Rehabilitation (Casaburi & Petty) Physiotherapy for Respiratory and Cardiac Problems (Pryor & Prasad)		
1994	NIH 呼吸リハワークショップ			
1997	ACCP/AACVPR 科学的根拠に基づく呼吸リハガイドライン		EBM の潮流	
1999	ATS 呼吸リハ声明		日本理学療法士協会専門領域研究部会に内部障害部会発足	呼吸理学療法（理学療法 MOOK，宮川）
2000		ICU における呼吸理学療法レビュー（Stiller）	2000 年代呼吸理学療法の普及定着期	
2001	GOLD ガイドライン		日本呼吸器学会呼吸リハステートメント	
2002			開胸・開腹術後理学療法の早期加算算定	人工呼吸器装着中の呼吸理学療法に関する全国調査（高橋）
2003				呼吸リハビリテーションマニュアル 運動療法
2004			呼吸理学療法の個別療法算定	
2006			呼吸リハビリテーション料算定	

細は不明である．

その後1915年に，MacMahonが第一次世界大戦中に，肺，胸膜，横隔膜に外傷を負った兵士に対して呼吸練習と運動を適応した．運動療法開始後1週間以内に食欲，睡眠，全身状態に驚くべき回復をみたと記載している[5]．この論文は呼吸練習としての強制呼出（forced expiration）を最初に報告したものでもある．1919年，彼は外傷や疾病に続いて生じた重篤な肺の虚脱や胸郭の変形を合併した場合の呼吸練習や運動が，治療の支持療法として行われるべきであり，最大限の回復が保証される[6]としており，この考え方は現在の呼吸理学療法に十分通じるものである．

理学療法士が呼吸理学療法に携わったのは，1930年代からであり，イギリスの呼吸器専門病院であるブロンプトン病院であったとされる[1]．1934年，ブロンプトン病院の理学療法士Lintonは"Localized breathing exercises" for the thoracic surgical patient（胸部手術患者に対する局所的な呼吸練習）を著した[7]．同時期にNelsonは肺を解剖し，気管支の走行を綿密に調べて体位ドレナージにおける適切な姿勢を特定しており[8]，気管支拡張症の治療に体位ドレナージを推奨，Lintonは治療に応用したとしている．

1953年，PalmerとSellickは，振動と軽打を併用した体位ドレナージと気管支拡張剤吸入の併用療法は，呼吸練習単独による対照群と比較して，さらに吸入療法単独と比べて，腹部手術後の無気肺の軽減においてより効果的であったと報告している[9]．彼らの報告は現在，呼吸理学療法（厳密には肺理学療法）のパイオニア的業績と位置づけられている．それに続く形で，Thorenは吸入療法を用いずに側臥位での横隔膜呼吸と深呼吸，体位ドレナージおよび咳嗽によって上腹部外科術後の肺合併症を軽減できることを示した[10]．以降，1960年代に新たなテクニックが出現するまで，軽打を併用した体位ドレナージは気道クリアランスのgold standardとして位置づけられることとなる．

その後，欧州を中心とした世界各国から異なった気道クリアランスが独自で開発され始めた．各々が去痰に有効であり，患者自身で行うことができる方法であると主張され，現在に至っている．autogenic drainage（AD）はベルギーで開発され，ドイツで修正された[11]．ニュージーランドで編み出された active cycle of breathing techniques（ACBT）[12]は，ニュージーランドからの報告をもとに，イギリスで発展した手技である．ブロンプトン病院で多くのランダム化比較対照試験が行われ，その効果が検証された．positive expiratory pressure（PEP）マスク[13]はデンマークで，オーストリアではhigh-pressure PEP[14]が，スイスではフラッター®に代表される oscillating PEP（vibratory PEP）[15]が開発された．スカンジナビア半島の北欧各国では，気道クリアランスに併用する運動療法の重要性が強調された[16]．

一方，米国では，high-frequency chest wall oscillation（HFCWO）[17]，intrapulmonary percussive ventilation（IPV）[18]が，さらにはincentive spirometry（IS）[19]に代表される器具などの多くが開発され，広く臨床で用いられてきた．舌咽頭呼吸[20]に関する最初の記載も米国からである．

それぞれの国において，文化的な違い，患者の好み，知識や期待，理学療法士の自主性（主観），手技の一部あるいは側面を支持して利用できるエビデンスなどが，臨床での施行や治療の動機づけに影響を及ぼしたものと推測する．

呼吸理学療法には50年以上前には術後の肺合併症予防という特別な適応が存在した．さらに，1950年代に陽圧人工呼吸が開始されてから，人工呼吸管理中の肺合併症が問題に加わった．その中で気道クリアランスをはじめとした呼吸理学療法手技が好まれた本来の理由は，臨床的に貯留分泌物の排出に有効なためであったとされる[21]．しかし，適切な適応基準が決められないまま，積極的な臨床応用の拡大が図られた結果，不利な評価を増大するという認識が広まった．それとともに1960年代から科学的に効果を検証する試みがなされてきた．

1974年，米国National Heart and Lung Institute（NHLI）が呼吸療法の科学的基礎に関する会議を開催し，さまざまな気道クリアランスの効果が議論された[22]．この会議では手技の定義をはじめとして十分な結論が得られなかったが，さまざまな

疑問・問題提起がなされ，多くの研究を示唆するとともに，伝統的に継承されてきた多くの見解に対しその欠点を指摘した．しかし，その後もこの疑問を解決する回答は得られていない．

呼吸練習は，急性呼吸障害に対するものとしては前述したMacMahonが最初であるが，その後，手術後の肺合併症を予防するための深呼吸が励行されるとともに，1970年代前半からISの使用が始まったとされる[23]．

一方，慢性呼吸障害に対する呼吸練習を中心とした呼吸理学療法の歴史は，肺結核治療とともにあった．呼吸練習の最初の記載は1781年，フランスのTissotであるとされ，その後，結核患者の社会復帰を目的に1948年，同国に世界で初めて設立されたJean Moulinリハビリテーション・センターのプログラムとして呼吸練習が取り入れられていた[24]．慢性肺疾患に対する呼吸練習の先駆的業績は1950年代からであり，米国のBarach[25]とMiller[26]がcontrolled breathing techniques (breathing training)として最初に紹介した．彼らはCOPD患者の呼吸困難を軽減させるべく，呼吸練習によって呼吸パターンを修正することを提唱し，現在でも用いられている3つの主要な呼吸法の原型である口すぼめ呼吸，横隔膜呼吸，頭低および前傾姿勢を記載した．その後，Haasら[27]も呼吸練習の重要性と効果を報告した．1960年代から米国のPettyらによって現在の呼吸リハビリテーションの原型ができあがり，呼吸練習はリハビリテーション手技，特に患者教育の一手段として位置づけられ，現在に至っている．

2 本邦での歴史

翻ってわが国の呼吸理学療法の歴史を顧みるには，終戦直後300万人とも500万人ともいわれた結核患者のリハビリテーションについて触れる必要がある．肺結核は戦前，薬のない死の病であり，再発もきわめて多かったとされる．幸いにも回復された者のリハビリテーション（当時は作業療法や後保護療法といわれていた）については戦前の早くから心がけられ，当初は治癒判定としての歩行や農耕などの運動負荷が作業療法の名の下に行われたという[28]．呼吸理学療法は1950年代，当時侵襲の大きかった肺結核の外科治療に伴う術後の呼吸機能温存を目的に，肺理学療法（術前後の呼吸練習）として本邦で初めて登場した．古賀（国立東京療養所，現国立病院機構東京病院）[28]は術前からの指導と術直後からの呼吸管理の必要性を説いていたが，手術執刀医からはかなりの抵抗があったとしている．1957年，島尾がスウェーデン留学後，Bruceの著書Physiotherapy in Chest Diseaseの訳本『肺機能訓練療法』を発表し，これが肺理学療法を推し進めることに大変役立ったとしている．ここで初めて「肺機能訓練」という用語が文献上に登場したものと思われる．

その頃，欧米から肺理学療法が輸入され，米軍理学療法士による講習会が開催された．1962年，古賀は長沢との共著で『肺機能療法』を刊行，さらに1965年，肺理学療法の手技について，当時東京病院で勤務していた英国の理学療法士June Kingsley-Roweとともに日本胸部臨床誌に発表，翌年には米国のHaasによるCOPDを対象としたテキストを翻訳し，『正しい呼吸とその訓練：慢性呼吸器疾患（肺気腫など）のリハビリテーション』として刊行された．1977年には，臨床理学療法（現理学療法学）誌に「呼吸器疾患の理学療法」の特集が組まれ，古賀，芳賀らの医師とともに伊藤，溝呂木ら理学療法士による優れた総説論文が発表されたことも注目に値する[29]．

東京病院から始まった肺理学療法は，1960年代には沢崎によって関東逓信病院に，本間により虎の門病院にも導入され発展した．特に虎の門病院では谷本により臨床での普及と科学的な検証がなされ[30]，わが国における呼吸理学療法を大きく推進させた．

1967年，第4回日本リハビリテーション医学会総会の会長を務めた砂原は，「肺理学療法をめぐって」のセミナーを開催，1979年の日本胸部疾患学会（現日本呼吸器学会）では肺理学療法がシンポジウムとして取り上げられ，呼吸理学療法が，呼吸器疾患，特にその機能障害である呼吸不全のケアの上で認識され始めた．

1980年代からは，イギリスおよびカナダで約10年にわたって呼吸理学療法の臨床に携わった荻原新八郎・サンドラ夫妻[31]，米国のPettyらのグループの薫陶を受けた宮城ら（沖縄県立中部病

院), 長坂・千住ら (国立療養所近畿中央病院, 現国立病院機構近畿中央胸部疾患センター) によって呼吸リハビリテーションの普及・定着に向けての呼吸理学療法の臨床応用がなされてきた[32]. また, わが国最初と思われる呼吸理学療法の専門的教科書[33]が出版された.

この頃より長期酸素療法が慢性呼吸不全患者のリハビリテーションに有効なことが示され, 特に在宅で酸素療法を行うことの重要性が叫ばれた. 1985年, 在宅酸素療法は医療保険に適用されたことにより急速に普及し, さらに1988年から携帯用の酸素吸入も適用となり医療生活範囲は拡大した. その後の在宅人工呼吸療法の保険適用とも相まって, 呼吸不全患者のQOLを高めるべく呼吸リハビリテーション, ひいてはその手段としての呼吸理学療法の必要性と重要性はますます高まった.

しかし, 当時の理学療法士の関心は必ずしも高くはなかった. その理由として, 呼吸理学療法に関する卒前・卒後教育の不備とともに,「肺機能訓練」として位置づけられた低い診療報酬が挙げられるであろう. 前者については, 1980年後半から伊藤・伊橋ら, 千住ら, 眞渕ら, 米国で呼吸理学療法を学んで帰国した宮川など, 多くの先達が呼吸理学療法の理解と普及に向けた講習会を全国各地で開催するとともに, 多くのテキストや解説論文などを発表するなど, その貢献はきわめて多大であり, それによって現在, 多くの理学療法士, 看護師らが呼吸理学療法に取り組むことができるようになった. 特にこのような講習会を通じて呼吸介助 [法] やスクイージングなど, わが国独自の手技が普及したことは特筆すべきであろう. 後者の診療報酬面では, 2002年の開胸・開腹術後の早期加算, 2004年からの肺機能訓練の個別療法算定が可能となったことによって, 一定の報酬が得られるようになったこともきわめて大きな成果である.

また, 日本理学療法学術大会での呼吸理学療法関連演題数は, 1990年前半ではせいぜい1セッションであったものが, 現在では10セッション以上にまで増加していること, 全国各地で開催されている呼吸理学療法の講習会では受講者が溢れているという事実からも, 呼吸理学療法の普及・定着はある意味で確実なものとなっているといえる.

本邦における呼吸理学療法の特徴の1つは, 胸郭に対して直接的かつ徒手的なアプローチを加えることにある[34]. 従来は, 呼吸理学療法の対象疾患として肺結核後遺症を代表とする拘束性肺疾患が多かったこと, 安静療養重視で運動療法を軽視する医療環境であったことなどが要因と考えられる. また, わが国の理学療法対象者全体の傾向として, マッサージや徒手療法など身体に触れることによる「施し」的な介入が強く求められていたことも一因であろう. 手技としては頸髄損傷四肢麻痺の胸郭可動域練習として開発された米国Lancho Los Amigos Hospitalの徒手胸郭伸張法が好んで適応された. 他にも呼吸介助を応用したり, 呼吸筋ストレッチ体操, その他の呼吸体操, 肋骨のモビライゼーションなども行われた.

このようにわが国の呼吸理学療法は肺結核手術後の肺機能訓練から始まり, 徒手的な介入手段を中心に発展したことが欧米諸国との大きな相違となっている. したがって, その効果判定には肺機能検査や血液ガス検査などが用いられ, 疾患および機能障害への影響を重視する傾向にあった. 特に慢性肺疾患の場合では, 基礎疾患が不可逆的であるため呼吸機能に大きな改善をみることは少ない. 肺機能や血液ガスを変化させえない呼吸理学療法に対して, その効果について疑問の声があったことも事実である.

1990年代後半からのevidence-based medicine (EBM) の潮流は呼吸理学療法の臨床実践にも少なからぬ影響を与えてきた. 宮川を中心に, 呼吸理学療法を科学的側面から検討できるまでにそのレベルが引き上げられたことは注目に値する[35]. 現在, 本邦での呼吸理学療法は, 高齢者の急増に伴うCOPDおよび呼吸不全例の増加, 関連医療職種における呼吸ケアへの関心の高まり, そしてEBMの広がりなどを背景に発展を続けている. しかしそれと同時に, 呼吸理学療法のさまざまな問題点も浮き彫りになっており, 現在, わが国における呼吸理学療法は過渡期にあるともいえる.

■ 目的と適応, 臨床効果

呼吸理学療法は各種徒手的治療手技や体位変換, ポジショニングなどの物理的外力または刺激 (さらには運動) を治療手段として, 換気やガス交

表 1-2 臨床的な呼吸理学療法の対象疾患

カテゴリー	疾患	臨床状態	合併症
内科系	・各種慢性肺疾患（COPD，気管支喘息，気管支拡張症，肺結核後遺症，間質性肺疾患，慢性下気道感染症など） ・急性呼吸不全（慢性呼吸不全の急性増悪，急性肺損傷・急性呼吸窮迫症候群など）	・大量の気道分泌物の貯留 ・去痰困難あるいは不全時 ・深吸気および呼吸調整困難 ・気切開下，人工呼吸管理下 ・小児・新生児，重症心身障害児 ・高齢者，緩和ケアにある患者 ・嚥下障害の合併 ・周術期呼吸器合併症の予防 ・呼吸障害による ADL の障害	・無気肺 ・気道分泌物貯留を伴う気道感染症 ・胸部画像上，肺硬化像（consolidation）を伴う肺炎または一側性肺障害 ・下側肺障害
外科系	・呼吸器外科系疾患 ・心臓血管外科 ・消化器外科 ・脳神経外科 ・移植外科（肺，心臓，肝臓） ・口腔外科，喉頭外科 ・胸部，頭部ならびに多発外傷 ・頸髄損傷 ・熱傷（気道） ・呼吸筋機能障害を伴う神経筋疾患		

換改善，呼吸に関連する自覚症状の軽減，さらには活動範囲拡大・運動耐容能増大といった呼吸器系への特異的な効果を期待する．本法の直接的な目的は，換気の改善（換気量増大，不均等分布の是正，肺容量の増大など），気道内に貯留する分泌物の誘導排出，胸郭運動性の増大，酸素化の改善，自覚症状改善などである．最終的には各種の呼吸障害によって引き起こされる日常生活活動制限の予防あるいは改善，拡大であり，早期離床や運動耐容能の改善も重要な目的である．したがって，本法の適応のあり方には，それぞれ介助や支持，調整または強化があり，目的によって異なる．

呼吸理学療法の対象は，内科系疾患から外科系疾患，急性から慢性呼吸障害，新生児から高齢者といった，すべての病態あるいは年齢層における呼吸障害および呼吸器合併症であり，さまざまな病態に試みられてきた（表 1-2）．急性呼吸障害を対象とする場合，本法は呼吸管理の一手段に位置づけられ，呼吸障害治療の支持，または新たな呼吸器合併症の予防を目的とする．特に無気肺，下側肺障害，大量の気道分泌物貯留に効果的であるという科学的証拠によってその有効性が裏づけられている[36]．これらは，治療に伴う安静臥床に合併した病態であり，呼吸理学療法の存在意義を裏づけるものであるともいえる．また，各種手術後の呼吸器合併症の軽減や早期離床にも効果的であることが示されている．特に最近ではベッド上安静に伴う合併症のリスクを減らすこと，人工呼吸管理にある場合はウィーニングの遅れや依存状態，活動制限を予防することを目的に，患者の回復を早めるための介入手段としての意義が大きくなっている[37]．

COPD を中心に病態が安定している慢性呼吸障害を対象とする場合は，呼吸リハビリテーションの一手段として位置づけられる．現在，呼吸リハビリテーションの中心は運動療法であり[38]，強い科学的根拠でその効果が示されており，NHLBI/WHO Workshop ガイドライン（通称 GOLD ガイドライン）[39]をはじめとした各国の COPD 診療ガイドラインでも高い推奨レベルに位置づけられている．運動療法を中心とした呼吸リハビリテーションによって病状のコントロール，特に労作時呼吸困難の軽減と運動耐容能の増大などの効果が期待できる．その有効性は，特に COPD を対象として強い科学的根拠をもって証明されている．呼吸理学療法は運動療法を円滑に遂行するための必要不可欠なコンディショニングとして位置づけられている[40]．運動療法と比較して，呼吸理学療法単独での効果は小さく限られたものであるが，COPD 患者は労作時の呼吸困難や

表 1-3 呼吸理学療法の適応外の臨床状態と禁忌

適応外の臨床状態	禁忌
・気道分泌物の貯留を認めない場合 ・十分な排痰能力がある ・深吸気あるいは呼吸調整が可能 ・換気障害がない ・ADL が障害されていない ・連続何時間にもわたって介入が必要である場合 ・呼吸理学療法手技を適切に施行しても，変化がみられない，あるいは呼吸状態が悪化する場合	【絶対的禁忌】 ・胸腔ドレーンの挿入されていない気胸 ・喀血を伴う肺内出血 ・肺血栓塞栓症 ・コントロール不良の重症心不全・ショック，急性心筋梗塞，重症不整脈 【相対的禁忌】 ・不安定な循環動態 ・鎮痛不十分な多発肋骨骨折・肺挫傷・フレイルチェスト ・肺瘻を伴う膿胸 ・脳外科術後・頭部外傷後の脳圧亢進 ・頸髄損傷後の損傷部非固定状態

少なからぬ deconditioning を伴っているため，運動療法をスムーズに進め，その効果を最大に引き出す上で重要な役割を担っている．

2 呼吸理学療法の特異性

前述のとおり，呼吸理学療法手技の多くは，胸壁上や気道を介して何らかの外力（圧迫，振動，陽圧など）を加えたり，姿勢の変化による重力作用の操作など，物理的な外力を利用するものである．このような他動的な方法に加え，呼吸法や強制呼出手技，さらには運動など，可能であれば対象者の協力や努力を積極的に求めることもあり，薬物療法や酸素療法，人工呼吸療法などの治療手段とは明らかに異なるものである．これらの手技を全身状態が不安定である急性呼吸障害患者や不可逆的な肺病変を有する慢性呼吸障害に適応するため，その実施にあたっては，少なからずストレスによるリスクの可能性を有していることを常に認識しなくてはならない．

現時点では，呼吸理学療法の有効性が明らかである病態およびその手技は限られたものであり，特にその適応は必ずしも広くない．適応にあたっては，それぞれの手技の適応と方法を正しく理解し，その有効性あるいは利益とリスクを絶えず比較する必要がある．

Stiller は集中治療における呼吸理学療法のレビュー[35]の中で，そのテクニックや実施方法の根拠をまとめている．呼吸理学療法の適応が明確な病態として根拠のあるものは，急性肺葉無気肺や下側肺障害，一側性肺病変であり，他の呼吸障害あるいは肺病変については有効な証拠がないとしている．また，新たな肺合併症の予防のために，すべての患者にルーチンの呼吸理学療法を行うべきかという点も十分な証拠は存在しない．

呼吸理学療法は急性呼吸障害患者の酸素化や肺コンプライアンスなどの呼吸機能を短期間改善させることができる．そのため，上記以外で呼吸理学療法を適応してもよい呼吸障害としては，短時間の改善でも有益であることが予測される場合，および，急速な改善が期待できる場合に限られるかもしれない．早期改善が望めず，より長時間を要する肺病変では，人工呼吸器の 1 回換気量や PSV (pressure support ventilation)，あるいは PEEP (positive end expiratory pressure) を増加させるなど設定を変更して対応すべきである．理学療法士が長時間にわたって呼吸の介助や排痰法を実施しなければならない状況は，本来，理学療法の適応から外れるのかもしれない．臨床的に適応外と思われる状態と禁忌について表 1-3 に示した．

慢性呼吸障害では運動療法が主たる介入手段となりつつあり，呼吸理学療法の意義と適応の再検討が行われている．慢性呼吸障害に対する呼吸理学療法の手段にはリラクセーション，呼吸練習，胸郭可動域練習，呼吸筋トレーニング，気道クリアランスがあり，従来は適応に関する十分な吟味がなされないまま適応されていたきらいがあっ

た．現在これらの手段の適応はかなり限定されたものとなってきた．また，呼吸困難や換気機能，運動能力などに及ぼす臨床効果の大きさも，運動療法と比較してわずかである．しかし，呼吸困難のコントロールや呼吸のしやすさを得るなどの効果があり，前述のとおり，運動療法では得ることのできない特異的な効果によるコンディショニングとして必要不可欠であるものと位置づけられている．

3 臨床現場における問題点

呼吸理学療法の有効性はすでに多くの臨床家によって受け入れられているが，経験的な側面が強く科学的根拠が不十分であるという課題が存在する．また，わが国の場合，その専門用語あるいは手技の用法，適応などについて混乱がみられ，いまだ整理，統一されるには至っていない．以下，これらを裏づける臨床的な問題点を挙げてみた．

1 呼吸理学療法手技そのものの特異的問題

呼吸理学療法は介入者自らの「手」を用いた手技，すなわち徒手的手技が多いため，標準化が困難な上，薬物治療のように用量，時間，頻度などにおいて客観性に欠けるという難しさが存在する．時に理学療法によって著明な改善を示した症例に用いた手技は，非常に効果のある手段としてその個人の印象に深く刻まれる．したがって，手技の好みや実施方法・頻度の相違など，どうしても個人の経験に左右されやすいことは否めない．

2 呼吸理学療法によってなんでもできてしまうという誤解

2004年から最近までの「呼吸理学療法ブーム」によって，あたかも呼吸理学療法は万能であり，いかなる疾患・病態にも有効であるかのような認識がなされていた傾向があった．しかし，呼吸理学療法はけっして万能ではなく，当然，改善が期待できることと，できないことが存在する．また，その効果が対象や状況によって一定している場合と，そうでない場合がある．理学療法でできること，できないことを正しく認識することが重要であり，過大・過小評価することなく，適応を慎重に判断し，介入前後でしっかりとアセスメントを行い，常に慎重・冷静な立場で介入の変化を評価すべきと考える．

3 軽視される評価

呼吸障害に対する理学療法を安全かつ効果的に行うためには患者の評価が必要不可欠である．評価は患者の病態の把握，理学療法の必要性あるいは終了の判断，効果判定，その他，現場での意思決定のために必須である．本来，評価は理学療法の中でもきわめて重要な位置を占めるものであり，「理学療法は評価に始まり評価に終わる」といわれるほど，その重要性が認識されている．

呼吸理学療法の臨床現場では特別な評価を行わないままに，理学療法の手技を実施してしまう，あるいは実施できてしまうという安易で危険な状況が少なくない．ここに理学療法の問題点があるともいえるが，急性呼吸障害を対象とする場合では，すでに問題が明らかであり，十分な評価の前に治療介入を求められることも少なくない．

介入ではその目的を明確にした上で，具体的な方法，手技，目標とする反応，治療時間，頻度，注意事項，中止基準も明らかにすることが必要である．実際には，1回の治療介入ごとに実施前後と実施中にわたって診察，モニター所見を評価しながらアプローチし，反応を評価して修正の必要性を検討すべきである．実施にあたって最も重要なことは，常に評価しながら介入を行うことである．言い換えれば「評価は治療でもあり，治療は評価でもある」ということである．

評価については次節であらためて述べる．

4 今後の課題と展望

臨床における呼吸理学療法の問題・課題は山積しており，本書が編纂された意義はその1つ1つの問題解決のための始まりにすぎない．ここで今後の課題について網羅して述べることは困難であるが，呼吸理学療法に携わる理学療法士が毎日の臨床実践の中で意識すべき点についてまとめてみた．

1 介入目的を明確にする

呼吸理学療法を実施するにあたってまず大切な

ことは，「何を目的として行うか」を明確にすることである．そのためには，何が問題となっており，その問題が改善することによって，どのような効果が得られるのかを事前に十分評価する必要がある．特に急性呼吸障害では治療効果の大きいものもあるが，その分リスクも大きく悪化するのも速い．したがって，その導入は慎重であるべきであり，期待される効果とリスク（副作用）を常に比べながら，効果がリスクを上回る場合に実施すべきである．また，その際には当然，治療の優先順位も考慮される．

またアセスメントと評価を適宜行いながら，呼吸理学療法の適応がないと判断される場合には実施を中止したり，状況によっては何も行わずに経過を見守る姿勢も必要である．「何が問題で」，「何のために，何を目標に」，「何をするか」を絶えず見失わないよう，常に評価を行いながら検討すべきである．

2 手技の正しい適応方法と特徴を理解する

呼吸理学療法手技の正しい実施方法，呼吸状態に及ぼす影響などの特徴を，適応病態とあわせて，あらかじめ認識することが大切である．

3 病態の把握に努める

呼吸理学療法の介入にあたっては，まず「病態の把握ありき」を強調したい．日々変化する患者の全身状態を評価し，何が起こっているのか，またその原因は何かを検索するよう心がける必要がある．そのためには，検査所見や画像所見からも情報を収集するとともに，モニタリングや身体診察に習熟すべきである．正確な病態の把握に努めることが，安全かつ効果的な実践の前提になるとともに，治療が有効であったか否かの判断に役立つことはいうまでもない．

4 介入のタイミングを見極める

病態の把握に基づき，今すぐに介入すべきなのか，経過観察のみでよいのか，など導入のタイミングを見極めることは治療効果を高める上で重要な要素である．そのためには，常によく患者を観察して状態を把握し，その変化に気づくことが大切である．

5 対象者の利益を最優先する

呼吸理学療法による介入は，究極的には対象者にどのくらい利益を与えることができるかが最も重要な目標である．呼吸理学療法がどれだけ貢献できるのか，いかにすればリスクを減じて対象者の利益を増すことができるかを常に考え，医療者の自己満足的な治療は厳に慎みたい．

呼吸理学療法における手技の標準化とは，適応基準を満たす症例に対して，そのアプローチ（手段や方法，手順，回数あるいは時間，頻度，期間など）の単純化および統一化を図ることである．すなわち，それぞれの手技に関して，目標設定が明確（中間・最終転帰）であり，対象者について共通の認識があること，過剰あるいは欠落をなくすこと，一貫性（継続性・整合性）をもつことであると言い換えることができる．

今後，呼吸理学療法は科学的根拠の検証結果に基づきながら，その適応が明確に絞られていくとともに，高齢者医療において，呼吸機能障害者や重症者の合併症予防，早期離床を目指したリハビリテーションとしての役割もますます大きくなることが予測される．呼吸ケア・テクノロジーの著しい進歩の中で，「ローテク」といわれる呼吸理学療法がどのような方向に進んでいくのか，積極的に早期離床や運動療法が図られる中で，呼吸理学療法手技の役割が問われていく．これらを意識した臨床家によって，呼吸理学療法の今後が切り開かれていくものと考える．

まず，呼吸理学療法手技の整理，検証に向けた臨床実践と研究が必要であることを強調したい．

■文献

1) 荻原新八郎：呼吸器理学療法の現状と展望．理学療法学 15：405-408, 1988
2) Hess DR：The evidence for secretion clearance techniques. Respir Care 46：1276-1293, 2001
3) Sigerist HE：A History of Medicine. Vol 1. Primitive and Archaic Medicine. Oxford University Press, New York, p481, 1951
4) Ewart W：The treatment of bronchiectasis and of chronic bronchial affections by posture and by respiratory exercises. Lancet 2：70-72, 1901
5) MacMahon C：Breathing and physical exercises for use in cases of wounds in the pleura, lung and diaphragm. Lancet 2：769-770, 1915
6) MacMahon C：Some cases of gunshot wounds and other affections of the chest treated by breathing and physical exercises. Lancet ⅰ：697-699, 1919

7) Webber BA：The Brompton Hospital guide to chest physiotherapy (Preface to second edition), 5th ed. Blackwell Scientific Publication, London, 1988
8) Nelson HP：Postural drainage of the lungs. BMJ 2：251-255, 1934
9) Palmer KNV, Sellick BA：The prevention of postoperative pulmonary atelectasis. Lancet i：164-168, 1953
10) Thoren L：Post-operative pulmonary complications：Observations on their prevention by means of physiotherapy. Acta Chir Scand 107：193-204, 1954
11) David A：Autogenic drainage―the German approach. In：Pryor JA（ed）：Respiratory Care. Churchill Livingstone, Edinburgh, p65, 1991
12) Thompson B, Thompson HT：Forced expiration exercises in asthma and their effect on FEV_1. NZJ Physiother 3：19-21, 1968
13) Falk M, Kelstrup M, Andersen JB, et al：Improving the ketchup bottle method with positive expiratory pressure, PEP, in cystic fibrosis. Eur J Respir Dis 65：423-432, 1984
14) Oberwaldner B, Evans JC, Zach MS：Forced expirations against a variable resistance：A new chest physiotherapy method in cystic fibrosis. Pediatr Pulmonol 2：358-367, 1986
15) Chatham K, Marshall C, Campbell IA, et al：The Flutter VRP1 device for post-thorocotomy patients. Physiotherapy 79：95-98, 1993
16) Bilton D, Dodd ME, Abbot JV, et al：The benefits of exercise combined with physiotherapy in the treatment of adults with cystic fibrosis. Respir Med 86：507-511, 1992
17) Tomkiewicz RP, Biviji A, King M：Effects of oscillating air flow on the rheological properties and clearability of mucous gel simulants. Biorheology 31：511-520, 1994
18) Homnick DN, White F, de Castro C：Comparison of effects of an intrapulmonary percussive ventilator to standard aerosol and chest physiotherapy in treatment of cystic fibrosis. Pediatr Pulmonol 20：50-55, 1995
19) Hall JC, Tarala R, Harris J, et al：Incentive spirometry versus routine chest physiotherapy for prevention of pulmonary complications after abdominal surgery. Lancet 337：953-956, 1991
20) Dail CW："Glossopharyngeal breathing" by paralyzed patients. Calif Med 75：217-218, 1951
21) Mackenzie CF, Imle PC, Ciesla N：Chest Physiotherapy in the Intensive Care Unit. Williams & Wilkins, Baltimore, pp1-52, 1989
22) Jones NL：Conference on the scientific basis of respiratory therapy：Physical therapy―present state of the art. Am Rev Respir Dis 110（6 Pt 2）：132-136, 1974
23) Craven JL, Evans GA, Davenport PJ, et al：The evaluation of the incentive spirometer in the management of postoperative pulmonary complications. Br J Surg 61：793-797, 1974
24) 宮川哲夫：治療の歴史―呼吸リハビリテーション．治療学 35：1234-1239, 2001
25) Barach AL：Breathing exercises in pulmonary emphysema and allied chronic respiratory disease. Arch Phys Med Rehabil 36：379-390, 1955
26) Miller WF：A physiologic evaluation of the effects of diaphragmatic breathing training in patients with chronic pulmonary emphysema. Am J Med 17：471-477, 1954
27) Haas A, Cardon H：Rehabilitation in chronic obstructive pulmonary disease：A 5-year study of 252 male patients. Med Clin North Am 53：593-606, 1969
28) 古賀良平：わが国における呼吸リハビリテーションのはじまり．石田暉，江藤文夫，里宇明元（編）：臨床リハ別冊・呼吸リハビリテーション．p99, 1999
29) 特集：呼吸器疾患の理学療法．臨床理学療法 3：3-77, 1977
30) 谷本普一：呼吸不全のリハビリテーション．南江堂, 1996
31) 荻原新八郎：急性期の呼吸障害の理学療法．理学療法と作業療法 17：451-466, 1983
32) 千住秀明：呼吸リハビリテーションのすすめ―理学療法士の立場から．自費出版, 1989
33) 芳賀敏彦, 溝呂木忠（編）：図説呼吸理学療法―急性期管理からリハビリテーションまで．メディカル葵出版, 1987
34) 高橋仁美, 塩谷隆信, 宮川哲夫：わが国における呼吸理学療法の科学性―メタアナリシスを用いて．日本呼吸管理学会誌 11：399-403, 2002
35) 宮川哲夫：呼吸理学療法の科学性．人工呼吸 15：91-104, 1998
36) Stiller K：Physiotherapy in intensive care：Towards an evidence-based practice. Chest 118：1801-1813, 2000
37) Clini E, Ambrosino N：Early physiotherapy in the respiratory intensive care unit. Respir Med 99：1096-1104, 2005
38) Pulmonary Rehabilitation：Joint ACCP/AACVPR Evidence-based Guidelines. ACCP/AACVPR Pulmonary Rehabilitation Guidelines Panel. American College of Chest Physicians. American Association of Cardiovascular and Pulmonary Rehabilitation. Chest 112：1363-1396, 1997
39) Pauwels RA, Buist AS, Calverley PM, et al；GOLD Scientific Committee：Global strategy for the diagnosis, management, and prevention of chronic obstructive pulmonary disease. NHLBI/WHO Global Initiative for Chronic Obstructive Lung Disease（GOLD）Workshop summary. Am J Respir Crit Care Med 163：1256-1276, 2001
40) 日本呼吸管理学会呼吸リハビリテーションガイドライン作成委員会, 日本呼吸器学会ガイドライン施行管理委員会, 日本理学療法士協会呼吸リハビリテーションガイドライン作成委員会（編）：呼吸リハビリテーションマニュアル―運動療法．照林社, 2003

B 呼吸理学療法手技を適応する際の評価のあり方

1 手技を適応する目的

　本書に記載されている呼吸理学療法手技の多くは徒手的なものであり，比較的短時間での変化を期待するものが多い．したがって，手技を施行しながら対象者の反応を評価し，そのまま継続するか，修正するか，中断するかといった判断を行う必要がある．あらかじめ，対象者の疾患特異性を把握するとともに，個々の手技が有する特異的かつ即時的な変化について理解しておくこと，また，手技を施行しながら期待する反応，あるいは好ましくない反応を速やかに把握することが，その意思決定の根拠となる．

　呼吸理学療法手技の目的は，①呼吸パターンの調節，②呼吸困難の軽減，③換気の改善・促進，④肺容量の増大・肺胞の拡張，⑤気道分泌物の移動・除去，⑥呼吸仕事量の軽減，⑦胸郭可動性の増大，⑧酸素化の改善，に集約できる．したがって，手技を適応する際には，その施行の目的や期待する効果，ならびにエンドポイントを明らかにするとともに，その目的に合致する評価方法を選択，適応すべきである．同時に，手技に関連する弊害が予測できるか否かにかかわらず，リスクマネジメントとしての各種モニタリングも考慮する必要がある．

2 評価の意義

　前述の通り，ここで言う評価の目的は，安全かつ効果的な呼吸理学療法手技を適応するための意思決定手段とすることである．具体的には，①患者全体像の把握（全身状態，病態および重症度の理解），②実施に伴う危険因子の把握とリスクマネジメント，③呼吸理学療法の適応および必要性の判断，④介入効果の判定などが挙げられる．

　評価の項目としては，基礎情報収集，治療内容・経過（手術所見・術後経過も含む），バイタルサイン，身体診察所見，各種モニター所見（人工呼吸器設定も含む），臨床検査所見，肺機能検査および動脈血液ガス所見，胸部画像所見，理学療法検査・測定などがある．特に，適応した手技に対する反応の評価と解釈に適しているのは，診察および各種モニター所見である．ただし，診察所見はアナログ的で主観的であり，モニター所見は数値によって示されるため客観的であるものの，呼吸理学療法適応に関する一定の基準はない．いずれも効果判定に利用することは必ずしも容易ではないが，臨床的には簡便性，迅速性，非侵襲性という面で優れており，組み合わせて利用することには意義があると思われる．以下，呼吸理学療法手技の目的に応じた評価のあり方について，診察とモニタリングを中心に解説する．

3 目的に応じた評価のあり方

1) 手技の施行の前に

　前述のごとく，手技を適応する前にその施行目的を明確にする．実際には，施行目的自体が患者の反応の評価となる場合もあるが，いずれにしてもその目的，適応および必要性を慎重に判断する必要がある．

　また，手技を適応する前には，対象者の全身状態，特に呼吸循環状態に関する情報を収集するとともに，呼吸障害特異的な病態（疾病および障害特性），臨床経過と予後を把握するよう努めるべきである．呼吸理学療法手技を行うにあたっては，その疾患特異性を考慮すること，すなわち，さまざまな呼吸障害の病態に基づいた介入のあり方を考案する必要がある．疾患特異性を考慮せずに手技を実施しても，対象者の全身状態の変化の有無のみが理解されるだけで，その呼吸障害の病態に特有な改善効果をもたらすであろうプログラムや，次のアプローチを考案することにつながりに

くくなる．疾患特異性を考慮した手技の適応を行うことができれば，障害特有の病態がもたらす状態も改善できる．したがって手技の適応も病態改善に寄与する内容を想定して選択・施行されるため，変化の意味づけや病態改善の機序が理解しやすくなるとともに，その後の介入の流れやプログラミングを行いやすくなるという利点がある．

手技を施行する際は，介入の全体的方針に基づき，具体的な目的と方法を示すべきである．介入手段には，治療的手段とともに練習的・教育指導的・調整的側面からの介入が可能である．介入計画では具体的なアプローチに加えて，設定条件，強度，回数，頻度，注意事項，中止基準を明らかにすべきである．

同じ疾患でも，その背景にある病態によって，臨床現場での手技の適応の実際は大きく異なることが多い．ある手技で効果があったから，好ましい変化がみられたからといってその手技を単純に繰り返すのではなく，背景にある病態の把握を基本として，その呼吸障害や病態を決定あるいは関連づけている要因に対して，各種手技の介入効果が明確になるようなアプローチが重要であることも強調したい．

② 評価の実際

1）身体診察所見

身体診察（physical examination または physical assessment）とは，視診（目で診る），触診（触れて診る），打診（身体を軽く叩いて診る），聴診（聴診器を用いて体内の音を聴く）といった4つの方法で臨床徴候を把握する方法である．診察の最大の利点は，簡便，非侵襲的かつリアルタイムでの評価が可能なことである．特に呼吸器系の診察では換気状態に関する有用な情報を得ることができ，その所見は胸部画像所見とも比較的よく一致する．換気状態の改善は呼吸理学療法手技の大きな目的でもあり，合目的的な評価手段であるといえる．診察は同一の体位で行うことが多いが，手技の適応にあたっては体位を変えて評価したり，手技の施行前後のみでなく施行中にも行う．また，対象者の状況に応じ臨機応変に組み合わせながら評価する．

表1-4 視診におけるチェックポイント

- 胸郭・脊柱の変形，左右対称性，両側性か一側性か，漏斗胸，鳩胸，ビア樽胸，側彎，亀背など
- 胸壁の突出（局所的な胸壁の隆起），胸壁の動きの時間的遅れの有無
- 胸郭の動き，拡張性の左右差
- 呼吸補助筋群使用の有無，頸部呼吸補助筋群（胸鎖乳突筋，斜角筋群など）の肥大
- 鎖骨上窩・胸骨上切痕の陥没，肋間腔の開大および膨隆，狭小化および陥凹（全体または一部）
- 異常呼吸パターン：呼吸数と深さの異常，奇異呼吸，呼吸体位
- 咳嗽と喀痰：湿性または乾性咳嗽，咳嗽力と随意性低下，気道分泌物の除去効果，咳嗽発作，喀痰の性状（粘液性，膿性，漿液性，血性），色調

❶ 視診
- 目的：胸郭の構造的特徴，呼吸パターンの運動要素と時間要素を観察すること．必要に応じて咳嗽，喀痰の観察なども加え，次に行う触診のオリエンテーションとする．また，単に正常からの逸脱をみるのではなく，その患者における呼吸パターンの特徴を把握するよう努める．
- 方法：胸郭の形状を観察する．正面，側方，後方から吸気運動の初動部位（上部胸郭，下部胸郭，腹部，頸部の筋），各部位の動きの方向，優位呼吸パターン，胸郭の拡張性など呼吸パターンの運動要素について観察する．あわせて，呼吸数，呼吸パターンの規則性，吸気・呼気比，呼吸サイクルなどの時間要素も観察する．上記は体位を変えた際にも評価する．可能であれば深呼吸をさせて，吸気の円滑さ，胸郭の拡張の程度をみる．胸郭外所見として口唇や爪床のチアノーゼ，ばち指，頸静脈の怒張，顔面や四肢の浮腫などを見落とさないよう注意する．視診におけるチェックポイントを表1-4にまとめた．

❷ 触診
- 目的：呼吸運動に伴う胸郭拡張の程度と左右差，呼吸パターン，胸郭の柔軟性，呼吸筋の筋緊張を触知すること．視診により目安をつけた異常所見，または不明瞭であった部分につき，実際に検査者の手で触れて確認する．
- 方法：両手で胸郭運動における動きのタイミングや拡張の程度の左右対称性を安静時と深呼吸

表 1-5 触診におけるチェックポイント

- 胸郭の運動性：スムーズに呼吸運動が繰り返されているか，拡張の左右差，時間的なずれ
- 呼吸パターン：胸郭運動と腹部運動の協調性
- rattling の触知
- 胸郭の柔軟性：呼気時の胸壁圧縮は抵抗なく柔軟であるか
- 呼吸筋群の筋緊張：筋トーヌス，圧痛，呼吸運動に伴う収縮パターン
- その他：皮下気腫，気管の偏位，気管短縮など

表 1-6 打診におけるチェックポイント

1）打診音の解釈
- 清音：正常に空気を多く含んだ肺野でみられる明瞭で，長く低音な打診音．
- 濁音：短い高音で，鈍いこもった打診音．指での抵抗感が増加したように感じる．心臓や肝臓上で呈するほか，肺の含気量低下，体液貯留などでみられる．
- 鼓音：高音かつ明瞭で，比較的長く響いた打診音．左上腹部の空気が充満した胃の上のほか，巨大ブラ，気胸などでみられる．

2）正常所見：肺野は清音であり，肺と肝臓の境界は右胸骨中線上，第 6 肋間に存在する．また，横隔膜の可動域は，男性で 5〜6 cm，女性で 3〜4 cm である．

3）異常所見：肺野における濁音と鼓音はともに異常を意味し，前者は無気肺や胸水，下側肺障害を，後者は肺気腫，巨大ブラ，気胸を示唆する．

時で触診する．その際，気道分泌物の貯留に伴う振動の胸壁への伝達（rattling）も確認する．同様に呼気時に断続的な圧縮を加え，その柔軟性をみるとともに，吸気時に抵抗を加え拡張の強さをみる．胸部，腹部，頸部，肩甲帯，背部に付着する呼吸補助筋群を，その走行に沿って指先で軽く圧迫しながら皮膚の状態，筋緊張，圧痛や腫瘤の有無，呼吸運動に伴う収縮パターンを調べる．各肋間も同様に評価する．触診におけるチェックポイントを表 1-5 にまとめた．

❸ 打診
- 目的：水分と空気の密度の違いを利用して臓器の境界や肺および病変部位の広がりを把握すること．ただし，胸壁から 5 cm 以内の深さにおける病態の把握にのみ応用され，それより深部の病変については限界がある．呼吸理学療法では比較的広範な無気肺，下側肺障害など含気の低下をきたすような病変で利用価値が高い．
- 方法：間接法を用い，左中指近位指節間関節（PIP 関節）から遠位部を肋間にしっかりと密着させ，右中指の指先を用いて左中指遠位指節間関節（DIP 関節）上を，すばやく 2〜3 回叩く．各肋間を左右対称に交互に打診する．その際の音の高さ，調子に加えて，指先に伝わる抵抗感などの感覚を頼りにその密度を推測する．また，最大吸気および最大呼気時にそれぞれ息止めをさせ，背側での打診音の変化する境界線を決める．2 つの境界線の距離は横隔膜の可動範囲となる．打診のチェックポイントを表 1-6 にまとめた．

❹ 聴診
- 目的：聴診器を用いて換気に伴って肺内で発生する音を聴取する方法である．気道の開存性を比較することで正常呼吸音と病的部位から発生する異常呼吸音（副雑音）を聴くこと．
- 方法：聴診器を使用する前に，対象者の呼吸を耳で聞く．正常では呼吸に伴って音は聞こえない．聴診器を用いて頸部，前胸部，側部，背部の順に，上から下に左右を比較しながらすべての肺野を聴診する．同一部位で最低 2 呼吸は聴診し，吸気呼気の区別，音の性質，左右差，副雑音の有無を確認する．呼吸音は正常呼吸音と，健常者では聴取できない副雑音に分類できる．副雑音については，単なる音調のみによって評価すべきではなく，部位，呼吸位相との関係などについても評価する．聴診のチェックポイントを表 1-7 にまとめた．

2）自覚症状

呼吸理学療法手技の効果を評価するにあたって，手技の施行による対象者の自覚症状，主観的な症状の変化を評価することは重要である．患者自身が治療に耐えられないという訴えは，無視することのできない，非常に大切な所見である．

呼吸器疾患に特異的な症状としては，呼吸困難が主なものである．呼吸困難は「呼吸に伴う不快な感覚」であるが，呼吸理学療法手技による変化を評価する上では，問診と併せてできる限り正確かつ客観的に評価する努力が必要である．その手

表 1-7　聴診におけるチェックポイント

1）正常所見
- 気管（呼吸）音：頸部気管直上で聴取される呼吸音．頸部での聴診は副雑音（特に連続性ラ音）のスクリーニングと気管支および肺胞呼吸音のオリエンテーションとしても有用である．
- 気管支音：傍胸骨部および背部の肩甲骨間において聴取される呼吸音．
- 肺胞音：通常の肺野で聴取される呼吸音．呼気にはほとんど聴取されない．

2）異常所見
- 正常呼吸音の異常化
  ① 気管支音の伝達：本来肺胞音が聴取されるべき部位で気管支音が聴取される状態．consolidation，萎縮肺，無気肺，下側肺障害，巨大空洞などで聴取され，伝達音や気管支音化ともいう．
  ② 肺胞音の減弱および消失：肺胞音は気胸，巨大ブラ，大量胸水，肺気腫などで減弱または消失する．
- 副雑音の聴取
  ① 断続性ラ音：音調からボコボコといった粗く，低調性で比較的大きな水泡音と，プツプツといった細かく，高調性の小さな捻髪音に分類できる．呼気性と吸気性に大別され，前者は流動性のある気道分泌物の存在を，後者は気道の開口音（opening sounds）を反映する．
  ② 連続性ラ音：低音性連続性ラ音と高音性連続性ラ音に分類される．前者の発生部位は比較的中枢の気管支．COPD，気管支拡張症などでの粘稠な分泌物貯留，腫瘍や異物などによる気管・気管支狭窄でも聴取される．後者の発生部位は比較的末梢の気管支．気管支喘息がその代表であり，その強度は表 1-8 のように分類できる．

表 1-8　喘鳴の強度分類

0	喘鳴を全く聴取しない
Ⅰ	強制呼気のみに聴取
Ⅱ	平静呼吸下で呼気のみに聴取
Ⅲ	平静呼吸下で吸気・呼気ともに聴取
Ⅳ	呼吸音の減弱（silent chest）

段としては visual analog scale（VAS）や Borg スケールが適している．これらは同一患者において，ある時点，介入前後などでの呼吸困難の評価と経時変化をみる上で有用である．しかし，あくまで個人の主観であるため，異なる患者間の比較として一概に用いることはできない．

3）モニター所見

前述のとおり，診察所見からは換気の状態や手技による変化を評価することが可能である．しかし，換気状態については数値化による客観的な評価ができず，実際的に呼吸数にしか利用できないこと，またガス交換について把握することは困難であるという欠点がある．そのために何らかの代用および補助となる評価が必要である．現在呼吸理学療法手技の適応評価に適するもので，利用可能なものにはパルスオキシメータによる酸素化の評価（パルスオキシメトリ），呼気終末炭酸ガスモニター（カプノメータ）による二酸化炭素排出能の評価（カプノメトリ），さらには人工呼吸器のグラフィックモニターや換気力学モニターを利用した換気力学的評価がある．これらは侵襲が少なく，連続的なモニタリングが可能であるため，手技の適応評価に加えてリスクマネジメントにも利用することができる．

❶ パルスオキシメトリ

酸化型と還元型ヘモグロビンのもつ吸光特性を利用し，赤色光と赤外光の透過光を用いて動脈血のヘモグロビン酸素飽和度（SpO_2）を測定するものであり，その測定機器をパルスオキシメータという．パルスオキシメータは非侵襲的かつ連続的な SpO_2 モニタリングが可能であり，酸素化および低酸素血症の評価に有用である．呼吸理学療法手技の実施中にも利用でき，手技が酸素化に及ぼす影響やリスクマネジメントが可能である．手技に対して SpO_2 が何％上昇すれば有意な影響であったとするかの基準はないが，通常はベースラインより 4％低下した場合，あるいは 90％を下回った場合には，手技の施行を中止して，患者の状態を評価，観察すべきである．

❷ カプノメトリ

赤外線分析計を用いて呼気中の二酸化炭素（CO_2）濃度を測定するものである．適応は基本的に気管挿管や気管切開がなされている場合に限定され，気管チューブと人工呼吸回路の Y コネクターの間で呼気ガスを採集し，CO_2 濃度を測定す

る．通常は縦軸に CO_2 分圧を，横軸に時間をおいたカプノグラムとして評価する．1回の呼気に伴って CO_2 濃度は徐々に上昇し，呼出されるガスのすべてが肺胞内のガスになると，濃度は一定となる．カプノグラム上，この部分は平坦となっており，この値を呼気終末二酸化炭素濃度（ETCO₂）という．ETCO₂は動脈血二酸化炭素分圧（PaCO₂）値をよく反映し，目安にはなるが，同一の値にはならないので注意が必要である．

呼吸理学療法手技による即時的な ETCO₂ の変化については報告例がなく不明であるが，二酸化炭素の蓄積を伴うⅡ型呼吸不全，呼吸筋疲労の存在を示唆する慢性呼吸不全例，人工呼吸器からのウィーニング例などではリスクマネジメント上有用であろう．

❸ 換気力学モニター

人工呼吸管理中の患者の口元で気道内圧，流量（フロー），換気量を測定し，解析することで対象者の呼吸状態と人工呼吸器の状態，さらに人工呼吸器と対象者の関係を調べるものであり，原則として人工呼吸中の患者のみに限られる．市販されている換気力学モニターを使用するほか，人工呼吸器のグラフィックモニターも利用できる．呼吸理学療法手技の適応評価にあたっては，後者を利用するほうが簡便である．

・気道内圧：容量規定型換気（volume control ventilation；VCV）の場合，呼吸機能の変動や気道分泌物の貯留状態を示す指標となりうる．最高気道内圧（peak inspiratory pressure；PIP）は肺の状態が比較的良好であれば，15 cmH₂O 以下となるが，肺障害が高度になると 30 cmH₂O を超えることも珍しくない．中枢気道に貯留する大量の気道分泌物が除去されると PIP はしばしば低下する．また，気道抵抗が増大すると PIP は上昇するが，吸気終末プラトー圧（end inspiratory pressure；EIP）は低下し，圧較差は増大する．

圧規定型換気（pressure control ventilation；PCV）の場合，気道分泌物の除去などによって換気量増大を認めることがある．

・コンプライアンス：呼吸器系の柔らかさ（広がりやすさ）を意味するものであり，調節換気の際に測定可能である．コンプライアンスには弾性成分だけを表す静的コンプライアンス（Cst）と気道抵抗も含んだ動的コンプライアンス（Cdyn）があるが，一般的に前者を用いることが多い．以下の式によって求めることができる．

Cst＝V_T／（EIP－PEEP）（ml/cmH₂O）
Cdyn＝V_T／（PIP－PEEP）（ml/cmH₂O）

＊V_T：1回換気量（tidal volume），PEEP：呼気終末陽圧（positive end expiratory pressure）

人工呼吸管理中の正常値は 50～70 ml/cmH₂O 程度（体重 1 kg 当たり 1 ml/cmH₂O）であり，25 ml/cmH₂O では高度の障害であるといえる．

一般的に Cst は末梢気道の状態を反映するといわれており，PIP の低下は中枢気道からの分泌物の除去を意味し，EIP の低下と Cst の上昇は末梢気道からの分泌物の除去を示すとされる．

その他，呼吸理学療法手技の評価としてはあまり用いられないが，気道抵抗 Raw＝（PIP－EIP）／V_I や圧-容量（pressure-volume）曲線，内因性PEEP（auto-PEEP），呼吸仕事量などがある．

4）動脈血液ガス

動脈血液ガスとは，動脈より採取した血液中のpH，酸素分圧（PaO₂），PaCO₂ を電極を用いて測定したもので，ガス交換と酸塩基平衡の状態を知ることができる．その解釈の仕方により総合的な呼吸状態の評価が可能であるが，基礎疾患の種類や重症度，バイタルサインの状態によってその意味するものは大きく異なり注意を要する．

5）胸部画像所見

理学療法における胸部単純 X 線写真や胸部 CT 写真などの胸部画像は，病変（陰影）の種類，部位，広がりを評価し理解することで，病態，重症度や治療経過の把握，各種ラインやドレーンの種類，位置の理解など，リスクマネジメントに有用な情報が得られる．また，気道分泌物移動・除去などの介入を行うにあたって肺や気管支の状態を把握でき，聴診や打診所見などとの対比，解釈や変化の把握に役立つ．

③ 手技の施行目的に応じた評価のあり方

目的別評価のあり方，項目について**表 1-9** に示

表 1-9 呼吸理学療法手技における目的別評価とチェックポイント

1）呼吸パターンの調節
- 診察所見：視診および触診による呼吸パターンの変化（優位呼吸パターン，呼吸補助筋群の活動状況など），呼吸リズム，呼吸数の変化

2）呼吸困難の軽減
- 自覚症状：治療に耐えられるかどうか，協力度合い，VAS，Borg スケールによる呼吸困難の変化
- 診察所見：視診および触診による呼吸パターンの変化

3）換気の改善・促進
- 診察所見：聴診による肺胞呼吸音の改善，気管支伝達音聴取領域および呼吸音消失領域における吸気時断続性ラ音の聴取
- モニター所見：SpO_2の変化，人工呼吸管理中で PCV の場合は換気量の増大

4）肺容量の増大・肺胞の拡張
- 診察所見：視診・触診による吸気時胸郭拡張性の増大，呼吸パターンの変化（呼吸数の減少），打診による清音領域の拡大（特に下肺野），聴診による肺胞呼吸音の改善
- モニター所見：最大吸気量および肺活量の増大，V_T の増大

5）気道分泌物の移動・除去
- 診察所見：喀痰量の増加，聴診での副雑音の変化（増大，軽減・消失），rattling の増大，視診および触診による呼吸パターンの変化，努力呼吸の軽減，呼吸数の変化
- モニター所見：SpO_2の変化，人工呼吸管理中で PCV では V_T の増大，VCV では PIP の低下，EIP の低下と Cst の上昇

6）呼吸仕事量の軽減
- 診察所見：視診および触診による呼吸パターンの変化（特に努力性呼吸の所見；鎖骨上窩の陥没，上部胸式呼吸パターン，呼吸補助筋群の活動状況など），呼吸リズム，呼吸数の変化
- 自覚症状：VAS，Borg スケールによる呼吸困難の変化

7）胸郭可動性の増大
- 診察所見：視診・触診による吸気時胸郭拡張性の増大，呼吸パターンの変化（呼吸数の減少），努力呼吸の軽減
- モニターおよび検査所見：最大吸気量および肺活量の増大，V_T の増大，胸郭拡張差の増加

8）酸素化の改善
- モニター所見：SpO_2の変化，PaO_2 の変化

した．

4 リスクマネジメント

1）バイタルサインの重要性

呼吸障害に限らず，患者の状態を即座に判断する上で，バイタルサインはきわめて重要である．患者の訴えの重症度は常にバイタルサインと対比して判断すべきである．呼吸障害において全身状態を把握する上で有用なバイタルサインは，血圧，脈拍，呼吸，体温に加え，意識状態，自発咳嗽能などである．身体診察を行う前に，バイタルサインを確認することで，より正しい解釈を行うことができる．

2）各種モニター

リスクマネジメントの手段として利用できるモニターはパルスオキシメトリ（SpO_2，脈拍），心電図モニター（心拍数，不整脈），血圧などである．特に急性呼吸障害を対象とする場合には必須である．

■文献

1) 宮城征四郎：問診および身体所見のとり方．宮城征四郎（監）：呼吸器病レジデントマニュアル，第 4 版．pp2-14，医学書院，2008
2) 工藤翔二：肺・胸郭の診かたと所見の解釈．高久史麿（監）：診察診断学．pp102-121，医学書院，1998
3) 神津玲，鋤﨑利貴：呼吸理学療法実践のための評価概論．呼吸器ケア 2005 年夏季増刊，コメディカルのための呼吸理学療法最新マニュアル．pp78-86，メディカ出版，2005

目的別手技

A．呼吸コントロール
  1．呼吸コントロール/呼吸調整
  2．安楽体位/リラクセーション
  3．胸郭外胸部圧迫法/気管支喘息発作時の呼気介助
B．呼吸法/呼吸練習
  1．口すぼめ呼吸[法]
  2．横隔膜呼吸[法]
  3．胸郭拡張練習[法]/部分呼吸[法]
  4．腹圧呼吸
  5．器具を用いた呼吸法
    インセンティブスパイロメトリ
  6．舌咽頭呼吸
C．排痰法/気道クリアランス[法]
  1．咳嗽
  2．強制呼出手技/ハフィング
  3．咳嗽介助
  4．体位ドレナージ/体位排痰法
  5．軽打[法]/手技
  6．振動[法]/手技
  7．揺すり[法]/手技
  8．気管圧迫法/咳嗽誘発法
  9．ガーグリング
  10．応用手技
    (1) アクティブサイクル呼吸法（ACBT）
    (2) 自律性排痰法
  11．器具を用いた排痰法
    (1) 徒手[的]肺過膨張手技
    (2) 機械的換気補助による排痰法
      (a) 呼気陽圧療法/呼気陽圧
      (b) 持続的気道陽圧療法
      (c) 振動呼気陽圧療法
      (d) 間欠的陽圧呼吸
      (e) Mechanical In-Exsufflator（MI-E），カフマシーン，カフアシスト
      (f) 高頻度胸壁圧迫法
      (g) 二相性体外式人工呼吸
      (h) 肺内パーカッション療法
D．呼吸筋トレーニング
  1．器具を用いた呼吸筋トレーニング
  2．腹部重錘負荷法
E．胸郭可動域練習/胸郭モビライゼーション
  1．徒手胸郭伸張法
  2．その他の徒手胸郭可動域練習
  3．肋間筋のストレッチ/肋骨のモビライゼーション

A 呼吸コントロール

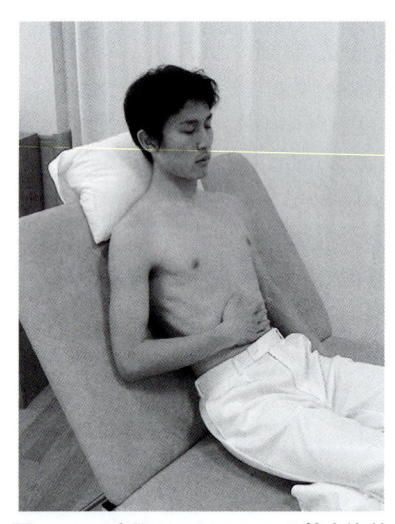

1 呼吸コントロール/呼吸調整

欧文名 breathing control（BC）
類語 横隔膜呼吸，腹式呼吸

定義 気道閉塞が生じないように，肩甲帯や胸郭上部をリラックスしながら，静かに下部胸郭を主に使用して呼吸すること．

【補足】本法は，横隔膜呼吸と混同して用いられることが多いが，呼吸は横隔膜のみを単独に用いて行われているのではなく，斜角筋や内外肋間筋なども参加する．日本では，呼吸調整を行うことを「横隔膜呼吸」と呼ぶことも多いが，横隔膜呼吸は，「上部胸式で呼吸することを避け，主に腹部を膨隆させるようにせよ」と呼吸パターンを意識させるのに対して，呼吸コントロールは呼吸パターンを強要せずに（努力させずに），リラックスして呼吸を整えることを意識させることとされている．特に英国圏では横隔膜呼吸よりも呼吸コントロール（呼吸調整）という言葉がよく用いられている．

目的と期待できる効果 ①呼吸困難の軽減，②呼吸仕事量の減少．

適応 ①COPD，喘息，拘束性肺疾患，胸部・上腹部手術後，小児を問わずどのような患者も適応となる．
②意識障害のある患者や，協力の得られない患者，乳幼児は適応とならない．

手順

1 術者の位置
必要に応じて，胸郭や上腹部に手を添えることが可能な位置につくが，必ずしもそばにいる必要はない．

2 患者の体位
できるだけリラックスした姿勢が望まれる．基本姿勢は座位で行う（**図 1-1**）が，患者の状態によっては，仰臥位や側臥位，立位でも可能である．

3 実施上のポイント
①手（患者または術者のもの：患者の手であってもよい）は，軽く上腹部に位置．
②患者が息を吸い込む際には，手は浮き上がり，患者が息を吐く際には，沈むように感じとられるように行う．また吸気は能動的，呼気はリラックスした状態で，吸気音はわずかに聞きとれる程度に行う．繰り返しになるが，あくまで呼吸パターンを変えるのではなく，呼吸を整えることに重点を置くことが大切である．
吸気と呼気の長さについても，特にこのリズムを強調することはしない．運動後の呼吸困難時には，1：2の吸気と呼気のリズムを強調すると，かえって呼吸困難が増加することもある．徐々にゆっくりとした深い呼吸になるまで，本人の行いやすい呼吸リズムを尊重することが重要である．

図 1-1 呼吸コントロールの基本姿勢

③通常吸気は鼻から行う．鼻は上部気道より前にあるために，空気を加温・加湿させる役割をもっている．しかし，鼻腔内に分泌物が貯留するなどして吸気に抵抗がある場合は，口から呼吸することにより，呼吸仕事量は軽減される．特に，患者が強く呼吸困難を訴え呼吸回数が多くなっているような場合に口呼吸を行うことは，解剖学的死腔を減らし死腔換気率を改善する．あくまで正常を意識させることはせず，特に運動後の呼吸困難時には本人が最もしやすい呼吸であることが大切である．COPDなどの一部の患者は，無意識に反射的に口すぼめ呼吸を行うが，口すぼめ呼吸は呼気中，胸腔内を陽圧にして気道から肺胞の虚脱を軽減する効果をもっている．

④臨床的には，頸部と肩甲帯のリラクセーションと組み合わせることが重要である．

⑤多くの呼吸器疾患患者は無意識のうちに座位で前傾姿勢をとることがある（⇨p.24）．これは，横隔膜の長さと張力の関係を最大限生かすために行われていて，身体を前傾し，腹腔内の内容物を前方に移動させ，横隔膜の前方を押し上げることによって，吸気中の横隔膜の収縮を促進させている．前傾座位のほかに，立位や前屈みに立つような姿勢もある（⇨p.25）．

⑥呼吸コントロールを用いると運動時の呼吸困難が軽減し，運動耐容能が改善する．呼吸器疾患患者が息切れを訴える日常生活活動に階段昇降があるが，肩や上半身をリラックスさせて，ゆっくりと階段を昇り，1歩上がるときに吸気を行い，次の1歩上がる際には呼気を行うなどの調整を行うと，階段昇降能力も向上する．教科書的には階段昇降時に，「吸って，吸って，吐いて，吐いて，吐いて，吐いて」と，（健常人の呼吸パターンである）吸気1，呼気2の呼吸パターンを意識させて階段を昇るとしているものも多いが，このような日常生活活動に合わせて呼吸を行うことは呼吸コントロールとはいわない．運動負荷強度の高い階段昇降は，呼吸のリズムを維持して昇るとかえって苦しいこともある．その際は，呼吸調整のできる範囲で（スピードで）階段昇降をさせたほうがよい場合が多い．

4) 実施上の注意点

強く息切れを訴え，上部胸郭と肩甲帯を使って呼吸している患者に対して，無理に呼吸パターンを変えたりしようとすると，かえって呼吸は苦しくなる場合がある．あくまで，本人が最も楽な位置で楽に呼吸ができることが基本である．

■文献

1) Webber BA：The Brompton Hospital Guide to Chest Physiotherapy, 5th ed. Blackwell Scientific Publications, Oxford, 1988
2) Webber BA, Pryor JA：8 Physiotherapy skills：Technique and adjustment. In：Pryor JA, Webber BA（eds）：Physiotherapy for Respiratory and Cardiac Problems. pp113-171, Churchill Livingstone, Edinburgh, 1993

A 呼吸コントロール

2 安楽体位/リラクセーション

欧文名 relaxed position/relaxation
同義語 パニックコントロール

定義 呼吸困難に対し，その呼吸困難を最も軽減することのできる体位．
【補足】体幹を前傾させたり，側臥位や高側臥位になることで，内臓が挙上されて，横隔膜は長さと張力の関係を最大に発揮することのできる状態（吸気時に横隔膜の収縮がしやすい状態）になる．

目的と期待できる効果 ①呼吸困難の軽減，②労作時に急激な呼吸困難の増強などが出現した場合に，より早くスムーズに呼吸調整ができるようにすること．

適応 慢性呼吸器疾患，胸部・上腹部手術後，気管支喘息など呼吸困難を感じている患者．
【補足】安楽体位は症例によって異なる．枕を使って伏せる場合は唾液や気道からの分泌物に注意を要す．気管支喘息重症発作時などの重篤な場合は，同時に医学的処置も考慮する．

手順

息切れが過度に生じた場合には，以下に挙げるポジションをとって，口すぼめ呼吸と呼吸コントロールを行うことで，呼吸パターンをコントロールすることができる．

実施に際してはベルトなどは緩め，徐々に呼気時間を長くする．呼吸困難が出現していないときに体得しておく必要があるとともに，家族にも理解してもらう必要がある．

1 座位

① 椅子に軽く腰掛けて，手掌を膝に置いたり（図1-2a），肘や前腕部が大腿前面にくるように上体を前に傾ける（図1-2b）．

② または，頸部や頭部，肩甲帯の力を抜いて，背もたれに寄りかかるような姿勢でもよい（図1-2c）．

③ テーブルを使用する場合は，肘から前腕をの

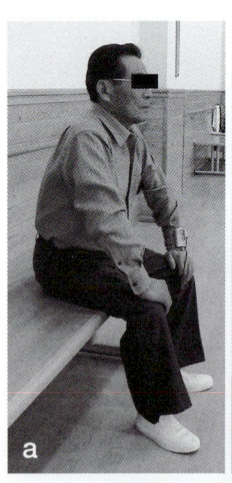

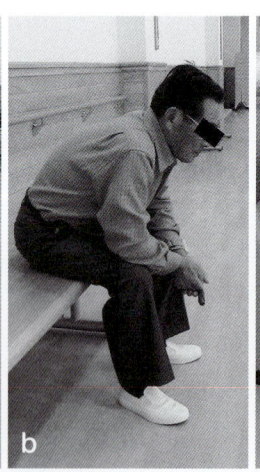

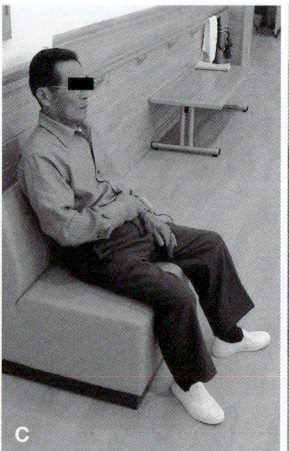

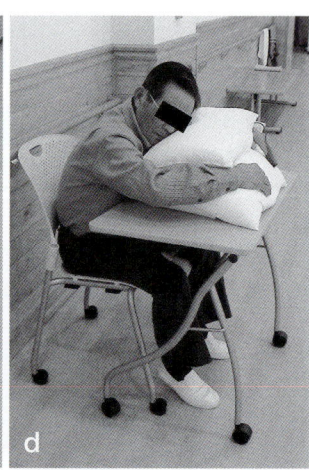

図1-2 安楽体位（椅子座位）
a. 手掌を膝に置く．b. 肘や前腕部を大腿前面に置く．c. 背もたれに寄りかかる．d. テーブルを使用する場合．

図 1-3 安楽体位（立位）
a. 壁にもたれる場合. b. 前傾位の場合. c. 体側で体重を支えながら呼吸を整える.

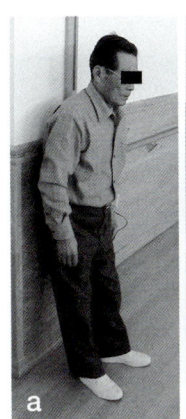

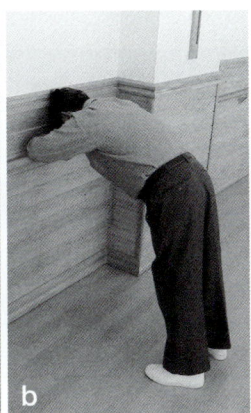

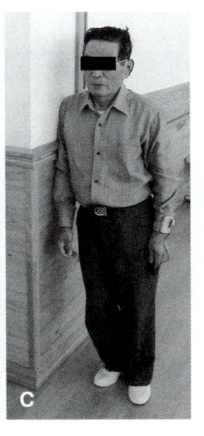

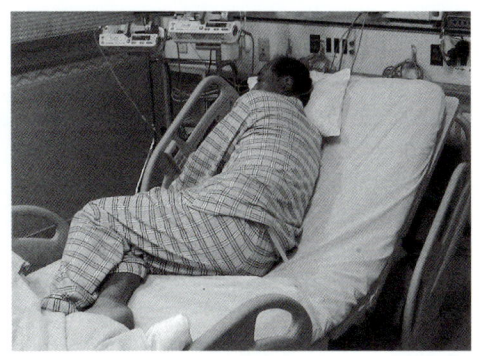

図 1-4 安楽体位（高側臥位）

せ，腕に頭をのせる．枕があれば枕に頭をのせる（図 1-2d）．

2 立位

① 足部を壁より約 20〜30 cm 程度離した状態で壁に寄りかかる．上肢や頸部の力を抜き前方にたらす（図 1-3a）．

② カウンターや本棚など高い台に腕から前腕をのせ，支える（図 1-3b）．

③ 体側で体重を支えながら呼吸を整えることもある（図 1-3c）．

3 高側臥位

① 枕やクッションを重ねて側臥位をとる．ギャッジアップを行っても同様の効果がある（図 1-4）．体幹を支えるようにいくつかの枕を準備する．

② 背中をいくつかの枕で支え，さらに腕や首，頭を支える．膝も安楽な角度に枕で支える．

③ 枕を有効に使用し，安楽な体位をとれるようにする．

4 主なリラクセーション手技

呼吸器疾患患者は，呼吸補助筋群が過緊張となり，浅・頻呼吸となっていることが多い．全身の筋緊張を緩め，呼吸補助筋群の過剰な活動を抑制して不要な酸素消費を減少させることが必要である．また，各種治療法を開始するにあたり，呼吸困難に対する不安やストレスを除去する必要がある．そのために以下のリラクセーション手技を利用することもある．

- Jacobson's progressive relaxation
- biofeedback
- PNF（proprioceptive neuromuscular facilitation；固有神経筋促通手技）
- 催眠療法
- 自律訓練法（autogenic training；AT）
- 超越瞑想（transcendental meditation；TM）
- ヨガ・禅

文献

1) Barach AL, Beck GJ：The ventilatory effects of the headdown position in pulmonary emphysema. Am J Med 16：55-60, 1954
2) Barach AL：Chronic obstructive lung disease：Postural relief of dyspnea. Arch Phys Med Rehabil 55：494-503, 1974
3) Sharp JT, Drutz WS, Moisan T, et al：Postural relief of dyspnea in severe chronic obstructive pulmonary disease. Am Rev Respir Dis 122：201-211, 1980
4) O'Neil S, McCarthy DS：Postural relief of dyspnea in severe chronic airflow limitation：Relationship to respiratory muscle strength. Thorax 38：585-600, 1983
5) Hunteley A, et al：Relaxation therapies for asthma：A systematic review. Thorax 57：127-131, 2002
6) Casaburi R, Petty TL：Principles and Practice of Pulmonary Rehabilitation. pp366-381, W. B. Saunders, Philadelphia, 1993
7) Fishman AP：Pulmonary Rehabilitation. pp251-255, Marcel Dekker, New York, 1996

A 呼吸コントロール

3 胸郭外胸部圧迫法/気管支喘息発作時の呼気介助

欧文名 external chest compression（ECC）
類語 用手/徒手的呼吸介助手技/法，徒手胸部圧迫法，胸壁圧迫法，呼気介助手技/法，強制呼気介助手技/法，スクイージング，咳嗽介助，強制呼出手技など

定義 気管支喘息急性発作時において，患者の胸部を呼気に合わせて徒手的に圧迫する手技．それによって呼気の補助を行い，換気の改善を図る．
【補足】本手技は徒手胸部圧迫法とほぼ同様の手技であると解釈できるが，特に気管支喘息急性発作にある患者を対象とする場合は原著[2]から本名称を使用することが多い．

目的と期待できる効果 ①呼気（量）の増大，②換気の改善，③肺酸素化の改善，④気道分泌物の移動，⑤気管挿管と陽圧人工換気の回避．

適応 重症発作を含む中等度以上の気管支喘息急性発作すべてに適応あり．プレホスピタルケアとしての呼吸補助が第1の適応であるが，医療機関では通常の薬物療法のみではコントロールに難渋する場合において吸入療法施行時の補助，呼吸困難の軽減を目的に適応される場合もある．また，原則として酸素投与下で実施する．
　薬剤や酸素療法のみでコントロールできる軽症発作では適応の必要はない．

禁忌 脆弱化した皮膚，骨粗鬆症あるいは肋骨骨折の合併では相対的な禁忌となる．心不全（心臓喘息）や気道感染に伴い喘鳴が聴取される場合ではその鑑別が必要．

手順

1 患者の体位と手技を加える部位
仰臥位または起座位にて原則として下部胸郭へ手技を加えるが，上部胸郭へ適応する場合もある．

2 手技の実際
① 仰臥位の場合，術者は患者の側方に位置し，術者の両手掌は下部胸郭の側方へ置く（図1-5a）．座位の場合は患者の前方（ギャッジアップでの座位）または後方（起座位）に位置し，下部胸郭の側方に手を置く（図1-6a）．上部胸郭に施行する場合は患者の側方に立ち，一側の手は胸骨上に，もう一方の手は肩甲骨間に当てる．
② 下部胸郭へ手技を加える場合は，頻呼吸であっても原則は患者の呼吸パターンに同調させて胸郭を下内側方向に圧迫する（図1-5b，1-6b）．起座位またはギャッジアップ座位にて上部胸郭へ加える場合は，胸骨上に置いた手で胸骨を尾側に引き下げるように圧迫を加える．
③ 患者が吸気に移行すると同時に手掌を（すばやく）胸壁より離し，圧迫を完全に解放する．
④ 上記を繰り返す．

3 実施上の注意点
① 重症発作の場合は強めの圧迫を必要とする場合が多い．
② 呼吸数が30回/分以上の頻呼吸では2～3呼吸に1回の割合で圧迫してもよい．
③ 患者に吸気を意識させないようにし，吸気移行時のすばやい圧迫の解放に伴う胸郭の弾性を利用した吸気を促す．
④ 患者が指示に従える場合，可能であれば口すぼめ呼吸を行わせるとより効果的に呼出を促すことができる．
⑤ 本手技に伴い心拍出量が低下する可能性が

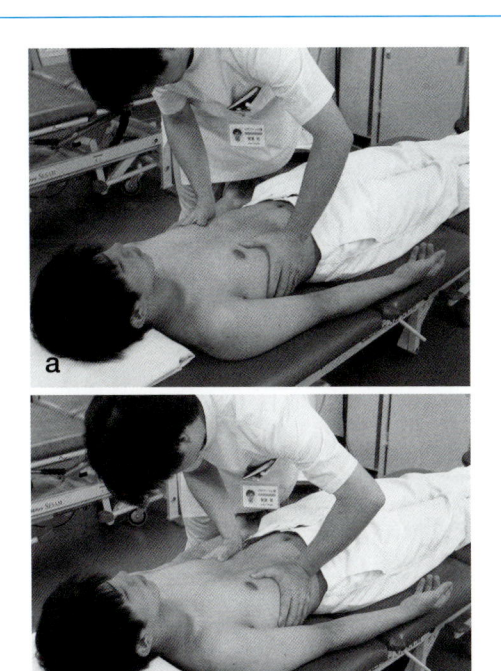

図 1-5　仰臥位での実施（下部胸郭）

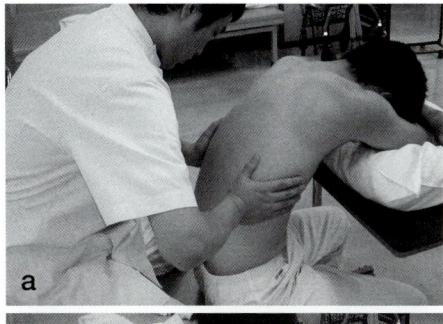

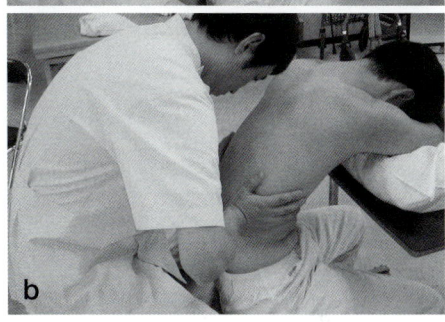

図 1-6　座位での実施（下部胸郭）

ある．また，瞬間的に強い圧迫を加えると肋骨骨折をきたす可能性もあり，十分な注意が必要である．

4　中止あるいは終了基準

実施時間または回数だけでは中止・終了を決定できない．その施行に対する患者の反応を評価することが重要である．実施の目的を反映する指標の変化に基づく患者の臨床状態によって中止あるいは終了を判断する．本手技が有効に作用していると判断できる患者の良好な反応としては以下のものがある．

①喘鳴音（聴診器によらない）が増大する．

②徐々に呼気時間の延長が得られ，呼吸数が減少する．

③呼吸困難および呼吸努力が軽減する．

④パルスオキシメータでモニターしているSpO_2の値が改善する．

⑤圧迫により胸郭の縮小が触知できる．

これらの反応は，早ければ数分で認められる．

施行による呼吸困難あるいは努力呼吸，酸素化の増悪など，好ましくない反応の出現は実施を中止すべきである．また，数十分に及ぶ本法の施行にもかかわらず，上記反応が認められない場合は，本法の限界と考えたい．

5　その他

本手技とあわせてネブライザーの吸入や，患者の呼吸状態に応じて蘇生バッグによる吸気の補助が併用される場合もある．

■文献

1) Watts JIM：Thoracic compression for asthma. Chest 86：505, 1984
2) Fisher MM, Bowey CJ, Ladd-Hudson K：External chest compression in acute asthma：A preliminary study. Crit Care Med 17：686-687, 1989
3) 鈴木伸，郡隆之，川上武，他：「胸部圧迫式換気補助」による気管支喘息重症発作の治療．日胸 55：358-363, 1996
4) Fisher MM, Whaley AP, Pye RR：External chest compression in the management of acute severe asthma：A technique in search of evidence. Prehospital Disaster Med 16：124-127, 2001
5) 箕輪良行，境田康二，金　弘：胸郭外胸部圧迫法の理論と実際．現代医療 33：796-800, 2001

B 呼吸法/呼吸練習

1 口すぼめ呼吸[法]

欧文名 pursed-lip breathing
類語 深呼吸（slow deep breathing），低頻度呼吸（low frequency breathing）など

定義 呼気時に口唇をすぼめながら，細く，ゆっくりとした呼気を行う呼吸法．

目的と期待できる効果 呼気の初期流速の減速と陽圧効果により気道の虚脱を予防し，呼吸数の減少と1回換気量の増加を図ることが主たる目的である．それによって換気効率およびガス交換（特に酸素化）の改善，呼吸困難の軽減および呼吸困難からの早期回復，動作能力の向上などを期待する（図1-7）．

適応 呼吸困難を自覚するCOPD，気管支喘息など閉塞性換気障害．深くゆっくりとした呼吸パターンに修正させたい場合．本呼吸法は，COPDなどでは特に指導しなくても自然に体得している患者も少なくない．

禁忌 特にないが，呼吸困難を認めない，あるいは本呼吸法を用いても呼吸困難軽減に有用でないと判断した場合，習得のために多大な努力を要する場合では適応外である．また，口をすぼめることが不可能な患者（顔面神経麻痺など），口腔内腫瘍術後，義歯の未装着または不適合などでも同様である．

手順

1 患者の体位
実施にあたって，患者の体位はリラックスできる姿勢や呼吸困難の軽減に有用である体位を選択する．

2 手技の実際
① 鼻から吸気を行った後，口唇を軽く閉じた状態から，[f]または[s]の音をさせながらゆっくりと呼出させる．吸気と呼気の比率は1：2以上とし，徐々に呼気を延長させるよう指導する（図1-8a）．

② その際，口唇から20〜30 cm離したところに患者自身の手掌をかざし，手掌に向けて呼気を行うことで呼出された空気を感じさせるようにしてもよい（図1-8b）．

③ 練習時間は3〜5分間程度の短時間とする．上記の姿勢で習得できたら，座位，立位，さらには歩行や階段昇降をはじめとした日常生活活動への応用のための指導も行うとともに，呼吸困難時に適応を試みる．

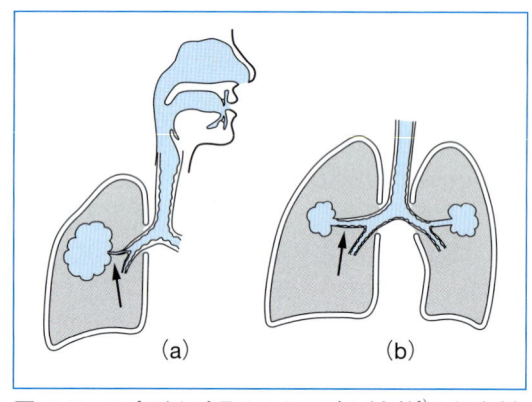

図1-7 口すぼめ呼吸のメカニズム（文献[1]より改変）
a. 通常の呼吸：末梢気道の虚脱によって気道が閉塞し，呼出制限が生じる．
b. 口すぼめ呼吸：呼気の初期流速の減少と気道の陽圧が生じ，気道の閉塞が軽減され，呼気が促進される．

3 実施上の注意点
① 呼吸数は20回/分以下を目指し，最初から極端にゆっくりと呼吸させないよう注意する．

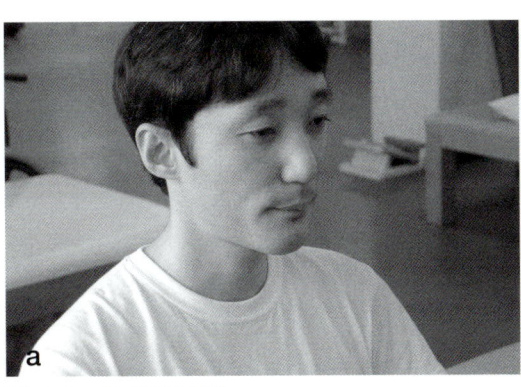

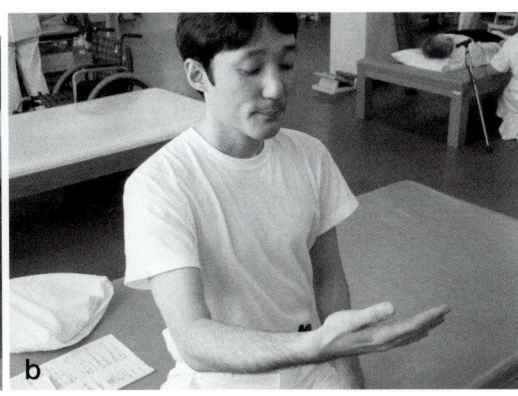

図 1-8 口すぼめ呼吸
a．方法：口唇のすきまから少しずつ，ゆっくりと呼出を行う．口唇をとがらせたり，頬を膨らませないように注意する．
b．呼気の確認方法：手掌を広げ，口元から約 20～30 cm 離したところで呼出を確認する．

② 腹部周囲筋群を過度に収縮させない．
③ 本呼吸法指導によって自覚症状の変化を評価する．喘鳴を伴う場合は，聴診で喘鳴の軽減，または増悪の有無を確認する．
④ COPD 患者の場合，口すぼめ呼吸は従来から横隔膜呼吸と併用して用いるよう指導されてきたが，本呼吸法単独で行う場合もある．

4 中止あるいは終了基準

上記の通り，本呼吸法によって自覚症状などの変化を認めない場合には，指導を中止する．本法の有用性を患者自身が自覚でき，呼吸困難軽減のために十分に適応できるようになれば指導や助言は終了とする．

文献

1) 荻原新八郎：呼吸理学療法学．p140，医学書院，1990
2) Mueller RE, Petty TL, Filley GF：Ventilation and arterial blood gas changes induced by pursed lips breathing . J Appl Physiol 28：784-789, 1970
3) Ingram RH Jr, Schilder DP：Effect of pursed lips expiration on the pulmonary pressure-flow relationship in obstructive lung disease. Am Rev Respir Dis 96：381-388, 1967
4) Thoman RL, Stoker GL, Ross JC：The efficacy of pursed-lips breathing in patients with chronic obstructive pulmonary disease. Am Rev Respir Dis 93：100-106, 1966
5) Humberstone N, Tecklin JS：Respiratory treatment. In：Irwin S, Tecklin JS（eds）：Cardiopulmonary Physical Therapy, 3rd ed. pp357-360, Mosby, St. Louis, 1995

B 呼吸法/呼吸練習

2 横隔膜呼吸［法］

欧文名 diaphragmatic breathing
同義語 腹式呼吸（abdominal breathing）
類語 腹圧呼吸，深呼吸（slow deep breathing），低頻度呼吸（low frequency breathing），呼吸コントロール（breathing control）など

定義 吸気時に主に横隔膜運動を増幅させ，それに伴う腹壁の拡張運動を強調させて換気を行う呼吸法．

【補足】本邦では横隔膜呼吸法は呼吸練習の1つに位置づけられてきたが，欧州では安静にリラックスして呼吸を行うことを呼吸コントロールといい，呼吸練習とは区別して使用されている．両者の違いは呼吸運動に対する努力の程度にあるとされる．

どのような呼吸パターン，呼吸状態をもって横隔膜呼吸とするのかは明確に定義されておらず，腹部の拡張運動をどの程度必要とするのか，胸壁運動はどの程度許容できるのか，などの基準は一定していない．

目的と期待できる効果 本法の効果については多くの報告（表1-10）があるが，その根拠は一定していない．目的は以下のように集約できる．①呼吸仕事量の軽減と換気効率の改善，②呼吸困難の軽減（呼吸困難発生時の早期回復など），③動作能力の向上．

適応 ①慢性肺疾患（COPD，気管支喘息，その他閉塞性および拘束性肺疾患）：労作時の呼吸調節，呼吸困難軽減，②神経筋疾患による呼吸機能障害，③胸部・腹部外科周術期：深呼吸，肺容量の増大，換気の改善．

【補足（注意）】COPDでは横隔膜の収縮能力が障害されている場合が多く，以下を適応として考慮する．①軽度－中等度の労作時呼吸困難，②横隔膜の収縮能が残存．

禁忌 禁忌としては特にないが，適応外として，①呼吸困難を認めない，②本法を用いても呼吸困難軽減に有用でない．③本法習得のために多大な努力を要する．④胸部X線写真での高度肺過膨脹（⇨p.145，図3-3参照），⑤重度肺機能障害，⑥安静時の呼吸困難，高度呼吸困難，⑦（Hooverサインの出現など）本法による呼気努力の増大，奇異呼吸，横隔膜収縮能力の障害．

手順

1 患者の体位

実施にあたって患者の体位は膝を屈曲した仰臥位，ファーラー位，（前傾）座位などリラックスできる姿勢や呼吸困難の軽減に有用である体位を選択する．その際，できる限り腹筋群，頸部，肩甲帯の緊張をとるように努める．

2 手技の実際

①上記姿勢で十分にリラックスさせた上で，患者の手をそれぞれ前胸部と上腹部に置き，患者自身の呼吸パターンを認識させる．

②その上から術者の手を重ね，患者の上腹部を静かに圧迫し，呼出を促す（図1-9）．

③吸気は術者の圧迫を解放し，腹部が自然に持ち上がるように患者に認識させる．このとき，無理に腹部を膨らませないように注意する．患者の吸気時にバウンシング（断続的な圧迫）を加えることもある．

④口すぼめ呼吸との併用も可能である．

⑤練習時間は3〜5分間程度の短時間とする．上記の姿勢で習得できたら，立位，さらには歩行

表 1-10 横隔膜呼吸の文献的効果

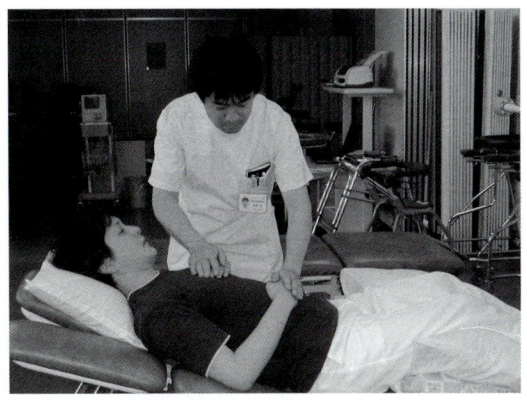

1) 呼吸運動部位の変化；呼吸補助筋活動の抑制と横隔膜運動の増大
2) 換気効率の改善；V_Tの増加，f と V_E の減少
3) 肺気量の改善；FRC と TLC の減少
4) 呼吸仕事量の軽減；酸素消費量の減少
5) 換気分布，換気血流比の改善；特に下側肺の換気の改善
6) 血液ガスの改善；PaO_2の上昇，$PaCO_2$の減少
7) 肺機能の改善；長期訓練による VC, FVC, MVV の改善
8) 即時的・長期的な呼吸困難の減少
9) 即時的・長期的な運動耐容能の改善

V_T：1回換気量，f：呼吸数，V_E：分時換気量，FRC：機能的残気量，TLC：全肺気量，PaO_2：動脈血酸素分圧，$PaCO_2$：動脈血二酸化炭素分圧，VC：肺活量，FVC：努力肺活量，MVV：最大換気量

図 1-9 横隔膜呼吸の指導法

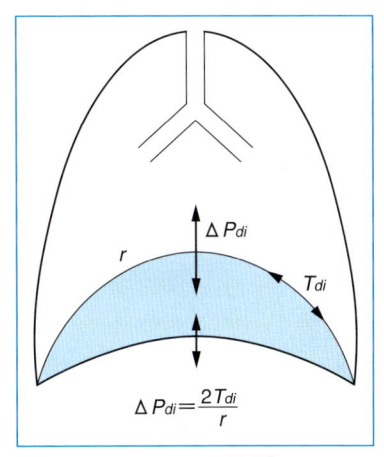

図 1-10 Laplace の法則

や階段昇降をはじめとした日常生活活動への応用のための指導も行う．

3 実施上の注意点

① 過剰な吸気努力により胸式呼吸となりやすいため，最初から深くゆっくりとした呼吸パターンに変更せず，徐々に修正する．

② 呼吸数は 20 回/分以下を目指し，極端にゆっくりと呼吸させないよう注意する．

③ 本呼吸法指導によって，自覚症状，呼吸パターンの変化を評価する．

4 中止あるいは終了基準

肺過膨張によって横隔膜が平底化している場合は，一定の横隔膜発生圧（P_{di}）を得るためには横隔膜張力（T_{di}）を増加させなければならない．そのため，同患者で横隔膜呼吸を強制すると，かえって呼吸仕事量を増加させ，呼吸効率を低下させる（Laplace の法則；図 1-10）．

口すぼめ呼吸と同様，本呼吸法によって自覚症状などの変化を認めない場合には，指導を中止する．本法の有用性を患者自身が自覚でき，呼吸困難軽減のために十分に適用できるようになれば指導や助言は終了とする．

■文献

1) 神津玲，朝井政治，俵祐一，他：慢性閉塞性肺疾患患者に対する横隔膜呼吸法の臨床的問題点．日本呼吸管理学会誌 13：307-310，2003
2) Cahalin LP, Braga M, Matsuo Y, et al：Efficacy of diaphragmatic breathing in persons with chronic obstructive pulmonary disease：A review of the literature. J Cardiopulm Rehabil 22：7-21, 2002
3) Faling LJ：Controlled breathing techniques and chest physical therapy in chronic obstructive pulmonary disease and allied conditions. In：Casaburi R, Petty TL (eds)：Principles and Practice of Pulmonary Rehabilitation. pp167-182, W. B. Saunders, Philadelphia, 1993
4) 谷本晋一：呼吸不全のリハビリテーション．南江堂，1987
5) 千住秀明：呼吸リハビリテーション入門．神陵文庫，1997

B 呼吸法/呼吸練習

3 胸郭拡張練習[法]/部分呼吸[法]

欧文名 thoracic expansion exercise（TEE）
同義語 深呼吸，上部胸式呼吸，下部胸式呼吸

定義 各肺野の換気改善を目的に吸気を強調した深呼吸のこと．

【補足】胸郭の動きを拡大し，換気を助けるのに有効な方法とされている．拡張させたい胸郭の部分に圧迫を加えて，固有感覚受容器を刺激し，圧迫部位の効果的な拡張を図る．本邦では，上部・下部胸式呼吸のように部分的に分けて使用されているが，英国では部分呼吸を解剖学的に片側底部，両側底部，肺尖部，上外側部，後底部に分けている．
　　COPDの場合，底部拡張を試みる前に，過膨張した胸郭をリラックスさせて静かな呼吸ができるように配慮する．外科手術後では，吸気相に重点を置き，最大吸気位を3秒間保持するようにする．これにより低コンプライアンス部位の拡張を促し，末梢部位におけるガス交換を助ける．

目的と期待できる効果 各肺野の換気改善．

適応 ①手術後，肺の拡張不全や無気肺などによる換気の低下を認める患者，および気道分泌物が多い患者．
②意識障害のある患者や，協力の得られない患者には適応とならない．

手順

1 術者の位置
患者の胸郭や術創部に術者の手を添えることが可能であり，患者の胸郭の動きが十分に把握できる位置につく．術者は，手を患者の肋骨前縁に軽く置いて刺激し，動きが起こるのを触診する．その後，患者自身がその動きを感じとれるように指導する．

2 患者の体位
全身をリラックスさせた姿勢が基本となる．ベッド上で行う場合，45～60度のリクライニング位で背部と頭部を十分に支持し，枕の上に膝を軽く屈曲させた半臥位をとらせる．ベッド上以外で行う場合には，アームレストがなく背もたれの高い椅子が最適である．患者の状態によっては仰臥位，側臥位いずれでもよい．また，患者自身が呼吸法を習得できるようにするため，前方に鏡を置くとよい．

3 実施上のポイント
❶ 胸郭全体（図1-11）
術者は呼気を強調したい部分（上部胸郭または下部胸郭）に手をそえて，ゆっくりと息を呼吸す

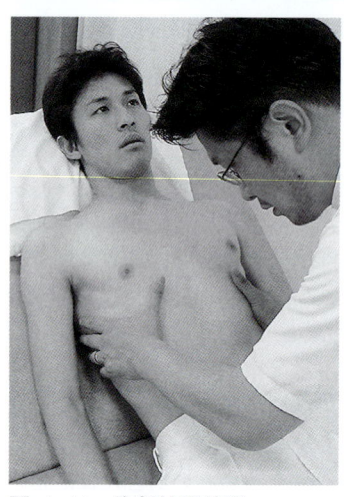

図 1-11 胸郭拡張練習

るように指示する．十分に呼出させた後に，術者は手を置いた部分に軽い一定の圧を加え，吸気の初めに術者の手を押し広げるように，胸郭全体に大きく空気が入るように意識させる．後述するアクティブサイクル呼吸法（ACBT）（⇒p.56）の一部である．

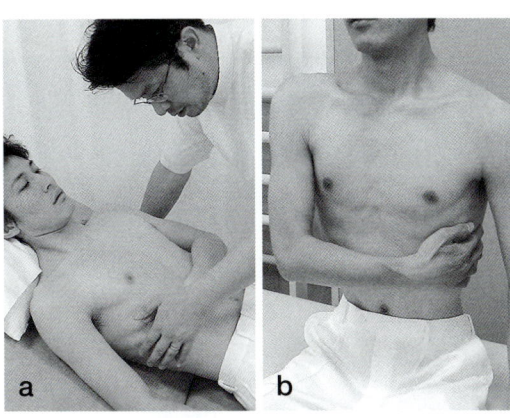

図 1-12　片側肺底部
a. 介助する場合，b. 自分で行う場合．

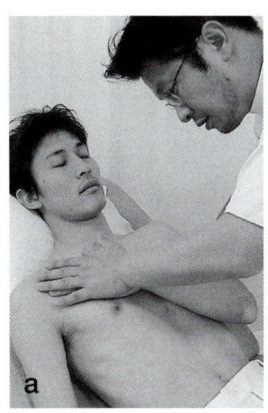

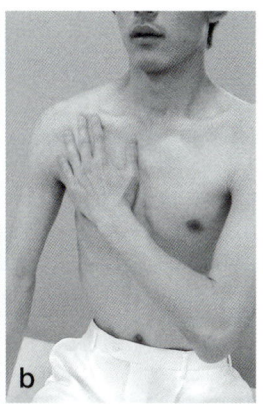

図 1-13　片側肺尖区
a. 介助する場合，b. 自分で行う場合．

❷ 片側肺底部（図 1-12）
　術者は，中腋窩線上で第7〜9肋骨上にわたり，手掌を置く．患者にゆっくり息を呼出するように指示し，下部肋骨が下後方に動くのを患者に感じとらせるようにする．肋骨の動きは意識的に起こさせないようにする．呼気最終時に，術者は，手を置いた部分に一定の圧を加える．吸気の際に，術者の手に向かって，下部肋骨を押し広げ，吸い込まれた空気が肺底に行くように指導する．手で加える圧は，加えすぎると胸郭の動きを妨げる可能性があるため注意を要する．また，最大吸気位で圧を除き，患者が再度吸気の準備が可能となる直前まで施行者は加圧しないようにする．患者が必要な部分運動を習得したら，自分自身で胸郭に加圧することを指導する．

❸ 両側肺底部
　両側下部胸郭の中腋窩線上に，手掌または手背で圧を加える．この練習は前述した片側肺底部拡張と同じ方法で行う．患者が自分で圧を加える場合，肩甲帯を十分にリラックスさせる．

❹ 片側肺尖区（図 1-13）
　これは，上部胸郭の動きが制限されているか，肺組織の拡張が不完全な場合，または肺葉切除で肺尖部に気胸がある場合などに特に有効とされている．圧は指の先端を使用し，鎖骨下方に加える．患者は吸気を行い，指の圧に抗して前上方に胸郭を拡張する．その際，肩甲帯はリラックスさせ，呼出前のわずかな間，この拡張の状態を保つ．

4) 実施上の注意点
　可能な限り，静かに口から呼気を行い，その間肩と胸郭をリラックスさせ，下部肋骨を内方に引き込ませるようにする．次に徐々に鼻より吸気を行わせ"空気が入ったことを腰のまわりで感じとるように"指導する．上部胸郭と肩は終始リラックスした状態を保つようにする．また最小の努力で可能な限り静かに呼吸をするようにする．患者は，自己にあった回数で呼吸し，コントロールされた横隔膜呼吸が習得可能になるまでは，回数を軽減させない．

■文献
1) Webber BA：4 Breathing control, breathing exercises and postural drainage. In：Webber BA（ed）：The Brompton Hospital Guide to Chest Physiotherapy, 5th ed. pp15-36, Blackwell Scientific Publications, UK, 1988
2) Craig LS：Bronchial Hygiene Therapy. Fundamentals of Respiratory Care, 7th ed. pp791-816, Mosby, St. Louis, 1998

B 呼吸法/呼吸練習

4 腹圧呼吸

欧文名 abdominal breathing
同義語 呼気-弛緩呼吸，腹筋呼気法

定義 呼気時に腹筋群を収縮させ，腹圧を高めて横隔膜の押し上げを助ける呼吸方法．
【補足】安静呼吸では自然な呼気により肺気量は安静呼気（FRC）位となるが，本法では腹筋群を収縮させてFRC位から呼気を行い，終了時に筋を弛緩させ，受動的吸気を行ってFRC位に戻る．

目的と期待できる効果 ①換気効率の改善，②呼吸仕事量の軽減，③呼吸困難の軽減．

適応 COPDなど閉塞性換気障害のうち，以下の臨床状態．①呼吸仕事量の軽減を特に図りたい場合，②呼吸困難からの回復のための呼吸調整，③横隔膜呼吸習得のための前段階．

禁忌 実施時に気道閉塞や努力呼吸が助長される場合には適応すべきではない．

手順

1 患者の体位・手技の実際

仰臥位，ファーラー位，側臥位，(前傾)座位など，患者が好む姿勢．

①自然な呼気を行いながら，FRC位(基準位)の感覚を患者に覚えさせる．

②腹筋群を収縮させてFRC位から呼気を開始し，最大呼気位の70～80%で呼気を終了し，腹筋群を弛緩，鼻腔からの受動的な吸気にてFRCレベルに戻る(図1-14)．その際，他動的に腹部が拡張することを確認(図1-15)させる．

2 実施上の注意点

①口すぼめ呼吸を併用し，落ち着いたゆっくりとした呼気を意識する．

②通常の(FRCレベルからの)吸気を行わなくても十分な換気量が得られることを説明する．

3 中止あるいは終了基準

実施時間または回数だけでは中止・終了を決定できない．導入時には短時間，頻回の練習によって慣れるよう努める．自覚症状の改善などが得られない場合は中止する．

■文献

1) Campbell EJM, Friend J：Action of breathing exercises in pulmonary emphysema. Lancet 1：325-329, 1955
2) 溝呂木忠：呼吸器疾患．細田多穂，柳沢健(編)：理学療法ハンドブック．pp863-929，協同医書出版社，1991

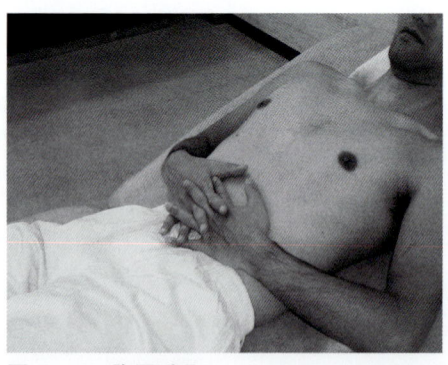

図1-14 腹圧呼吸

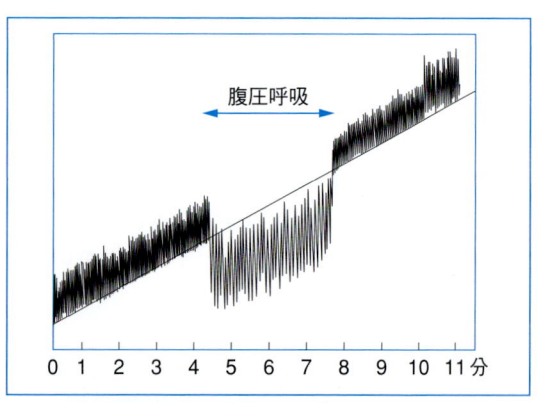

図1-15 腹圧呼吸の機序(文献[1]より)
意識的な呼気の後，弛緩して基準位に戻る．

B 呼吸法/呼吸練習

5 器具を用いた呼吸法
インセンティブスパイロメトリ

欧文名 incentive spirometry（IS）
同義語 最大吸気持続法（sustained maximal inspiration；SMI），increased dead space and expiratory pressure（IDSEP）

定義 患者の吸気を視覚的または聴覚的にフィードバックする器具（インセンティブスパイロメータ；incentive spirometer）を使用しながら呼吸をする方法[1]．

【補足】一般的には2つの方法がある．①あくびを真似することで，患者に長くゆっくりとした深呼吸を強調し肺の拡張を促す方法（あらかじめ目標とする吸気量や吸気流速を設定し，長くゆっくりとした吸気のあとに最低3秒間肺の拡張を維持する）．②吸気に呼気中の二酸化炭素を再呼吸させることで，$PaCO_2$を増加させ，呼吸中枢を刺激して換気量を増大させる（深呼吸を促進する）方法．

無気肺などの呼吸器合併症の予防や改善に対する本法の効果は，器具を用いないで深呼吸を行った場合と同等であるといわれており，本法の効果についての科学的根拠はいまだ乏しいのが現状である[2,3]．

IDSEPの効果についても同様．適切な死腔量，呼気圧，回数は経験的に設定され使用されている．

目的と期待できる効果 手術後の末梢気道閉塞の予防，拡張不全の認められる肺胞の再拡張，無気肺の予防と改善，吸気容量の増加と吸気能力の改善．

適応
① 上腹部手術後や胸部外科手術後など無気肺の発生が予期される状態．
② COPDを合併する患者の手術後．
③ 無気肺のある患者．
④ 脊髄損傷や横隔膜収縮不全などで拘束性換気障害を有するもの．

禁忌
① 器具の適切な使用を理解できない場合．
② 患者の協力が得られない場合．
③ 肺活量が10 ml/kg以下，または，吸気容量が予測値の1/3以下で効率的に深呼吸できない患者．
④ 過換気，過度の疼痛，広範囲な肺虚脱，気管支れん縮，疲労，酸素投与下で酸素化が維持できない場合．

手順

1 深呼吸を強調する場合

① 吸気をモニタリングできるインセンティブスパイロメータを準備する．通常ディスポーザブルなので，個人専用のものを準備する．各種インセンティブスパイロメータを**図1-16～20**に示し，容量式と流量式の違いを**表1-11**に示す．
② 患者はファーラー位か座位をとる．
③ 十分に呼気を行い，その後，ゆっくりとした吸気を設定された吸気容量（または吸気流量）まで行う．
④ 設定された吸気容量または最大吸気位で3～5秒間，肺の拡張を保持する．
⑤ 5～10回を1セッションとして，目を覚ましている間は最低でも1時間に1セッションは行い，1日に約100回程度を目標とする．
⑥ 段階的に吸気容量や吸気流量を増加させる．
⑦ 常時監視の必要はない．むしろ適切な使用が確認された後は，術者なしでも行えるようになることが重要である．
⑧ 患者間でインセンティブスパイロメータの

表 1-11 容量式と流量式の違い

	容量式（volume-oriented devices）	流量式（flow-oriented devices）
特徴	・総吸気量が表示される ・吸気流量を維持しながら吸気容量を増やす	・吸気速度がピンポン球のような軽い玉で示される ・吸気時間を乗ずると吸気量が計算できる $V\ (l) = \dot{V}\ (ml/秒) \times time\ (秒)/1{,}000$ ・やみくもに勢いよく吸気をしても，拡張不全の肺胞は拡張しない
商品名	コーチ2®〔フジ・レスピロニクス〕 レスピフローVS®（旧ボルダイン）〔日本シャーウッド〕 インスピレックス®〔小林メディカル〕	トライボール®（旧トリフロー）〔日本シャーウッド〕 クリニフロー®〔フジ・レスピロニクス〕

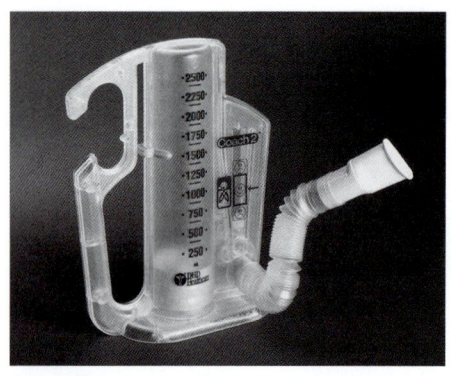

図 1-16 コーチ2®
（写真提供：フジ・レスピロニクス社）

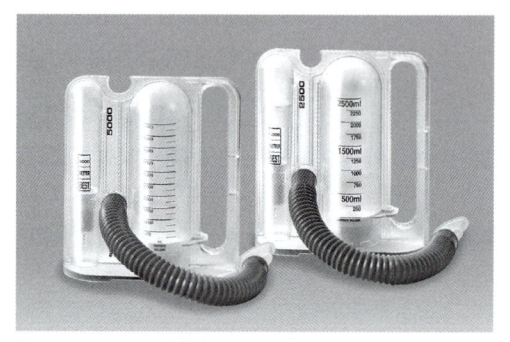

図 1-17 レスピフローVS®

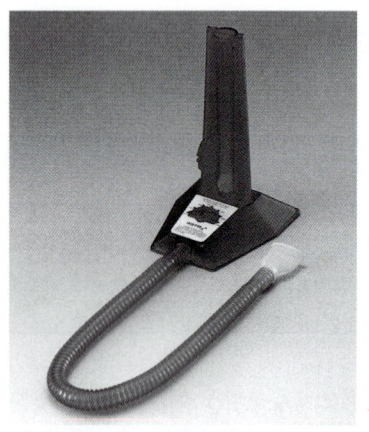

図 1-18 インスピレックス®

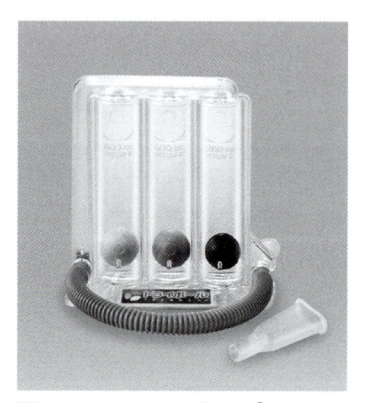

図 1-19 トライボール®

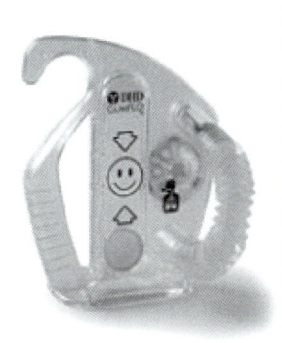

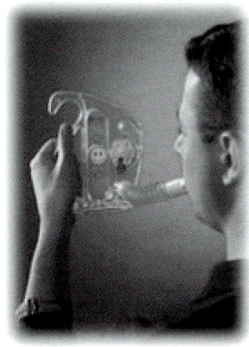

図 1-20 クリニフロー®

取り違いがないように患者名を明記する．
⑨感染防止のために，適時インセンティブスパイロメータの洗浄を行う．

2) 人工的に解剖学的死腔を増加させ CO_2 の再呼吸により呼吸中枢を刺激し換気量を増加する方法[4]

①現在，最も一般的に使用されている器具はスーフル®である（図 1-21）．

②スーフル®は IDSEP の改良型で，約 800 ml の死腔スペースにより，吸気に呼気中の CO_2 を再呼吸させることで，$PaCO_2$ を増加させ，呼吸中枢を刺激して換気量を増大させる（深呼吸を促進する）．呼気中には一定の陽圧が加わることから，肺胞虚脱を改善する，酸素化を改善するなどの呼気陽圧の効果も期待されている．

③圧調節つまみで呼気圧を調節する．呼気弁の圧は 5，10，15 cmH_2O の 3 段階に調節可能．最初は 10 cmH_2O から開始する．耐えられるようになったら，15 cmH_2O へ増加させる．

④死腔は 800 ml．一般的には 400 ml を使用．

⑤患者はファーラー位か座位をとる．

⑥両手でスーフル®を把持し，しっかりと口にマウスピースをくわえる．

⑦鼻をノーズクリップで押さえる．

⑧速く，強く呼吸しようとはせずに，ゆっくり

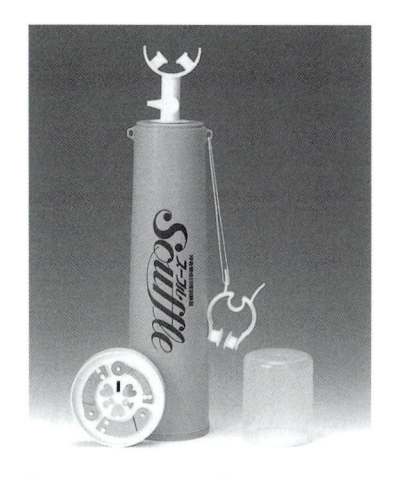

図 1-21 スーフル®

とした呼吸を行う．

⑨1 回のトレーニングは 2〜3 分（18〜20 回程度）．

⑩1〜2 時間ごとに 1 回，1 日 5 回以上行う．

⑪常時監視の必要はない．むしろ適切な使用が確認された後は，指導者なしでもできるようになることが重要．

⑫患者間でスーフル®の取り違いがないように患者名を明記する．

⑬感染防止のために適時スーフル®の洗浄を行う．

■文献
1) American Association for Respiratory Care (AARC) Clinical Practice Guideline：Incentive Spirometry. Respir Care 36：1402-1405, 1991
2) 高橋哲也，奈良勲，有薗信一，他：心臓外科手術後の肺活量の回復について―経時的変化とインセンティブスパイロメータの効果．理学療法学 30：335-342, 2003
3) 石川朗，宮坂智哉：インセンティブスパイロメトリー．呼吸ケア 2：569-574, 2004
4) 三学会合同呼吸療法士委員会（編）：肺胞を開くための療法（人工呼吸を除く），呼吸療法テキスト．pp172-180，克誠堂出版，1992

B 呼吸法/呼吸練習

6 舌咽頭呼吸

欧文名 glossopharyngeal breathing（GPB）
同義語 カエル呼吸（frog breathing）

定義 呼吸筋が麻痺している場合，あるいは，弱くなっている場合に，舌と咽頭・喉頭を使って，空気を肺に送り込む方法．

【補足】1951 年に Dail[1]らが，ポリオの流行で肺活量がゼロになった患者の「鉄の肺」（体外式陰圧人工呼吸器）を外す間に，自力での換気補助として行っていたものを観察，記載し報告した．肺活量以上の深吸気を得ることもできる[2]．

目的と期待できる効果 ① 人工呼吸器の故障時の窒息や低酸素脳症の回避．
② 人工呼吸器を使用しないでいられる時間の延長．
③ 他の非侵襲的呼吸補助法への変換時における呼吸補助．
④ 咳の効果を増強させるための，より深い呼吸．
⑤ 会話に要する空気量の増加．
⑥ 会話の量やリズムの正常化．
⑦ 肺コンプライアンスの改善または維持．
⑧ 微小無気肺の予防．

適応 ① 筋ジストロフィー，脊髄性筋萎縮症，ポリオ後症候群，脊髄損傷など神経筋疾患・障害により呼吸筋の機能障害を伴う患者．
② 肺活量が 1,000 ml 以下で，機能的な嚥下や発話に十分な口腔咽頭筋力のある患者．

禁忌 ① 気管切開を施行している者（習得困難），② 喉咽頭機能が著しく低下しているような球麻痺症状のある者（習得不可能）は適応とはならない．

手順

1 手技の実際

舌咽頭呼吸は，舌と咽頭，喉頭をポンプのように動かして肺に空気の塊を誘導する．1 回の空気の飲み込み（one gulp）は図 1-22 に示した 4 段階からなっており，0.3～0.6 秒を要し，空気量は 60～200 ml である．第 1 段階は舌・下顎を下げ，口腔と喉頭いっぱいに空気を吸う．第 2 段階は口を閉じ，軟口蓋を挙上して空気を捕らえる．第 3 段階は下顎・舌などの口腔下部，喉頭を挙上する．同時に舌を動かして，空気を喉頭から気管へ押し込む．第 4 段階はできるだけ多量の空気を押し込んだ後，喉頭蓋を閉じ，次の gulp（飲み込み）へ移る．呼気は胸郭や肺の弾性により受動的に行われる．舌咽頭呼吸により最大吸気を得るためには，通常 15～20 回の飲み込みが必要である[3]．

2 指導方法と効果のモニター

習得にはコツと慣れが必要だが，肺活量が低下すると自然に習得してしまう場合もある．患者指導にはすでに習得している患者を観察したり，ビデオなどによる学習を個人や集団で行う[4]．スパイロメータによるフィードバックは，1 回の飲み込み当たりの空気量，1 呼吸当たりの飲み込み回数，1 分当たりの呼吸回数を測定することでモニターされる[3]．また，10～20 回の飲み込みで，肺活量が 700～1,000 ml 増加すれば，この手技は習得できたと考えられる[5]．

3 文献的考察

Dail と Affeldt[2]は，ポリオ患者を対象に舌咽頭

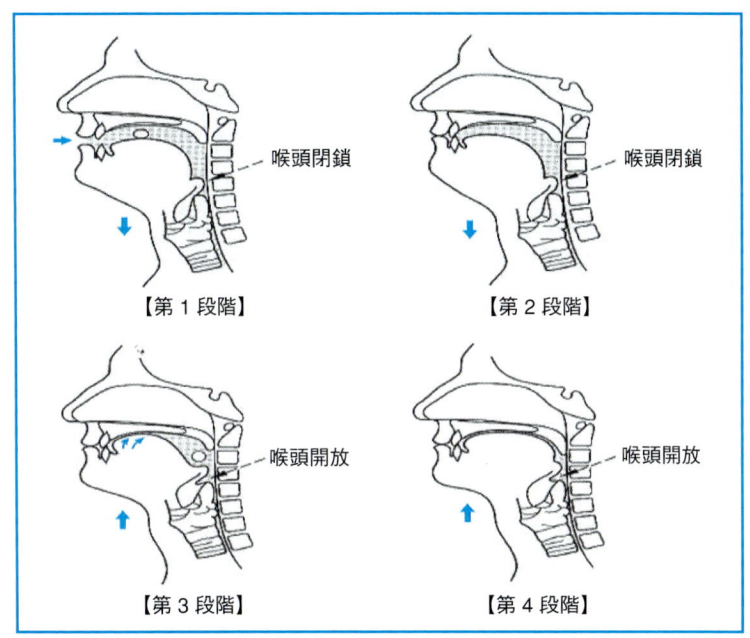

図 1-22　舌咽頭呼吸の 1 回の空気の飲み込みの成り立ち
舌咽頭呼吸は上記のような one gulp を繰り返すものである．

呼吸を研究し，100 例中 69 例は呼吸の補助方法として使用し，31 例は発話と咳嗽を増強するための目的で使用した．そのうち 42 例は舌咽頭呼吸によって人工呼吸器換気補助が必要でなくなった．最大吸気位で息を止め，それ以上呼吸筋では息を吸えない状態から舌咽頭呼吸を行うと習得しやすい．Bach[6]らは座位の平均肺活量が 734±573 ml である 143 例のポリオ後症候群患者のうち，非侵襲的換気療法により気管切開を避けることができた 108 例中，59 例が舌咽頭呼吸を十分に習得し，人工呼吸器を使用しないときは舌咽頭呼吸を行うことができた．59 例の座位での平均肺活量は 481 ml であったが，舌咽頭呼吸による最大吸気量は平均 2,133 ml であった．舌咽頭呼吸を使って人工呼吸器から離脱できる時間が平均 2 時間増え，24 例では舌咽頭呼吸がなければ人工呼吸器を外すことができなかった．

■文献
1) Dail C : "Glossopharyngeal breathing" by paralyzed patients : Preliminary report. California Med 75 : 217, 1951
2) Dail C, Affeldt J : Clinical aspects of glossopharyngeal breathing. J Am Med Assoc 158 : 445-449, 1955
3) Bach JR, Alba AS, Bodofsky E, et al : Glossopharyngeal breathing and non-invasive aids in the management of post-polio respiratory insufficiency. Birth Defects 23 : 99-113, 1987
4) 石川悠加（編著）：非侵襲的人工呼吸療法ケアマニュアル―神経筋疾患のために．pp38-39, 日本プランニングセンター，2004
5) Montero JC, Feldman DJ, Montero D : Effects of glossopharyngeal breathing on respiratory function after cervical cord transection. Arch Phys Med Rehabil 48 : 650-653, 1967
6) Bach JR, Alba AS : Pulmonary dysfunction and sleep disordered breathing as post-polio sequelae : Evaluation and management. Orthopedics 14 : 1329, 1991

C 排痰法/気道クリアランス[法]

1 咳嗽

欧文名 cough
同義語 催咳法
類語 directed cough

定義 気道内の異物や分泌物を排出するための防御反応．閉鎖した声門を急激に開放することで生じる強い呼出で，気道クリアランスでは最終的に中枢気道から分泌物などを排出するために用いられる．
【補足】欧米では directed cough という表現が用いられるが，これは自発的な咳が不十分な場合に行う気道クリアランス法に分類され，咳嗽介助（assisted cough）や強制呼出手技（FET）が該当する．

目的と期待できる効果 ① 中枢気道に貯留した分泌物の除去，② 無気肺，術後合併症の予防．

適応 中枢気道に貯留した分泌物の除去が必要な場合．

禁忌 禁忌とされる状態は特にないが，注意を要するものとして以下のものがある．
① 頭蓋内圧上昇，頭蓋内動脈瘤，急性心筋梗塞，分泌物の飛沫による病原菌の伝播，またはその可能性がある場合．② 頭頸部，脊椎の急性損傷．③ 逆流や誤嚥（意識消失時），急性腹部病変，腹部大動脈瘤，裂孔ヘルニア，妊娠，出血性素因，気胸（未治療），骨粗鬆症，フレイルチェスト．

手順

1 咳嗽反射のメカニズム

咳嗽は**図 1-23** に示すように，1 相（誘発），2 相（吸気），3 相（圧縮），4 相（呼気）の 4 つに分けられる．咳嗽機能の低下の要因を**表 1-12** に示す．

第 1 相での気道での刺激は，感覚線維から脳の咳嗽中枢へインパルスを引き起こす．この刺激は通常，炎症性，機械的，化学的あるいは熱性によるものである．感染は炎症性による咳嗽刺激のよい例である．また，冷たい空気は，知覚神経の熱刺激を介して咳嗽を誘発する．第 2 相では，第 1 相での刺激を介し，咳嗽中枢は深い吸気を始める．通常成人において，この吸気容量は平均 1〜2 l である．第 3 相では，神経インパルスは声門閉鎖と強力な呼気筋の収縮を生じ，約 0.2 秒続いて，胸

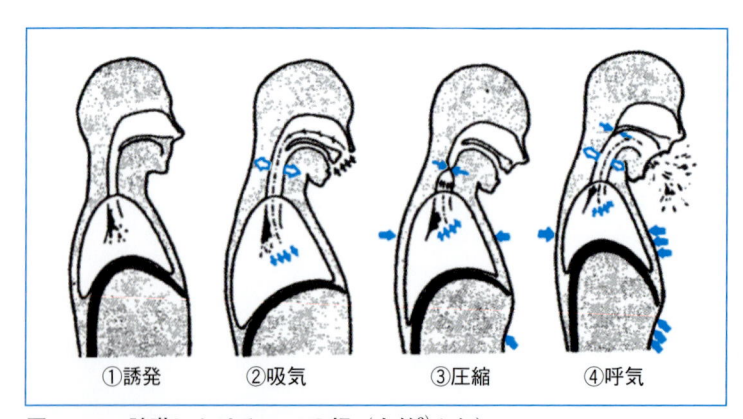

図 1-23 咳嗽における 4 つの相（文献[2]より）
①誘発　②吸気　③圧縮　④呼気

表 1-12 咳嗽機能の各相と咳嗽反射低下のメカニズム

相	低下の例
1）誘発	麻酔 中枢神経抑制 麻酔薬，鎮痛薬 疼痛
2）吸気	神経筋機能障害 拘束性肺疾患 腹部疾患 咽頭神経障害
3）圧縮	気管挿管 腹部筋力低下 腹部外科手術
4）呼気	気道圧縮 気道閉塞 腹部筋力低下

（文献[2]より）

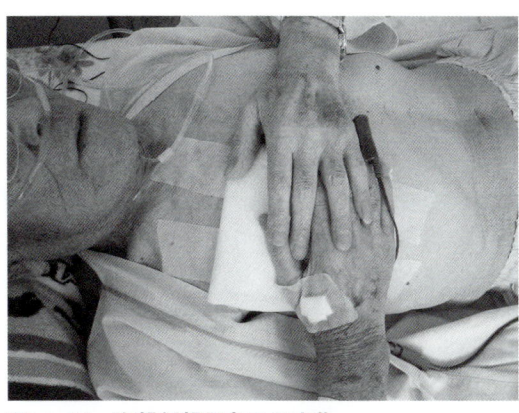

図 1-24 胸部創部固定での咳嗽

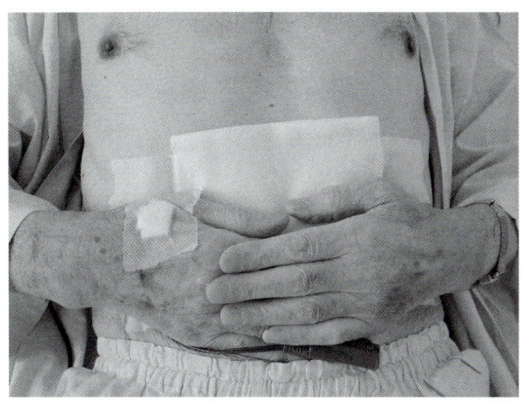

図 1-25 腹部創部固定での咳嗽

膜と肺胞圧（しばしば 100 Torr を超える）の急速な増加をもたらす．この後，声門は開き，第 4 相に移行する．声門開口により，気圧勾配は肺胞と気道開口部間で均等化される．呼気筋の収縮により生じた肺胞と気道開口部間の気圧勾配は，声門開口により肺から空気が排出されるときに 800 km/時にも達する．声門開口により鼻咽頭が閉鎖されるので，気道から放出される異物は口に入り，吐き出されるか嚥下される．

以上のように咳嗽は，患者自身によるさまざまな刺激により引き起こされる．

2 術者の位置

患者の胸郭や術創部に術者の手を添えることが可能な位置につく．

3 患者の体位

基本姿勢は座位である．仰臥位であれば，下肢を屈曲した肢位のようがよい．

患者の状態によっては，仰臥位および側臥位にて施行する．

4 実施上のポイント

反射的に行われる咳嗽と違い，意識的に咳嗽を行う場合には，第 2 相の吸気が十分可能であるかどうかをまず評価する．十分な吸気ができない場合は効果的な咳もできない．また，声門が十分閉鎖できるか，腹直筋などの呼気筋を十分収縮させることができるかどうかを評価する．十分に呼気筋を収縮させて，胸膜および肺胞圧を上昇させることができない場合は，腹直筋をはじめとする呼気筋の収縮に合わせて，胸郭や心窩部に手で圧を加えて圧上昇を補う（図 1-24）．患者の体型にもよるが，手掌で圧迫を加えたり，両手で腹部を圧迫するようにする場合もある（図 1-25）．

5 実施上の注意事項

術創がある場合には，創部を固定し創部の動揺を抑えると，創痛が軽減し効果的な咳嗽が期待できる（図 1-24，25）

■文献
1) American Association for Respiratory Care：AARC Clinical Practice Guideline：Directed cough. Respir Care 38：495-499, 1993
2) Craig LS：Bronchial Hygiene Therapy：Fundamentals of respiratory care, 7th ed. pp791-816, Mosby, St. Louis, 1998

C-2 排痰法/気道クリアランス[法]

強制呼出手技/ハフィング

欧文名 forced expiration technique（FET）/huffing
同義語 ハフ（huff），ハフコフ（huff cough）
類語 咳嗽

定義 気道分泌物の移動を目的として，声門を開いたまま強制的に呼出を行うこと．
【補足】欧米では強制呼出手技は1〜2回のハフィングと呼吸コントロールの組み合わせと定義されるが，本書では混乱を避けるためにハフィングそのものを強制呼出手技と定義する．低・中肺気量から行うものは末梢気道の分泌物の移動を目的とし，持続的な呼出で残気量位まで行う．より中枢からの分泌物の移動を目的とした場合は高肺気量位（最大吸気位）から行う．directed cough の方法の1つ．

目的と期待できる効果 気道分泌物の移動および除去．

適応 ①慢性疾患，急性疾患，手術後，年齢などを問わず，気道分泌物の除去が必要な患者．
②意識障害のある患者や，協力の得られない患者，乳幼児は適応とならない．
特に禁忌となる病態はないが，気管支れん縮が著しく，気管の状態や全身状態が不安定な患者には注意を要す．

手順

1 術者の位置
必要に応じて，胸郭や上腹部に手を添えることが可能な位置につく．

2 患者の体位
できるだけリラックスした姿勢が望まれる．基

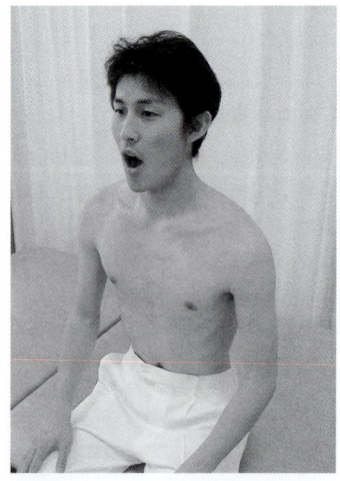

図 1-26　ハフィング

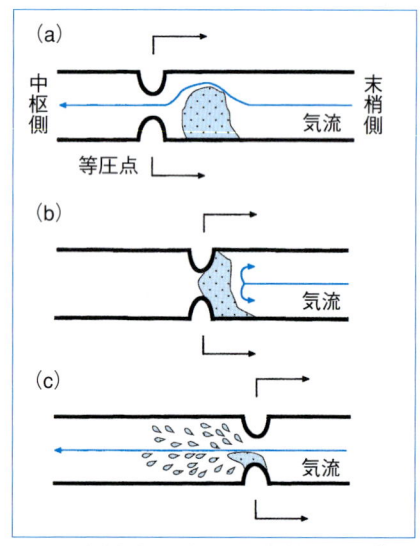

図 1-27　強制呼出手技の作用機序（文献[3]より一部改変）
a．等圧点（equal pressure point）が肺気量の減少に伴い，末梢に移動．粘液栓の末梢に到達．
b．粘液栓が equal pressure point にとらえられる．
c．呼出気流が粘液栓を狭窄部の中枢側に吹き飛ばす．

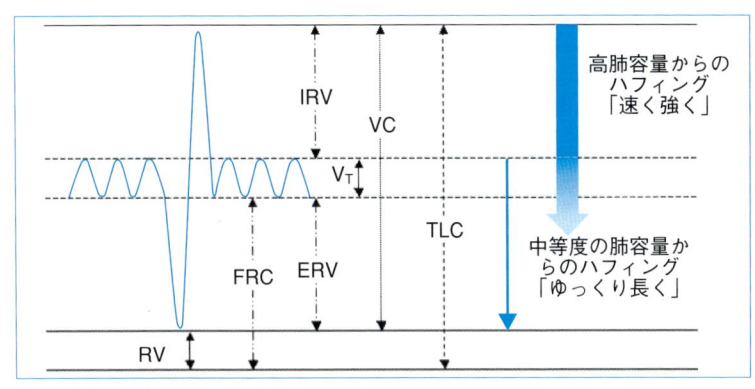

図 1-28 肺気量分画からみた強制呼出手技の相違
IRV：inspiratory reserve volurne（予備吸気量）
VC：vital capacity（肺活量）
FRC：functional residual capacity（機能的残気量）
ERV：expiratory reserve volume（予備呼気量）
RV：residual volume（残気量）
V_T：tidal volume（1回換気量）
TLC：total lung capacity（全肺容量）

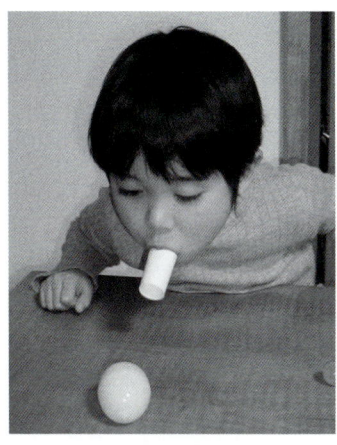

図 1-29 マウスピースを用いてのハフィング

本姿勢は座位で行う（図 1-26）が，患者の状態によっては，仰臥位や側臥位，立位でも可能である．

3 実施上のポイント

強制呼出手技では肺内の等圧点（equal pressure point）の理解が不可欠である（図 1-27）．強制呼気中に肺容量が減少していくと，肺内の等圧点がより末梢に移動し，肺容量が機能的残気量（FRC）以下になると，等圧点は肺胞内に移動する．肺容量が FRC 以上であれば，等圧点は肺葉または区域気管支内にある．

末梢気道からの分泌物を移動させるためには，中程度以下の肺容量からのハフィングで行われる．その際には，1～2 回の短いハフィングでなく，中程度の吸気後に，口を軽く開いて声門を開け，ゆっくりと長く「は～～～～っ」と，胸郭と腹筋を使って空気を絞り出すように行う（図 1-28）．ハフィングによって分泌物の移動が生じると，反射的な咳を誘発することになる．

分泌物がより中枢気道に届いたら，高肺気量位からハフィングや咳嗽によって分泌物を除去する．この場合のハフィングは可能な限り速く短く「ハッ，ハッ」と 1～2 回行う（図 1-28）．

ハフィングをイメージしにくい患者や小児患者には，呼吸機能検査に用いる筒状のマウスピースを用いると声門を開くことを意識しやすい（図 1-29）．

4 実施上の注意点

強制呼出手技では，ハフィングが注目されやすいが，ハフィングに続く呼吸コントロールも，気道閉塞を増加させないためにも，また疲労蓄積の防止のために重要である．呼吸コントロールの期間は患者の状態によって異なるが，気管れん縮など気道が不安定な患者の場合は，10～20 秒間必要である．

■文献

1) American Association for Respiratory Care：AARC Clinical Practice Guideline：Directed cough. Respir Care 38：495-499, 1993
2) Webber BA, Pryor JA：8 Physiotherapy skills：Technique and adjuncts. In：Pryor JA, Webber BA（eds）：Physiotherapy for Respiratory and Cardiac Problems. pp113-171, Churchill Livingstone, Edinburgh, 1993
3) Oberwaldner B：Physiotherapy for airway clearance in paediatrics. Eur Respir J 15：196-204, 2000

C 排痰法/気道クリアランス[法]

3 咳嗽介助

欧文名 assisted cough
同義語 咳嗽補助

定義 咳嗽の効果を高めるために，咳嗽に合わせて胸部または腹部を徒手的に固定あるいは圧迫すること．

【補足】疼痛や呼吸筋力の低下などにより咳嗽を行うためのメカニズムの障害が認められる場合には，咳嗽を徒手的に介助することによって，胸腔内圧を高めるとともに呼気流速を速め，気道分泌物の喀出を促すこととなる．咳嗽介助の方法は，呼吸介助手技と類似しているものもあるが，胸郭や上腹部に圧を加えるタイミングや速さが全く異なる．directed cough の方法の1つ．

目的と期待できる効果 ① 主として咳嗽機能が低下した患者に対する中枢気道に貯留した分泌物の除去，② 無気肺，呼吸器合併症の予防．

適応 神経筋疾患や頸髄損傷などで咳嗽機能が低下した患者，呼気筋力が低下した患者で喀痰が困難なすべての患者（※人工呼吸器装着中でも適応となる．また意識がない場合でも適応となる）．

禁忌 ① 胃食道逆流のある患者．
② 急性腹部病変，腹部大動脈瘤，裂孔ヘルニア，妊娠，未治療の気胸．

手順

1 術者の位置
患者の胸郭や術創部に術者の手を添えることが可能な位置につく．

2 患者の体位
本法の基本姿勢は仰臥位であるが，どのような姿勢でも可能である．仰臥位で行う場合には膝を軽度屈曲した肢位のほうがよい．患者の状態によっては，座位，仰臥位および側臥位にて施行する．

3 実施上のポイント
咳嗽介助は，第3相から第4相（⇨p.40 参照）にかけて，徒手的に胸郭または上腹部を固定あるいは圧迫する．

❶ 胸郭を介助する場合
患者に咳を介助することを話し，咳に合わせて，

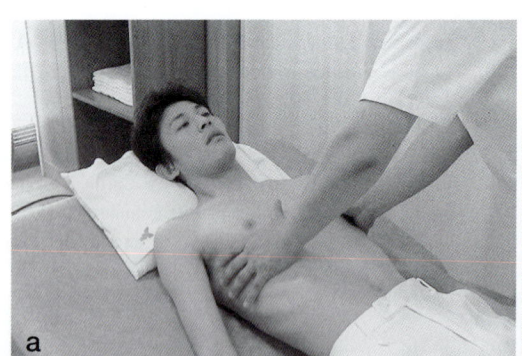

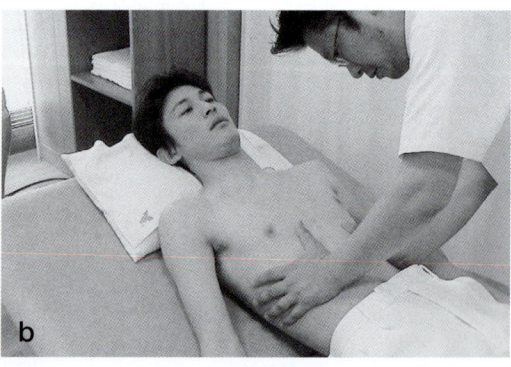

図 1-30 胸部の介助

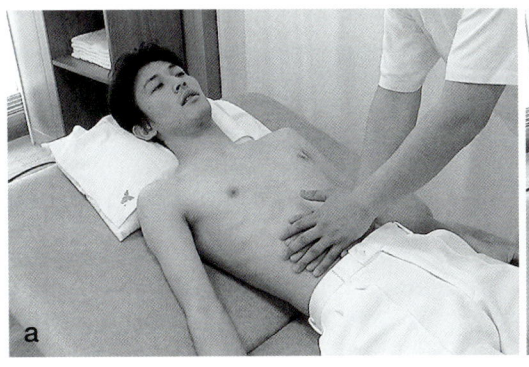

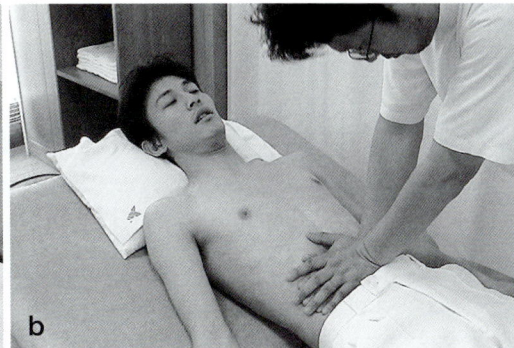

図 1-31　上腹部の介助

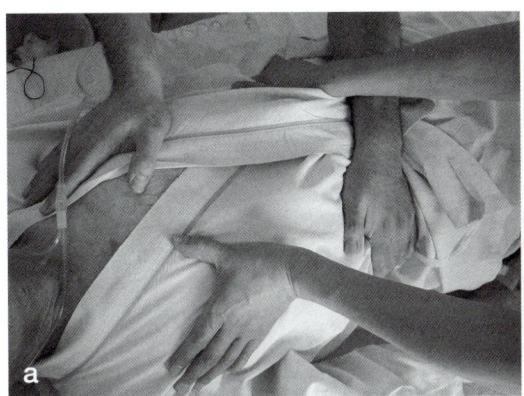

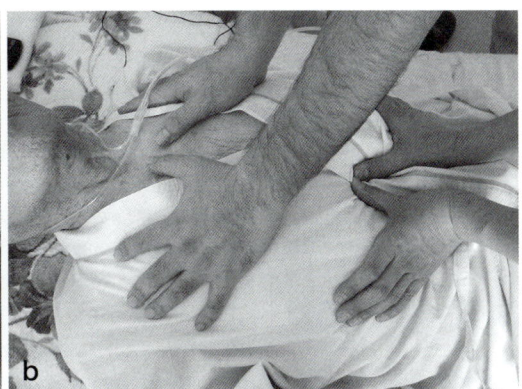

図 1-32　2人での介助法

斜め下方内側，臍部へ向かって胸郭を強く速く押し下げる（図 1-30）．骨粗鬆症のある場合には，肋骨骨折を起こさないように急激な押し下げは避ける．肋骨骨折，フレイルチェストでは胸郭を押し下げるのではなくしっかりと固定する．

❷ 上腹部を介助する場合

腹圧を高めるために，上腹部に手を当て準備をする．患者の咳嗽のタイミングに合わせて，胸郭内上方へ圧迫を加える（図 1-31）．肋骨弓部に強く押し入れるのではなく，むしろ上腹部に置いた手が，腹腔の動きによって押し上げられないように固定するといったほうが理解しやすい．

基本的な手技は術者1人で行うが，体格が大きい患者など1人では効果が不十分な場合には，術者2人で行うほうがより効果的である（図 1-32）．

4 実施上の注意点

腹部圧迫の場合には腹部大動脈瘤など腹部の病変に細心の注意を払うべきである．

■文献

1) Craig LS：Bronchial Hygiene Therapy：Fundamentals of respiratory care, 7th ed. pp791-816, Mosby, St. Louis, 1998
2) Webber BA, Pryor JA, et al：8 Physiotherapy skills：Techniques and adjuncts. In：Pryor JA, Webber BA (eds)：Physiotherapy for Respiratory and Cardiac Problems, 1st ed. pp113-131, Churchill Livingstone, Edinburgh, 1993
3) American Association for Respiratory Care：AARC Clinical Practice Guideline：Directed cough. Respir Care 38：495-499, 1993

C 排痰法/気道クリアランス[法]

4 体位ドレナージ/体位排痰法

欧文名 postural drainage
同義語 気管支ドレナージ（bronchial drainage）
類語 ポジショニング，排痰体位，体位変換，ターニング（turning），肺理学療法・胸部理学療法（chest physiotherapy）など

定義 気道分泌物が貯留した末梢肺領域が高い位置に，中枢気道が低い位置となるような体位を利用し，重力の作用によって貯留分泌物の誘導排出を図る気道クリアランスの手段．このような体位を排痰体位という．

【補足】米国呼吸ケア協会 Clinical Practice Guideline[1]によると，体位ドレナージとは「重力を利用して肺の1つの区域あるいはそれ以上の区域から中枢気道へ気道分泌物を誘導排出することである」と定義している．また，体位ドレナージ療法（postural drainage therapy）とは，「重力の利用と胸郭に外力を加えることによって気道分泌物の移動を改善し，換気と血流のマッチングを高め，機能的残気量を正常化する試みである．この治療法にはターニング，体位ドレナージ，軽打法，振動法および咳嗽がある」と定義しており，体位ドレナージを包括したものとして区別されている．この体位ドレナージ療法は chest physiotherapy（肺理学療法あるいは胸部理学療法）と呼ばれており，伝統的な理学療法として位置づけられている．

目的と期待できる効果 ①末梢肺領域からの気道分泌物の移動促進，②気道分泌物の排出促進，③無気肺の改善，④換気の改善，⑤酸素化能の改善．

適応 ①気道分泌物の排出が困難と思われる場合で，喀痰量が25〜30 ml/日以上かつ喀出困難，人工気道を使用している患者で気道分泌物貯留の証拠がある，あるいは示唆される場合，②気道分泌物の閉塞によると思われる無気肺の存在，③囊胞性線維症，気管支拡張症，空洞性病変を伴った肺疾患，④気道内異物．

本法は特に末梢肺領域に分泌物が貯留している際（気管内吸引や咳嗽のみでは除去しえない場合）によい適応となる．

禁忌 ①すべての体位が禁忌：
【相対的禁忌】頭蓋内圧（ICP）が20 Torr以上，脊椎外科術直後，急性脊髄損傷あるいは活動性の喀血，膿胸，気管支胸腔瘻，うっ血性心不全に関連した肺水腫，大量胸水，肺塞栓，体位変換に耐えられない高齢者，精神混乱，不安状態，フレイルチェストを伴う（あるいは伴わない）肋骨骨折，外科的創傷あるいは治癒過程の組織を有する患者．
【絶対的禁忌】頭頸部の外傷で損傷部の非固定状態，血行動態の不安定な活動性出血．
②頭低位が禁忌：
ICP＞20 Torr，ICPの上昇を回避すべき患者（例えば脳神経外科患者，動脈瘤，眼科手術），コントロールのできていない高血圧，鼓腸，食道手術，最近の外科的あるいは放射線による治療後の肺癌に関連する大量喀血，誤嚥のリスクが高い患者（経管栄養，経口摂食直後）．
③頭高位が禁忌：
低血圧，血管作動薬使用中の患者．

手順

1 体位ドレナージのための姿勢
通常，各肺葉あるいは肺区域の解剖学的位置を考慮した頭低位を含むいくつかの体位で，それぞれ3～15分間程度保持する．特別な状況下ではより長時間となる（図1-33，左側）．患者の状態や忍耐性に依存する場合が多い．人工呼吸管理中の急性呼吸不全患者などは体位が制限されることが多く，特に頭低位を除いた修正した排痰体位が用いられる（図1-33，右側）[2]．

2 手技の実際
① 上記体位を保持しつつ，気道分泌物が中枢気道へ移動したことが確認できれば，咳嗽あるいは気管内吸引によって分泌物を除去する．

② 実際は，体位ドレナージには各種の排痰手技を併用し，気道分泌物の有意な移動を試みることが多い．

3 実施上の注意点
体位ドレナージの実施に伴い，低酸素血症，頭蓋内圧の上昇，急性の低血圧，肺出血，疼痛，身体の損傷，嘔吐，誤嚥，気管支れん縮，不整脈に注意が必要であり，モニタリングや患者の訴えに注意を払う．

4 中止あるいは終了基準
上記の合併症が出現した場合には治療を中断あるいは中止すべきである．また終了の基準は，気道分泌物の十分な排出が確認でき，聴診所見，患者の自覚症状，低酸素血症，呼吸状態に何らかの改善をみた場合である．

急性期では本法を4～6時間ごとに実施すべきで，少なくとも48時間ごとの再評価を，亜急性期では72時間ごと，慢性安定期の在宅患者では3か月ごとに再評価を行うべきとしている[1]．

■文献
1) AARC Clinical Practice Guideline. Postural drainage therapy. Respir Care 36：1418-1426, 1991
2) Howell S, Hill JD：Chest physical therapy procedures in open heart surgery. Phys Ther 58：1205-1214, 1978
3) Frownfelter DL, Dean E（eds）：Principles and Practice of Cardiopulmonary Physical Therapy, 3rd ed. pp340-341, Mosby-Year Book, St. Louis, 1996

コラム　もう1つのpercussion

体位ドレナージに併用されてきた軽打（percussion）について，わが国における記載の種類は実に多く，まるでpercussionが何種類も存在するかのように思われてしまう．なぜこれほどまでに多いのか？ まるで方言のようである．

まず用語であるが，軽打法，叩打法，タッピング，カッピング，クラッピングなどがあり，単純な手技にもかかわらず実に多くの言い方がある．また，その施行方法も「空気の漏れが生じないように，指をぴったりと閉じて」行う，「母指と示指の間に隙間をつくって空気を逃がすように」行う，「呼気時にのみ加える」，「胸郭の下方から上方に向かって軽打を加える部位を移動させていく」，など大きく異なる．このあたりは方言との大きな違いである．

このような経緯，現状については，文献[1]に詳しいが，あまり知られていないと思われる，もう1つのpercussionをご存じであろうか？ この方法は呼吸介助手技を考案し，わが国に広めた伊藤直栄氏が，clapping on maximal inspiration として30年ほど前に紹介したものである[2]．すなわち，最大吸気位でのpercussionであり，「深吸気位で呼吸を止めさせ，その際に軽打を3回加える」方法であると記載している．最大吸気位で手技を加えることで，肺内の空気を移動させようとすることを作用原理としている．

果たしてその効果はいかに？

1) 宮川哲夫：ベッドサイドで活かす呼吸理学療法. ディジットブレーン，2002
2) 伊藤直栄：理学療法. medicina 14：1572-1573, 1977

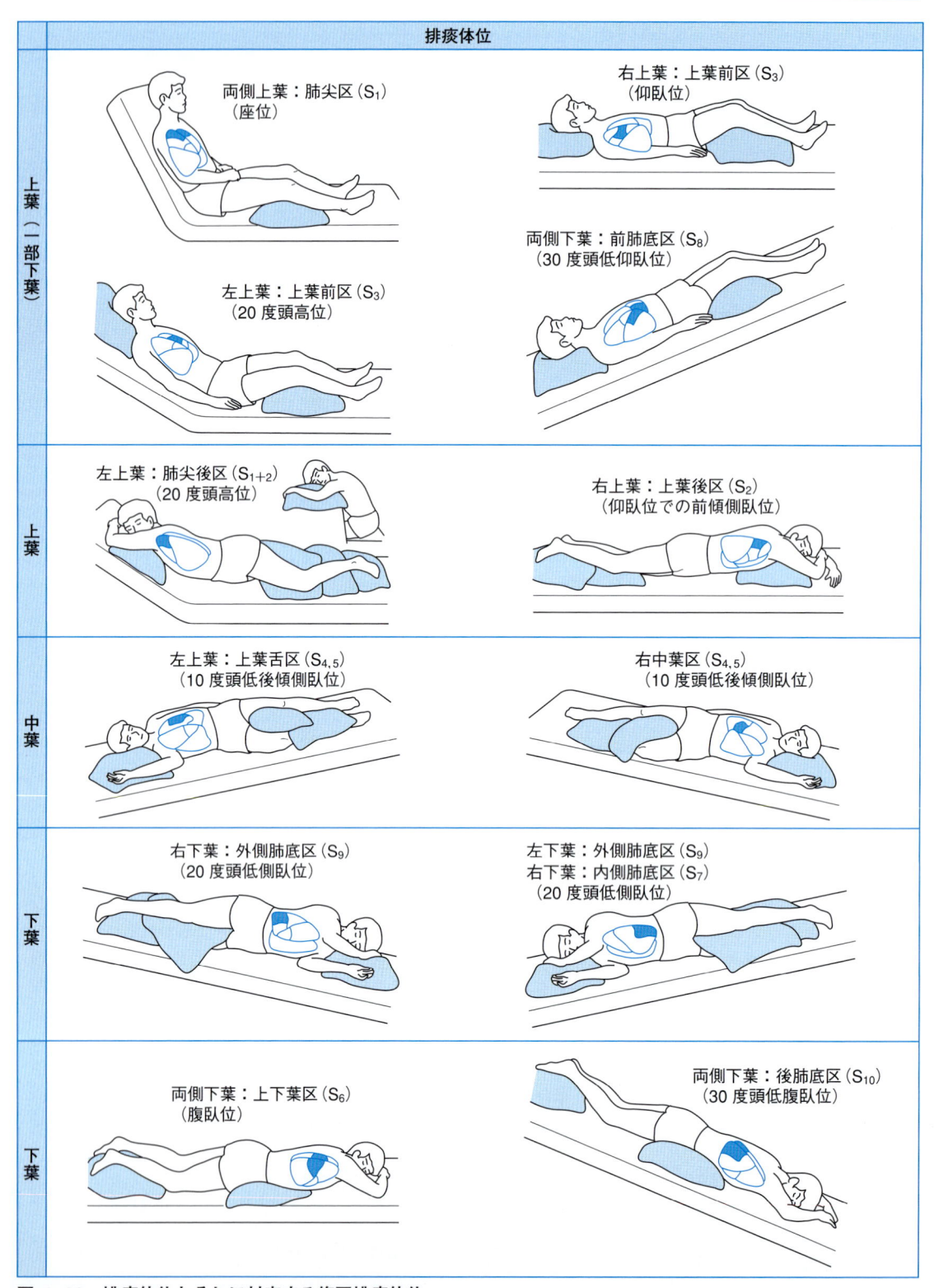

48　第1部　呼吸理学療法の標準手技　目的別手技

区分	排痰体位	
上葉（一部下葉）	両側上葉：肺尖区（S₁）（座位） 左上葉：上葉前区（S₃）（20度頭高位）	右上葉：上葉前区（S₃）（仰臥位） 両側下葉：前肺底区（S₈）（30度頭低仰臥位）
上葉	左上葉：肺尖後区（S₁₊₂）（20度頭高位）	右上葉：上葉後区（S₂）（仰臥位での前傾側臥位）
中葉	左上葉：上葉舌区（S₄,₅）（10度頭低後傾側臥位）	右中葉区（S₄,₅）（10度頭低後傾側臥位）
下葉	右下葉：外側肺底区（S₉）（20度頭低側臥位）	左下葉：外側肺底区（S₉） 右下葉：内側肺底区（S₇）（20度頭低側臥位）
下葉	両側下葉：上下葉区（S₆）（腹臥位）	両側下葉：後肺底区（S₁₀）（30度頭低腹臥位）

図 1-33　排痰体位とそれに対応する修正排痰体位

修正した排痰体位
仰臥位：肺尖区，上葉前区，前肺底区
前傾側臥位：上葉後区，外側肺底区，腹臥位の代用
後傾側臥位：右中葉・左上葉舌区
側臥位：外側肺底区，一側の全肺野の代用
腹臥位：上下葉区，後肺底区

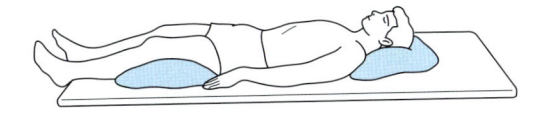

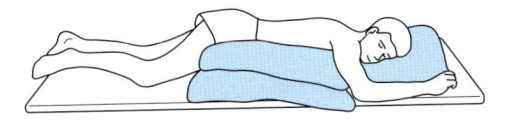

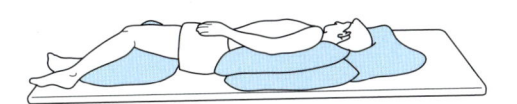

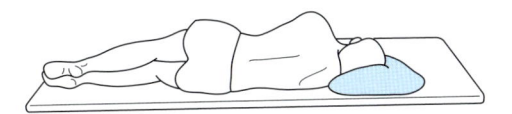

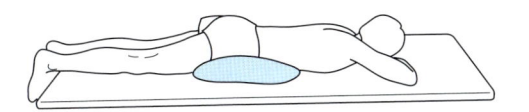

C-5 排痰法/気道クリアランス[法]

軽打[法]/手技

欧文名 percussion
同義語 胸壁軽打，カッピング（cupping），クラッピング（clapping），タッピング（tapping），tapotement
類語 叩打[法]/手技など

定義 カップ状にした手掌で胸壁上をリズミカルに叩くこと．徒手的排痰手技の1つであり，通常は体位ドレナージに併用され，分泌物貯留部位に相当する胸壁上に手技を加える．

【補足】本邦では軽打のことをタッピングと呼んでいることが多い．しかし，欧米の教科書にはこの単語は存在せず，和製用語の可能性が高い[1]．

本来軽打と叩打は異なるものであり，患者に疼痛，不快感，ストレスを与えるような叩打は厳に慎むべきである．

本法の作用原理は軽打によって生じた音の衝撃波が胸壁を介して気管支に伝達し，その揺さぶり効果が気管支壁の分泌物を遊離させるというものであるが，その事実は科学的に証明されていない（図1-34）．このため排痰目的に安易に用いるべきではない．

軽打は吸気呼気を問わず行ってよいとされるが，呼気時に一致して行うべきとする報告もあり，コンセンサスは得られていない．また，軽打の強さは患者の状態によって異なり，胸壁の状態，疼痛，分泌物の性状と量，患者の耐性などによって判断する．その速さは100～480回/分であり，胸壁には2～4フィート・ポンドあるいは58～65Nの外力が加わるとの報告がある[2]．施行時間や施行回数は患者および貯留分泌物の状態に依存する．

通常，軽打は徒手的に適応されるが，小児用のマスクや電動式のPercussor®という専用器具によって行われる場合もある．

目的と期待できる効果 ①気管支壁からの気道分泌物の遊離，②末梢肺領域からの気道分泌物の移動促進，③気道分泌物の排出促進．

適応 体位ドレナージに併用し，喀痰量および粘稠度からその適応を判断する．

禁忌 皮下気腫，最近の硬膜外麻酔あるいは脊髄薬液注入の既往，最近の皮膚遊離移植や有茎弁移植を胸郭に施行した既往，胸部の熱傷，開放創，皮膚感染，最近のペースメーカ埋め込み，肺結核の疑い，肺挫傷，気管支れん縮，肋骨の骨髄炎，骨粗鬆症，血液凝固異常，胸壁腫瘍．

手順

1 患者の体位と手技を加える部位

患者の体位は体位ドレナージの排痰体位となる．各肺葉あるいは肺区域の体表解剖学的位置に基づいた胸壁上に手技を加える．

2 手技の実際

①術者は患者の側方に位置し，カップ上にした手掌（図1-35）を目的とする胸壁上に置く．胸壁あるいは肺野の大きさに合わせて，片手または両手を用いる．

②手関節と肘関節を柔らかく動かし，空気の漏れが生じないように密着させながら，手掌内と胸壁の間に空気のクッションを作ってこもった音が生じるよう胸壁を軽打する．軽打は吸気呼気ともに施行してよいが，可能であれば呼気時にのみ適応する．軽打の強さは患者に痛みを感じさせずに，心地よい程度とするよう意識する．

3 実施上の注意点

①体位ドレナージと同様，低酸素血症，頭蓋内圧の上昇，急性の低血圧，肺出血，疼痛，身体の損傷，嘔吐，誤嚥，気管支れん縮，不整脈に注意

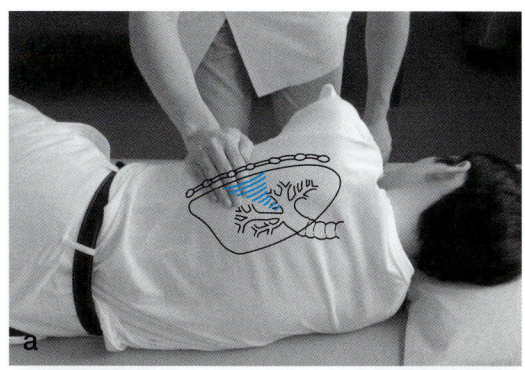

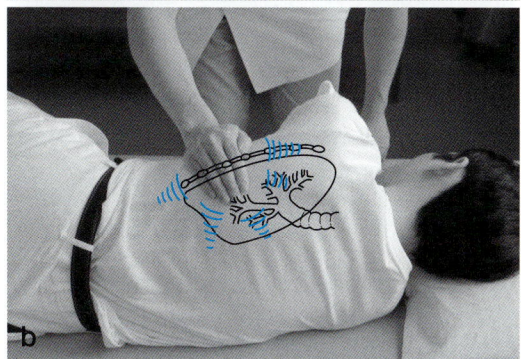

図 1-34 軽打法
軽打法では図のように音の衝撃波が収束して肺実質内の気管支に伝達するとされているが（a），肺には空気が充満しており，音の衝撃波は軽打した部分から拡散するはずである（b）．

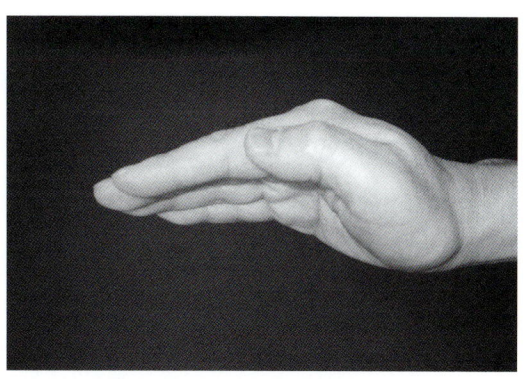

図 1-35 軽打法における手掌の形状
手指の間に隙間が生じないようにぴったりと閉じておき，手掌全体をカップ状にする．

が必要であり，モニタリングや患者の訴えに注意を払う．

② 体位ドレナージの付加価値があるかどうか評価する．

4 中止あるいは終了基準

上記の合併症が出現した場合には治療を中断あるいは中止すべきである．また終了の基準は，気道分泌物の十分な排出が確認でき，聴診所見，患者の自覚症状，低酸素血症，呼吸状態に何らかの改善をみた場合である．

急性期では本法を4～6時間ごとに実施すべきで，少なくとも48時間ごとの再評価を，亜急性期では72時間ごと，慢性安定期の在宅患者では3か月ごとに再評価を行うべきとしている[3]．

■ 文献
1) 丸川征四郎：パーカッションは有効か？ 人工呼吸 13：139-144，1996
2) Mackenzie CF, Imle PC, Ciesla N：Chest Physiotherapy in the Intensive Care Unit. Williams & Wilkins, Baltimore, 1989
3) AARC Clinical Practice Guideline. Postural drainage therapy. Respir Care 36：1418-1426, 1991

C 排痰法/気道クリアランス[法]
6 振動[法]/手技

欧文名 vibration
類語 揺すり[法]/手技(shaking)

定義 胸壁上に振幅の少ない細かな振動を原則として呼気時に加えること．

【補足】振動法は徒手的に行う場合とバイブレータなどの器具を用いる場合があり，前者での周波数は12〜20 Hzとされている[1]．振幅の方向は胸郭面に対して垂直となるようにする．振動の有効性をみる決定的な証拠はなく，徒手がよいのか器具を用いるのがよいのかなどについては不明である．加える力は患者の呼吸および胸壁の状態に依存する．振動法も軽打法と同様，気道壁に振動を加えることで分泌物をふるい落とすことを作用原理としているが，その事実は科学的に証明されていない．

目的と期待できる効果 ①気管支壁からの気道分泌物の遊離，②末梢肺領域からの気道分泌物の移動促進，③気道分泌物の排出促進．

適応 軽打法（⇨p. 50）に準ずる．
禁忌 軽打法（⇨p. 50）に準ずる．

手順

1 患者の体位と手技を加える部位
患者の体位は体位ドレナージの排痰体位となる．各肺葉あるいは肺区域の体表解剖学的位置に基づいた胸壁上に手技を加える．

2 手技の実際
①術者は患者の側方に位置し，肘関節を屈曲位とし両手掌を重ねて目的とする胸壁上に置く（図1-36）．

②術者の肩関節を固定し，両肘関節を細かく屈伸または手掌部を振動させながら患者の呼気時に一致して，胸郭の中心に向けて小さな断続的圧迫を加えていく．その際，胸壁を圧縮する必要はない．吸気に移行したら手技を中断する．

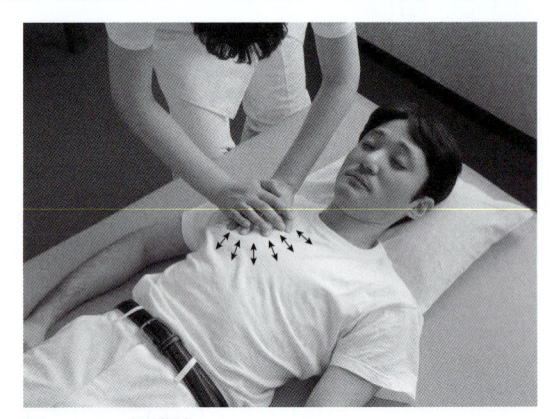

図1-36 振動法
胸壁に振幅が細かい周波数の高い振動刺激を加える．

3 実施上の注意点
軽打法（⇨p. 50）の項を参照．

4 中止あるいは終了基準
軽打法（⇨p. 50）の項を参照．

■文献
1) Mackenzie CF, Imle PC, Ciesla N：Chest Physiotherapy in the Intensive Care Unit. Williams & Wilkins, Baltimore, 1989
2) AARC Clinical Practice Guideline. Postural drainage therapy. Respir Care 36：1418-1426, 1991

C 排痰法/気道クリアランス[法]

7 揺すり[法]/手技

欧文名 shaking
同義語 肋骨揺すり(rib shaking), 胸壁揺すり(chest shaking), 肋骨スプリング(rib spring)
類語 振動[法]/手技 (vibration)

定義 胸壁上に振幅の大きなゆっくりとした振動を原則として呼気時に加えること.
【補足】振動法が周波数の高い細かい断続的胸壁圧迫であるのに対して, 揺すり法は周波数の低い大きなものである. したがって両者は, 振幅と周波数の多寡による相違であると解釈できる.
　揺すり法は2Hz程度の振動であるとされ, 圧迫の方向は原則として肋骨の動く方向に一致させるが, 胸壁面に対して前後・左右方向に揺する場合もある. 加える力は患者の呼吸および胸壁の状態に依存する. 揺すり法も軽打, 振動法と同様, 気道壁に振動を加えることで分泌物をふるい落とすことを作用原理としているが, その事実は科学的に証明されていない.

目的と期待できる効果 ①気管支壁からの気道分泌物の遊離, ②末梢肺領域からの気道分泌物の移動促進, ③気道分泌物の排出促進.
適応 軽打法(⇨p.50)に準ずる.
禁忌 軽打法(⇨p.50)に準ずる.

手順

1 患者の体位と手技を加える部位
　患者の体位は体位ドレナージの排痰体位となる. 各肺葉あるいは肺区域の体表解剖学的位置に基づいた胸壁上に手技を加える.

2 手技の実際
　①術者は患者の側方に位置し, 肘関節を屈曲位とし両手掌を重ねて目的とする胸壁上に置く(図1-37).
　②肩関節を固定し, 両肘関節を大きくゆっくりと屈伸させながら患者の呼気時に一致して, 胸郭の運動方向に合わせて大きな断続的圧迫を加えていく. 吸気に移行したら手技を中断する.

3 実施上の注意点
　軽打法(⇨p.50)の項を参照.

4 中止あるいは終了基準
　軽打法(⇨p.50)の項を参照.

■文献
1) Mackenzie CF, Imle PC, Ciesla N：Chest Physiotherapy in the Intensive Care Unit. Williams & Wilkins, Baltimore, 1989
2) AARC Clinical Practice Guideline. Postural drainage therapy. Respir Care 36：1418-1426, 1991

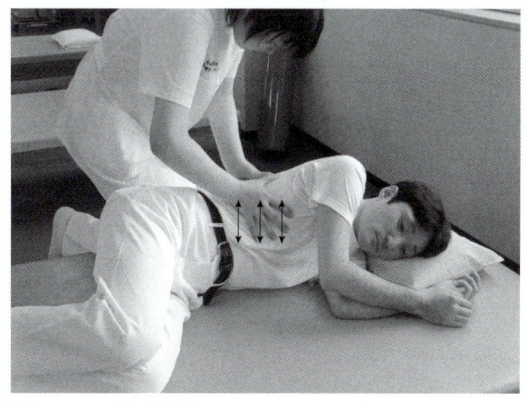

図 1-37 揺すり法
胸壁に振幅が大きい周波数の低い振動刺激を加える.

C 排痰法/気道クリアランス[法]
8 気管圧迫法/咳嗽誘発法

欧文名 tracheal stimulation
同義語 気管誘発法

定義 胸骨上切根部の直上に触知できる気管に母指などで瞬間的に圧迫を加えて咳嗽反射を誘発する方法．
【補足】圧迫部位は文献により異なる（胸骨柄結節の上，甲状軟骨直下など）．方法も気管をこするように圧迫するなどの記載がある．小児では胸骨上部を圧迫する．侵襲的で不快感を伴う手技であるため，意識がはっきりしていて咳嗽反射が正常な患者には使用すべきではない．

目的と期待できる効果 咳嗽の誘発．
適応 意識障害や理解力の低下を伴い，咳嗽機能が低下している患者．
禁忌 咽頭痛，気管挿管，気管切開，皮下気腫，凝固系異常，循環動態不安定，脳圧亢進．

手順

1 手技の実際

① 仰臥位で行う場合には，気管が奥に沈み込まないよう，また気道を確保するために必ず枕を外す．

② 次に胸骨上切根部で気管に母指を置く（図1-38）．

③ そして母指で瞬間的に気管を圧迫して，咳嗽を誘発する（図1-39）．その際，母指の指腹部を置き，指尖部で圧迫してはならない．

④ 気道分泌物を口腔外へ排出できない場合は吸引カテーテルを用いて吸引する．終了後は口腔清拭を行い清潔を保つ．

2 中止・終了基準

明確な終了基準はなく，目的が達成されれば終了でよい．咳嗽誘発による循環動態の不安定（特に胸腔内圧上昇に伴う徐脈や不整脈の出現），脳圧亢進，嘔吐が出現したときには中止する．また連続した咳嗽により患者に疲労感が出現したときには中止する．

■文献
1) Unqavarski P：Mechanical stimulation of coughing. Am J Nurs 71：2358-2361, 1971
2) 宮川哲夫：呼吸理学療法の基本手技．並木昭義（編）：集中治療医学講座 12. ICU における肺理学療法の理論と実際．pp61-75, 医学図書出版, 1996
3) 眞渕敏：肺理学療法の基本手技．丸川征四郎（編）：改訂増補 ICU のための新しい肺理学療法．pp101-115, メディカ出版, 1999

図 1-38 気管直上に置いた母指

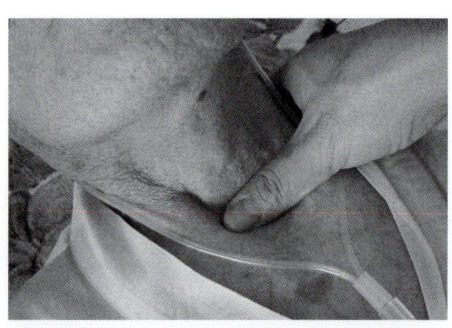

図 1-39 母指で気管を圧迫

C 排痰法/気道クリアランス［法］

9 ガーグリング

欧文名 gargling
同義語 含嗽

定義 ガーグリングとは本来，含嗽（うがい）のことであるが，呼吸理学療法においては咽頭と声門を軽く閉鎖し「がーっ」と「痰を切る」ように呼出すること．
目的と期待できる効果 上気道からの痰の除去．
適応 上気道に分泌物が停滞貯留する患者．通常の咳嗽，ハフィングでは排出困難な場合．
禁忌 特になし．

手順

　強制呼出手技/ハフィングの実施方法に準じて，咽頭と声門を軽く閉鎖し「がーっ」と呼出する．強調しすぎると，上気道や声門を傷つけるおそれがあるので注意が必要である．また，上手にできない場合は，「のどの痰を切るように」という説明を行い，指導者が手本を示すようにする（**図1-40**）．

■**文献**
1）宮川哲夫，石川朗：呼吸理学療法の新展望．PT ジャーナル 27：678-685，1993

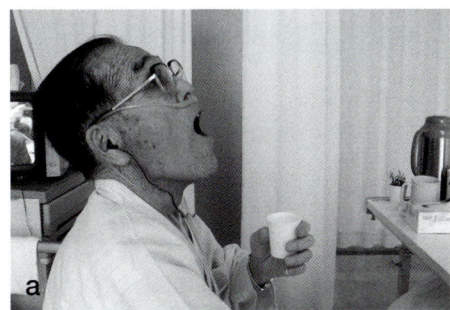

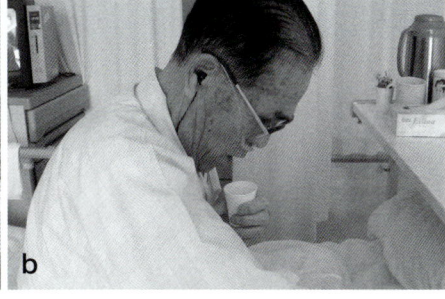

図 1-40　ガーグリング

C 排痰法/気道クリアランス[法]
10 応用手技(1) アクティブサイクル呼吸法（ACBT）

欧文名 active cycle of breathing techniques
同義語 自己周期呼吸法，自動周期呼吸法，周期的呼吸法

定義 呼吸コントロール（breathing control；BC），胸郭拡張練習[法]（thoracic expansion exercise；TEE），強制呼出手技（forced expiration technique；FET）のサイクルから構成される気道クリアランス法の1つ（図 1-41）．

1990 年に英国 Royal Brompton 病院の Barbara Webber が定義したもので，過剰な気道分泌物を動かしたり取り除いたりするために用いられる．

【補足】 サイクルは状況に合わせてどのような組み合わせで行ってもよい．一般的には ACBT と略して呼ばれる．

目的と期待できる効果 気道分泌物の除去に加えて，低酸素血症や気道閉塞を増悪させることなく肺機能を改善する．

適応 ①慢性疾患，急性疾患，手術後，小児を問わず，気道分泌物が多いどのような患者も適応となる．
②特に，囊胞性肺線維症，気管支拡張症，慢性気管支炎など．
③意識障害のある患者や，協力の得られない患者は適応とならない．

禁忌 特に禁忌となる病態はない．

手順

1 術者の位置
できるだけリラックスした状態で，かつ必要に応じ胸郭や創部に手を添えることができるように患者の側につく．

2 患者の体位
基本姿勢はベッド上で背もたれにもたれて行うが，患者の状態によっては，仰臥位や側臥位でも可能である．体位ドレナージ，体位排痰法を併用してもよい．

3 呼吸コントロール（図 1-42）
呼吸コントロールとは，安静にして気道閉塞が生じないように静かにリラックスして呼吸することをいう（⇒p.22）．肩や胸郭上部をリラックスさせて，下部胸郭を主に使う．この際，呼吸パターンを特に意識しない．無理に下部胸郭呼吸を行うのではない．サイクルの途中の休息と気道閉塞増加の防止が目的となる．

4 胸郭拡張（図 1-43）
胸郭拡張はいわゆる深呼吸のことである．ゆっくりとした吸気の後，3 秒間呼吸を保持する．その後，自然にリラックスした呼気を行う．手術後患者にも有効であるが，過度に息切れを訴える患者には不適当である．側副気道を介して空気が流れやすくなる．こうして分泌物より末梢に入った空気が分泌物を動かしやすくなることを意識する．3～4 回連続して胸郭拡張を行う．それ以上の深呼吸は患者を疲れさせてしまうことになる．

胸郭拡張は患者自身や術者の手を胸郭の動きを強調したいところに当てることで，強調することができる．手を置くことで換気量を増加するという証拠は報告されていないが，胸郭の動きや肺容量は増加するといわれている．

5 努力性呼気（図 1-44，45）
努力性呼気とは 1～2 回の強制呼気と呼吸コントロールを合わせたものをいう．中程度の肺容量

からのハフィングはより効率がよく効果的である．そのために，中程度の吸気を行い，口と声門を開けて，胸郭と腹筋を使って空気を絞り出す．分泌物がより上部気道に届いたら，高肺気量位の位置からハフィングや咳をして分泌物を除去する．

ハフィングは強制ではあるが，乱暴にはやらない．最大の効果を得るために，ハフィングの長さや，呼気筋の収縮力は末梢から気流が最大になるように変化させ，気道が虚脱するのを最小限にすべきである．マウスピースなどの管状のものは，声門を開ける一助となる．

■文献
1) Webber BA, Pryor JA, et al：8 Physiotherapy techniques. In：Pryor JA, Webber BA（eds）：Physiotherapy for Respiratory and Cardiac Problems, 2nd ed. pp137-209. Churchill Livingstone, Edinburgh, 1998

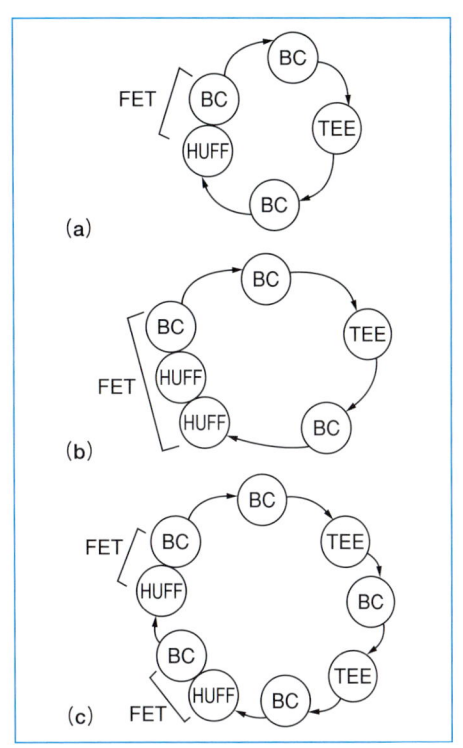

図 1-41　ACBT のサイクルパターン
BC：呼吸コントロール
TEE：胸郭拡張
HUFF：ハフィング
FET：強制呼出手技

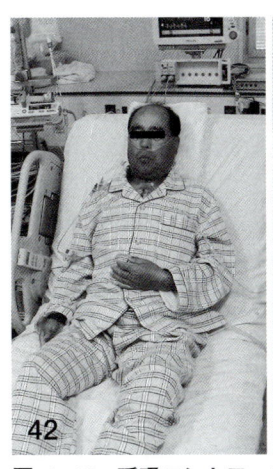

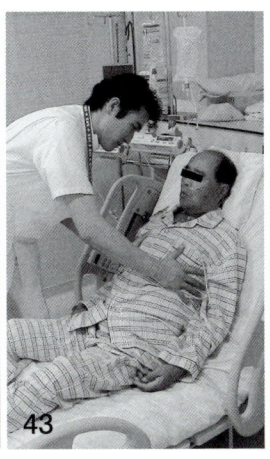

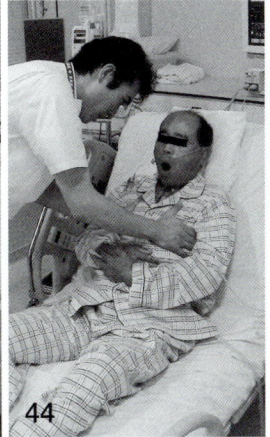

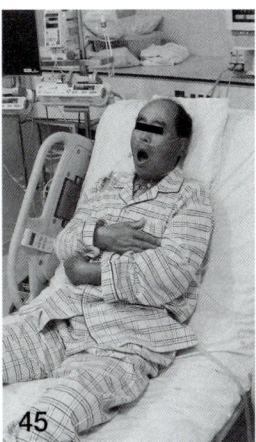

図 1-42　**呼吸コントロール**　ベッド上で背もたれにもたれて静かにリラックスして呼吸する．
図 1-43　**胸郭拡張**　術者は胸郭の動きを強調したいところに手を当て，吸気を強調する．
図 1-44　**努力性呼気（1）**　口と声門を開けて，胸郭と腹筋を使って空気を絞り出す．術者は創部を押さえたり，胸郭や腹部を介助し呼気を助ける．
図 1-45　**努力性呼気（2）**　患者自身で創部を押さえたりしながら FET ができるようにする．

C-10 排痰法/気道クリアランス[法] 応用手技(2) 自律性排痰法

欧文名 autogenic drainage（AD）
同義語 自原性排痰法

定義 低肺気量位から中そして高肺気量位へと肺容量を増加させながら呼吸を繰り返し，気道分泌物の移動と排出を試みる方法．

【補足】directed cough を修正した排痰法の1つ．自律性排痰法はベルギーの Jean Chevalillier によって 1960 年代後半に開発されたが，1979 年まであまり世界的には知られた方法ではなかった．1979 年に小児分野で紹介されたのが最初で，その後は 1989 年に Schoni によって広く紹介された．自律排痰法は，第1相（引き剝がす；unstick），第2相（集める；collect），第3相（排出する；evacuate）の3相からなる．患者自身が本法を習熟することによって各自実行することができる気道洗浄法とされている．

目的と期待できる効果 気道分泌物の除去．

適応 ①慢性疾患，急性疾患，手術後，小児（8歳以上）を問わず，気道分泌が多い患者に適応となる．
②意識障害のある患者や，協力の得られない患者，幼児（8歳未満）は適応とならない．

禁忌 特に禁忌となる病態はないが，気管支れん縮が著しく，気管の状態が不安定な患者には注意を要す．

手順

1] 術者の位置
原則として，術者の介助は必要ない．患者自身が行う方法なので，術者は近くでその実施を監視する程度とする．

2] 患者の体位
全身をリラックスさせた座位姿勢が基本である．患者の状態によっては仰臥位，側臥位いずれでもよい．体位ドレナージと併用することによって徒手的あるいは機械的な介助を軽減あるいは省略できる．

3] 実施上のポイント
図 1-46 は，自律性排痰法の3つの相における肺容量の呼吸曲線を示している．肺容量の違う呼吸を行うことで，異なる場所にある分泌物にそれぞれ影響する．また，段階的に肺容量の違う呼吸を行うことで，それぞれの位置にある分泌物の移動を促進させることができる．

第1相は最大吸気を行ったあとに低容量の呼吸を繰り返す相である．吸気終末に休止期を1～2秒設ける．この相は，末梢分泌物を「引き剝がす」ための相である．実際には1回の最大吸気のあとに 5～6 回の速く浅い呼吸を行う．第2相は，中枢気道へ分泌物を収集するために，低から中等度の肺容量で呼吸を 5～6 回速く強く繰り返す．第3相は，分泌物排出相である．ここで，中枢気道付近に集められた分泌物をより大きな気管に送り，排出する目的で，より大きな肺容量で強く速い呼吸を 5～6 回繰り返す（**図 1-46**）．咳嗽は，第3相まで待っている必要がある．気流の増加をモニターするために flow-volume カーブを用いることがある．

4] 実施上の注意点
方法の原則は 10～20 時間，1日2回 30～45 分のセッションを行うとされるが，実際にはなかなか難しい．

文献
1) Schoni MH：Autogenic drainage：A modern approach to physiotherapy in cystic fibrosis. J R Soc Med 82

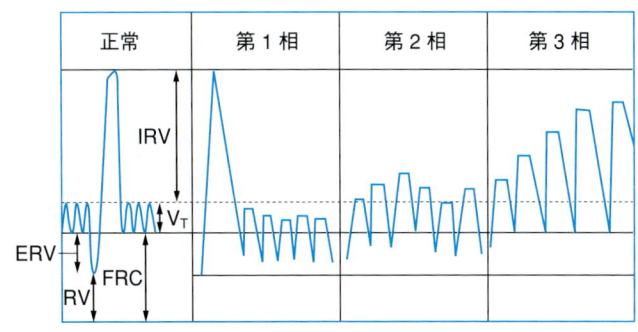

図 1-46　自律性排痰法の 3 つの相における肺容量曲線
IRV：inspiratory reserve volume（予備吸気量）
FRC：functional residual capacity（機能的残気量）
ERV：expiratory reserve volume（予備呼気量）
RV：residual volume（残気量）
V_T：tidal volume（1 回換気量）.

(Suppl 16)：32-37, 1989
2) Webber BA, Pryor JA, et al：8 Physiotherapy skills：Techniques and adjuncts. In：Pryor JA, Webber BA (eds)：Physiotherapy for Respiratory and Cardiac Problems, 1st ed. pp113-131, Churchill Livingstone, Edinburgh, 1993
3) Craig LS：Bronchial Hygiene Therapy：Fundamentals of Respiratory Care, 7th ed. pp791-816, Mosby, St. Louis, 1998

コラム　Who is the first man?

　現在，呼吸理学療法は呼吸ケアの包括的アプローチの中で重要な役割を担っている．近年，本邦でも注目され，広く応用されているが，果たして呼吸理学療法は誰が最初に始めたのであろう？　英国の William Ewart 医師が 1901 年に Lancet（Lancet 2：70-72, 1901）に呼吸理学療法について報告していると紹介されることが多い．Ewart 医師はその報告の中で，20 歳の女性の気管支拡張症患者と，30 歳の慢性気管支炎のある女性患者に対して，"continuous postural method" を試みている．図が掲載されていないので，詳細は不明だが，20 歳女性に行った "continuous postural method" は頭を脚より低くした状態で 1 時間半ほど腹臥位となるとしている．また，30 歳女性に行った "continuous postural method" は仰向けで脚を頭より 12 インチ高くして寝かせたとしている．しかし，Ewart 医師の報告をよく読むと，この方法は Quincke 氏によって推奨された方法であると紹介している．さて，Quincke 氏とは何者か？　引用文献がドイツ語[1]で古く，現在では入手困難であるため，呼吸理学療法の創始者はいまだ謎のままである．

1) Zeitschrift für Karankenpflege. p525, August, 1989

C 排痰法/気道クリアランス[法]

11 器具を用いた排痰法(1)
徒手[的]肺過膨張手技

欧文名 manual hyperinflation
同義語 bag squeezing method
類語 bagging，加圧換気

定義 蘇生バッグやジャクソンリースを使用して他動的に肺を膨らませる方法．
【補足】心肺蘇生や人工呼吸器回路交換時の蘇生バッグによる換気補助の bagging とは異なる．
目的と期待できる効果 分泌物の移動，肺胞虚脱の予防，無気肺の改善，酸素化の改善．
適応 挿管チューブ挿入や気管切開を施行され気道分泌物の移動や除去が必要な症例．
禁忌 未治療の気胸，循環動態不安定，頭蓋内圧亢進，気管支れん縮．

手順

1 体位
特定区域の無気肺がある場合は体位ドレナージ（⇨p. 46）に準じた姿勢をとる．無気肺の予防・改善目的の場合は座位・側臥位で行うこともある．

2 手技の実際
2～3 人で実施する．バッグを押す人，呼気に胸郭を圧迫する人，気管内吸引する人など，役割分担をして行うことが望ましい（**図 1-47，48**）．

① 蘇生バッグをガス供給源へ接続し，挿管チューブに接続する．
② バッグをゆっくりと押しながら肺拡張をさせる．
③ 肺胞全体の拡張を図るため吸気終末に吸気ポーズ（プラトー）を 1～2 秒おく（**図 1-49** 参照）．
④ 呼気にはバッグを急に放し，呼気流速を上げる．
⑤ 吸気終末から呼気にかけ，呼吸介助法など

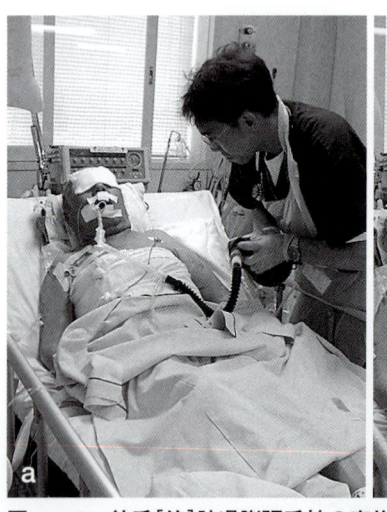

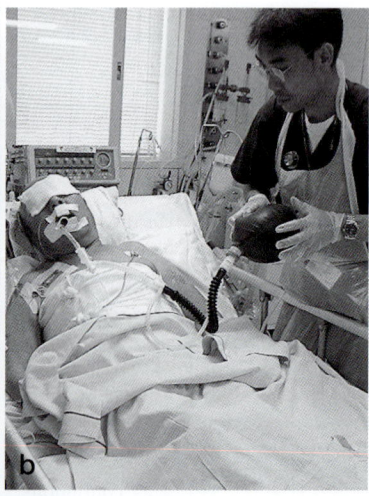

図 1-47 徒手[的]肺過膨張手技の実施場面
a．バッグを押し吸気を送り，吸気終末にポーズをつける．
b．呼気にはバッグから手を離す．

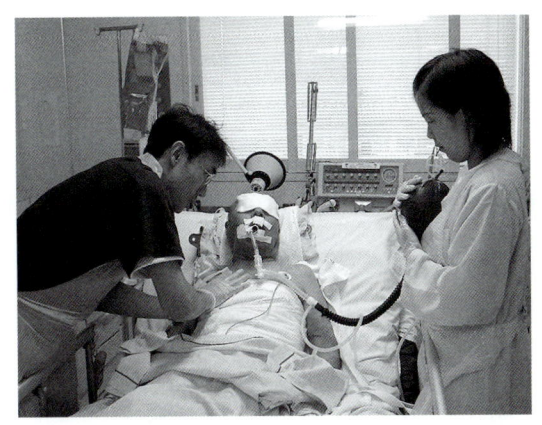

図 1-48 徒手[的]肺過膨張手技と呼吸介助法の組み合わせ
両者のタイミングをうまく合わせることがポイントである．

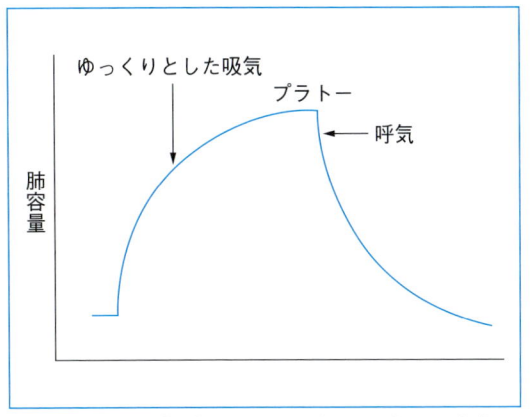

図 1-49 徒手[的]肺過膨張手技を肺容量の変化からみた図説（文献[2]より）
吸気にはゆっくりとした深い空気を送り込み，吸気終末にバッグを押したまま数秒間保つことでプラトーをつける．呼気には急にバッグを開放することで，呼気流速を高める．

により胸郭への圧迫やバイブレーションを加えることもある．その際はタイミングが重要である．
　⑥ 必要に応じて気管内吸引を実施し，分泌物がなくなったらその体位での実施は終了．
　⑦ 評価後，他の体位で必要があれば繰り返す．
　⑧ 分泌物の多い症例は適宜実施する．

3 注意点
　① 循環動態の変化（胸腔内圧上昇による血圧や心拍数の変動・心拍出量低下など）．
　② 自発呼吸がある場合はバッグを押すリズムを患者の吸気に合うように調整する．

4 終了・中止基準
　① 終了：自己喀痰ができること．分泌物がなくなること．
　② 中止：バイタルサインの変動．

5 その他
　バッグの押し方により換気量や気道内圧が異なるため，日頃から練習を必要とする場合もある．

■文献
1) Windsor HM, Harrison GA, Nicholson TJ：Bag squeezing：A physiotherapeutic technique. Med J Aust：829-832, 1972
2) Denehy L：The use of manual hyperinflation in airway clearance. Eur Respir J 14：958-965, 1999

C 排痰法/気道クリアランス[法]
器具を用いた排痰法(2) 機械的換気補助による排痰法(a)

11 呼気陽圧療法/呼気陽圧

欧文名 positive expiratory pressure（PEP）/expiratory positive airway pressure（EPAP）
類語 呼気終末陽圧（positive end expiratory pressure；PEEP）

定義 呼気に気道内へ陽圧を加えることにより気道閉塞を防ぎ，気道分泌物の移動を促す方法．
【補足】気道陽圧法（positive airway pressure）は3種類〔持続的気道陽圧療法 CPAP（continuous positive airway pressure）（⇨p. 64），PEP（positive expiratory pressure），EPAP（expiratory positive airway pressure）〕に分類される．EPAPとPEPは両者ともガス供給を必要とせず，設定された抵抗に対し患者が息を吐くことにより生じた圧が気道に戻り，呼気中の気道内陽圧（10〜20 cmH$_2$O）を生み効果を得る治療法である（図1-50）．さまざまな抵抗の種類があるが（図1-51），その中で両者の違いは，EPAPはTHRESHOLD® タイプの抵抗であるのに対し，PEPは小穴による呼気抵抗である点である．EPAPは呼気を通して一定の呼気陽圧を生じるが，PEPは呼気流速により陽圧の程度が異なる（図1-52）．

目的と期待できる効果 閉塞性肺疾患のエアトラッピングの軽減，気道分泌物の移動促進，吸入療法の実施，無気肺の予防・改善．

適応 ①閉塞性肺疾患や分泌物が多い症例に適応され，理解と協力が得られ安定した呼吸ができる患者．
②慢性的に分泌物の多い患者には，器具を購入してもらい喀痰の自己管理に適応．
③気管支喘息，COPDのエアトラッピングの軽減や気管支拡張薬の吸入に適応．

禁忌 未治療の気胸やエアリークを伴うその他の疾患，呼吸仕事量の増加に耐えられない症例，頭蓋内圧＞20 Torr，血行動態不安定，顔面・口腔周囲の手術や外傷直後，副鼻腔炎，食道手術直後，嘔吐，鼓膜損傷のある症例．

手順

1 体位
リラックスした座位姿勢とする．

2 手技の実際
①マスクを使用する場合は患者が不快感のないように，しっかり口と鼻に装着する．マウスピースの使用時は口唇にしっかりくわえるように指導する．
②通常よりもやや大きく吸気を行う（全肺気量までいかない程度）．
③吸気位で2〜3秒保持する．
④呼気中に息がもれないように，強すぎない程度に機能的残気量まで呼気を行う．この際生じる圧は約10〜20 cmH$_2$Oが適当とされ，初めはマノメータを使い調節する．吸気と呼気の時間の比率が1:3となるように呼吸調整をする．
⑤①〜④を10〜20回繰り返す．
⑥分泌物が中枢部へ移動してきたら，咳嗽やハフィングを適宜行い喀出する．疲労を伴いやすいため休息を入れるようにする．
⑦実施時間は約20分程度．患者の状態にあわせ，1日2〜6回実施する．

3 注意点
①呼吸仕事量の増加による換気能力低下．
②心臓血管の悪化：心筋梗塞や静脈還流量低下の症状出現．
③空気嚥下による嘔吐や誤嚥の危険．
④皮膚損傷やマスク不快感．
⑤呼吸様式や抵抗設定により効果が異なる．

4 中止・終了基準
①中止：注意事項の症状が出現した際は中止．

図 1-50 呼気陽圧療法の原理（文献[2]より）
a. 慢性閉塞性肺疾患などで気道が不安定な病態では，咳嗽や強制呼気により胸腔内圧が高まると気道閉塞がみられ，分泌物の喀出が困難となる．
b. ※のように呼気抵抗を作りそれに対して息を吐き出すと，呼気により生じた圧が気道内圧を保ち，呼気の気道閉塞を予防，エアトラッピングを改善して分泌物の移動を促す．

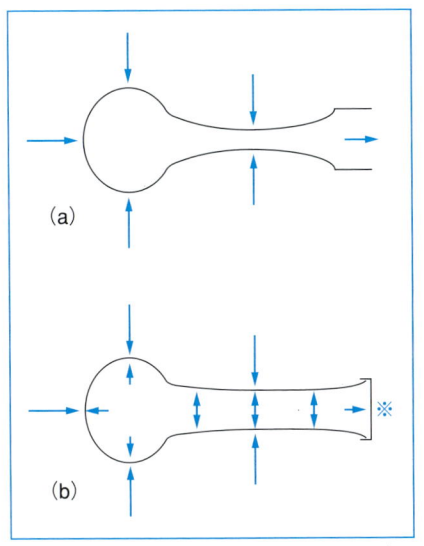

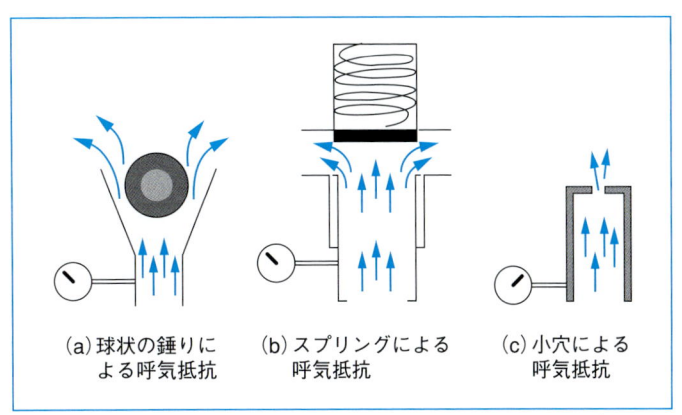

図 1-51 呼気陽圧療法に用いられる主な抵抗の種類（文献[3]より一部改変）
(a) 球状の錘りによる呼気抵抗
(b) スプリングによる呼気抵抗
(c) 小穴による呼気抵抗

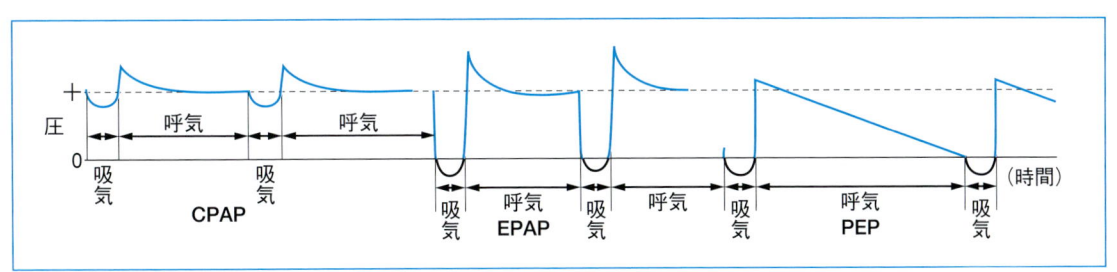

図 1-52 3種類の陽圧法（CPAP，EPAP，PEP）の圧-時間曲線からみた違い（文献[3]より一部改変）
CPAPでは呼気・吸気ともに陽圧がかかるが，EPAPとPEPでは吸気に陽圧はかからず，呼気のみに陽圧がかかる．CPAPとEPAPでは呼気開始時に呼気抵抗を開くために一過性に呼気陽圧の増加がみられるが，その後は一定となる．PEPでは呼気初めの流量が高いときは陽圧が高いが，呼気終末にかけて流量が減少すると陽圧も低下する傾向にある．

また，適応を再検討する．
② 終了：喀痰量の減少により終了とする．

■**文献**
1) AARC Clinical Practice Guideline：Use of positive airway pressure adjuncts to bronchial hygiene therapy. Respir Care 38：516-521, 1993
2) Mahlmeister MJ, et al：Positive-expiratory-pressure mask therapy：Theoretical and practical considerations and a review of the literature. Respir Care 36：1218-1230, 1991
3) Fink JB：Volume expansion therapy. In：Burton GC, et al (eds)：Respiratory Care：A guide to clinical practice. pp525-553, Lippincott Williams & Wilkins, Philadelphia, 1997
4) Fink JB：Positive pressure techniques for airway clearance. Respir Care 47：786-796, 2002

C 排痰法/気道クリアランス[法]

器具を用いた排痰法(2)　機械的換気補助による排痰法(b)

11 持続的気道陽圧療法

欧文名 continuous positive airway pressure(CPAP)
同義語 positive end expiratory pressure(PEEP)
類語 positive expiratory pressure(PEP)/expiratory positive airway pressure(EPAP)

定義 CPAPは自発呼吸をしているときに，吸気・呼気ともに気道内へ陽圧をかけることであり，それにより肺虚脱や気道閉塞を防ぐ方法である．

【補足】呼気陽圧療法との違いは，ガス供給源などにより高流量を送る機器装置を用いることで，呼気のみでなく吸気にも陽圧が持続的に送られることである（⇒p.63の図1-52参照）．

排痰法，肺拡張法としては特定の治療時間のみ使用されることが多い．CPAPへ吸気時に圧支持換気（pressure support ventilation）を加え，換気の補助を促す方法も行われる．

目的と期待できる効果 ①気道閉塞の予防・改善（閉塞性肺疾患のエアトラッピングの軽減）．
②肺再拡張と肺胞虚脱の予防・改善，無気肺の予防・改善と酸素化の改善．
③呼吸仕事量の軽減．

適応 ①肺拡張を目的とした場合の適応としては，術後や呼吸機能低下（特に分泌物の喀出力が低下した）症例の無気肺の予防や改善，分泌物の移動に適する．
②酸素化の低下や呼吸仕事量が増加した場合（肺水腫など）．
③睡眠時無呼吸症候群などによる気道閉塞がみられる場合．

禁忌 ①未治療の気胸やその他エアリークを伴う疾患，呼吸仕事量の増加に耐えられない症例（特に息が吐きにくくなる）．
②頭蓋内圧＞20 Torr，血行動態不安定，顔面・口腔周囲の手術や外傷直後，副鼻腔炎，食道手術直後，嘔吐，鼓膜損傷のある症例
③低換気の症例（ただし，圧支持換気モードを併用すれば使用も検討される）．

手順

1 体位

限局的な無気肺がみられる場合は，体位ドレナージや患側を上とした側臥位をとる．全般的な肺拡張を行うためには座位姿勢とするが，患者の状況により臥位で行うこともできる．

2 手技の実際

①持続的陽圧療法のための機器を用意し，回路を接続，マスクもしくはマウスピースを空気漏れが最小となるように装着し，治療を開始する（図1-53, 54）．

②患者に対して，息の吐きにくさやマスク装着の不快感などがないかを確認する．

③患者の観察として胸部理学所見，酸素飽和度や心拍数などをチェックし，使用機器にモニター表示がある場合，リーク量，呼吸数などを確認する．

④持続的呼気陽圧のレベルは胸郭の拡張性や患者の息の吐きにくさなどにより適宜調整する．また，圧支持換気を使用する際の吸気圧の設定は，患者の呼吸様式，換気量や分時換気量，胸部理学所見により調整する．

⑤患者から協力が得られる場合は，深呼吸をしてもらう．また，呼吸介助法を併用することで換気量増加や分泌物移動が促進される．

⑥分泌物の移動がみられたら，マスクやマウスピースを外し，咳嗽やハフィングを行い，適宜喀

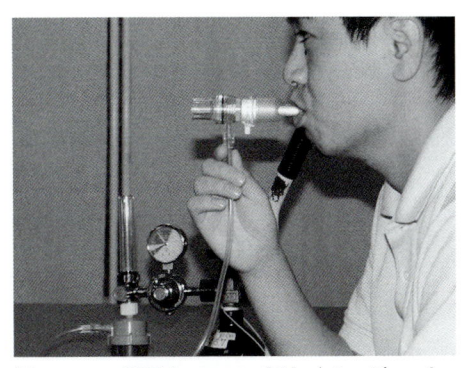

図 1-53　簡便な CPAP 療法（イージーパップ；EzPAP®）
ガス供給源から空気や酸素の 5〜15 l/分のフローを使用する．

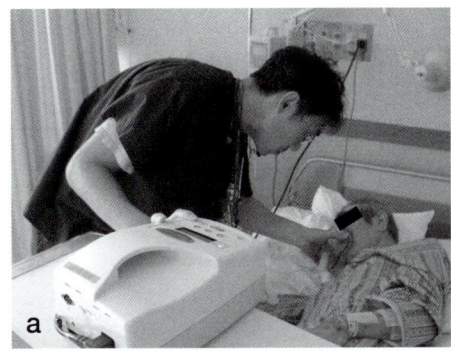

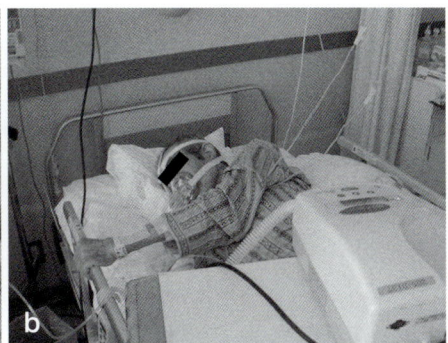

図 1-54　無気肺患者に肺拡張目的に使用している場面
a． マスクの違和感や空気漏れなどの確認をする．**b．** マスクを固定し一定時間実施する．

痰を行う．必要により気管内吸引が実施される．

⑦ 治療時間は約 20 分程度を目安とするが，実際には胸部理学所見や喀痰状態，患者の疲労状況により決める．患者の状態にあわせ，1 日の実施回数を決める．

3 注意点

① 呼吸仕事量の増加による低換気や高炭酸血症．

② 肺の圧損傷，特に肺気腫などで肺の過膨張がある症例には圧設定に注意する．

③ 胃内への空気吸入（空気の誤飲）による嘔吐や誤嚥（PEEP レベルが 15 cmH₂O 以上の場合に生じやすいといわれる）．

■文献

1) Wilkins RL, et al：Lung expansion therapy. In：Scanlan CL, et al（eds）：Fundamentals of Respiratory Care, 7th ed. pp771-789, Mosby, St. Louis, 1999
2) Fink JB：Positive pressure techniques for airway clearance. Respir Care 47：786-796, 2002

C 排痰法/気道クリアランス［法］
器具を用いた排痰法（2） 機械的換気補助による排痰法（c）
11 振動呼気陽圧療法

欧文名 vibratory positive expiratory pressure, oscillating positive expiratory pressure
同義語 Flutter®, Acapella™

定義 呼気陽圧療法と振動法を組み合わせた治療法．治療器具（図1-55～58）を使用し，患者自身の呼気をその器具へ吹き込むことで呼気に振動を伴った陽圧を生じさせる．このメカニズムにより気道閉塞を防ぎ，気道分泌物の移動を促す方法．

目的と期待できる効果 呼気陽圧による気道閉塞の予防と改善，気道分泌物の移動促進．

適応 COPDや分泌物が多い疾患でエアトラッピングが生じやすく，痰の貯留しやすい症例．理解があり，器具の取り扱いなどの自主管理が行える症例に対し適応される．

禁忌 未治療の気胸やその他エアリークを伴う疾患，呼吸仕事量増加に耐えられない症例，鼓膜損傷のある症例，血行動態不安定の症例，重度副鼻腔炎．

手順

1 体位
リラックスした排痰体位をとる．基本は座位であるが，器具によっては仰臥位や体位ドレナージの姿勢でも行うことがある（図1-58）．

2 手技の実際
① 実施する姿勢をとり，器具を組み立てる．
② 通常よりもやや大きく吸気を行う（全肺気量までいかない程度）．
③ 吸気位で2～3秒保持する．
④ 唇でマウスピースをしっかりくわえ，強すぎない程度に器具に息を吐く．呼気は吸気より3～4倍長くする．このとき，肩や上胸部はリラックスする．
⑤ ②～④を繰り返す（10～20回）．
⑥ 適宜，咳嗽をして，気道分泌物を喀出する．その後休息する．
⑦ 実施時間は20分を超えない程度に，1日3回を基準とし，患者の状態により調節させる．

3 注意点
① 呼吸仕事量が増えることによる，疲労や換気能力低下．
② 心臓血管の悪化：心筋梗塞や静脈還流量低下の症状出現．
③ 過換気による一過性のめまい．

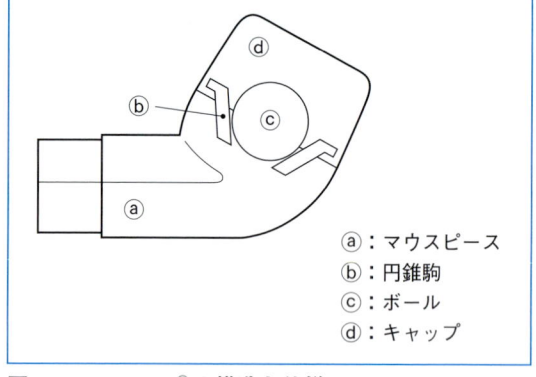

ⓐ：マウスピース
ⓑ：円錐駒
ⓒ：ボール
ⓓ：キャップ

図1-55 Flutter®の構造と仕様
パイプ型の外観の中にスチール製ボールがあり，そのボールが呼気に対する抵抗となって約10 cmH$_2$Oの陽圧と振動（約15 Hz）を生じさせる．

④ 呼吸様式や抵抗設定により効果が異なるため注意を要する．

■文献
1) Fink JB：Volume expansion therapy. In：Burton GC, et al (eds)：Respiratory Care：A guide to clinical practice. pp525-553, Lippincott Williams & Wilkins, Philadelphia, 1997
2) Volsko TA, DiFiore J, Chatburn RL：Performance comparison of two oscillating positive expiratory pressure devices：Acapella versus flutter. Respir Care 48：124-130, 2003
3) Fink JB, Mahlmeister MJ：High-frequency oscillation

C 排痰法/気道クリアランス[法](11)

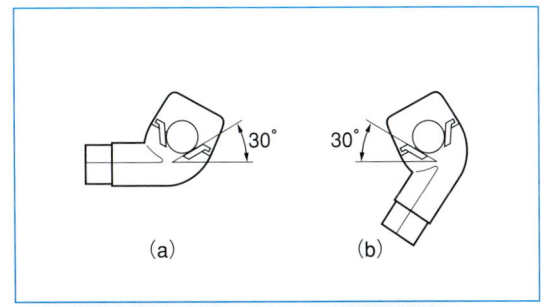

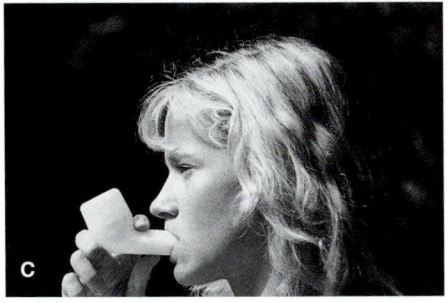

図 1-56 Flutter® の使い方
a, b. パイプ内のボールの動きは重力によって呼気抵抗や振動へ影響を及ぼすため，器具をもつ角度については注意書をよく確認する．
c. 使用の模様．

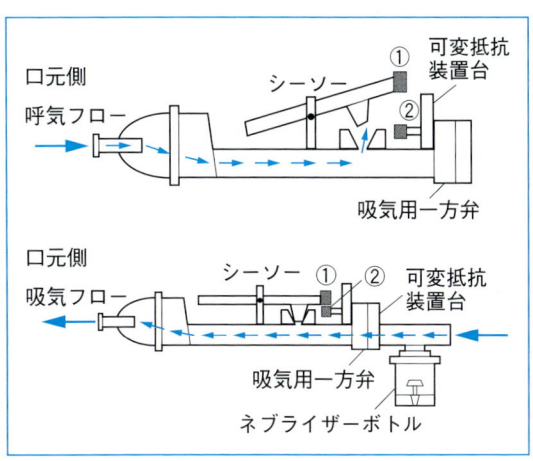

図 1-57 Acapella™の動作原理
間欠的に開閉するシーソー式弁に対して息を吐くことで，抵抗と振動が生じる．この抵抗値は磁石と磁石の引き合う力により異なり，Acapella™に取り付けられた可変抵抗ダイアルを回すことで呼気抵抗を調節できる．また，ネブライザーボトルを取り付けることで，吸入療法も併用できる．

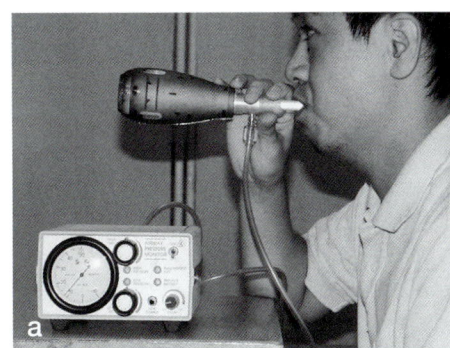

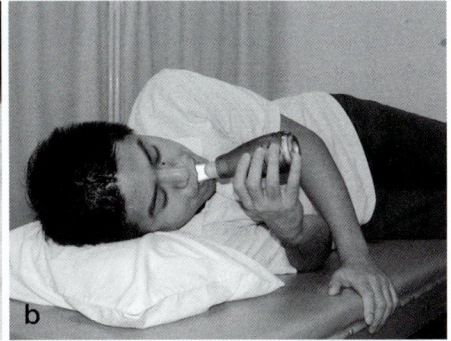

図 1-58 Acapella™の実施模様
呼気抵抗に磁石を使用しているので重力による影響がなく，a. 座位姿勢，b. 側臥位姿勢など，さまざまな姿勢で行える．またAcapella™には2種類あり，患者の呼気流量に合わせ，15 l/分以上用と15 l/分以下用がある．そのため呼気流量の低い患者にも安定した呼気陽圧と振動を生じることができる．

of the airway and chest wall. Respir Care 47（7）：797-807, 2002

C 排痰法/気道クリアランス[法]
器具を用いた排痰法(2) 機械的換気補助による排痰法(d)
11 間欠的陽圧呼吸

欧文名 intermittent positive pressure breathing（IPPB）
類語 intermittent positive pressure ventilation（IPPV）

定義 人工換気法の一種で，ガスを供給源とした機器を用いて吸気時に気道内へ陽圧を間欠的に送る方法．

目的と期待できる効果 肺の拡張，無気肺の予防・改善，換気補助，吸入療法．

適応 ① 無気肺となるリスクが高い症例で，気道クリアランスや呼吸練習，インセンティブスパイロメトリでは効果が得られにくい場合（肺活量が 10 ml/kg 以下，最大吸気量が予測値の 33%以下）．
【補足】患者の協力が得られ，肺活量＞15 ml/kg，最大吸気量＞予測値の 33%ではインセンティブスパイロメトリの適応とされている．
② 気管支喘息・COPD 急性増悪時の吸入療法（自発呼吸がみられれば，患者の協力が十分に得られにくい場合も使用可能とされる）．
③ 換気不全に対しての換気補助（一時的な使用）．

禁忌 ① 絶対禁忌：未治療の気胸やエアリークを伴うその他の疾患．
② 相対禁忌：頭蓋内圧＞15 Torr，血行動態不安定，喀血，気道食道瘻，食道部周囲術直後，未治療の肺結核，吃逆．

手順

1 体位：座位を基本とするが，ギャッジアップが禁忌もしくは困難な症例では，仰臥位で行うこともある．

2 手技の実際
① 器具（図 1-59）の組み立て．リークがないようにしっかり部品を取り付ける．
② マウスピース，もしくはマスクを装着（リークがないようにしっかり行う）．
③ 吸気流速，吸気圧，トリガー感度，吸入酸素の設定をする．これらは，呼吸のリズムや努力性様式，換気量などにより，調節していく（図 1-60）．

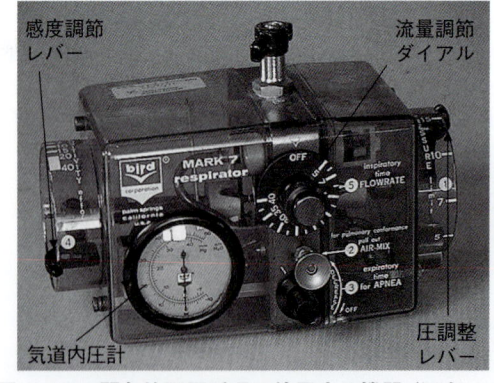

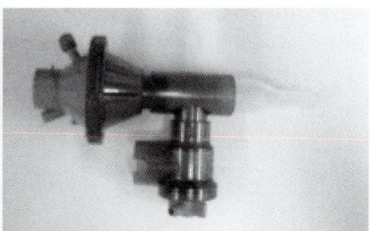

図 1-59 間欠的陽圧呼吸に使用する機器（写真は Bird 社製 Mark 7®）とネブライザー部分

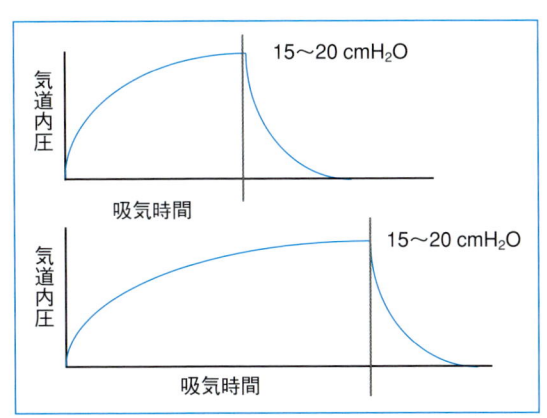

図 1-60 吸気時間を調整したときの波形の違い
呼吸様式により流量を調節し吸気時間を調整することができる．

　IPPB はあらかじめ設定された吸気圧へ到達することにより吸気から呼気への変換が行われるため，エアリークがあると吸気相が続き，呼吸困難が生じるため注意する．
　④ ゆっくりとした大きな吸気を行い，設定圧に到達するまで補助換気にて吸気を行う．
　⑤ 吸気終末で数秒間止めた後に息を吐く．
　⑥ 呼気側へ換気量計を装着し，換気量を観察する．換気量は少なくとも通常の呼吸時の 25％増加した値とする．
　⑦ 症例の呼吸様式にあわせ，吸気圧・吸気流速・吸気感度を調整する．
　⑧ 適宜，咳嗽やハフィングを行う．治療時間は 15～20 分，1 日 2～4 回．

3 注意点
　① 肺圧損傷・気胸・頭蓋内圧上昇，過換気，胃への空気吸入，感染，エアトラッピング．
　② 分泌物が多い場合は他の排痰法と組み合わせて行う．
　③ 効果は患者の協力や IPPB の設定により異なる．
　④ IPPB は吸入療法や肺拡張法の第 1 選択手技ではなく，他の侵襲性の少ない方法で効果がなかった場合に使用される．

4 中止・終了基準
　① 終了：無気肺改善，自発の最大吸気量が予測値の 70％まで回復．
　② 中止：めまいや不快感がある場合一時中止．

■ 文献
1) Wilkins RL, Scanlan CL：Lung Expansion Therapy. Fundamentals of respiratory Care, 7th ed. pp777-783, Mosby, St. Louis, 1999
2) AARC Clinical Practice Guideline：Intermittent positive pressure breathing. Respir Care 38：1189-1195, 1993
3) Fink JB：Volume expansion therapy. In：Burton GC, et al（eds）：Respiratory Care：A guide to clinical practice. pp525-553, Lippincott Williams & Wilkins, Philadelphia, 1997

C 排痰法/気道クリアランス[法]

器具を用いた排痰法(2)　機械的換気補助による排痰法(e)

11 Mechanical In-Exsufflator(MI-E), カフマシーン, カフアシスト

定義　機械による咳介助法（mechanically assisted coughing）とされ，マスクや挿管チューブを介して吸気に気道へ陽圧（最大 +40 cmH$_2$O）を加えた後，呼気に合わせて急激に陰圧（最大 −40 cmH$_2$O）へ移行することにより呼気流速を高め，咳嗽の代償として中枢気道の分泌物を除去する方法．
【補足】カフマシーン®は商品名であり，一般的には MI-E とされている．また，現在はカフマシーン®からカフアシスト®へ名称が変更になっている（図 1-61）．

目的と期待できる効果　気道分泌物の移動と喀出，肺拡張．

適応　① 呼吸筋力低下のため咳嗽力が低下して，分泌物の喀出が困難な症例．
　② 適応疾患は神経筋疾患，頸髄損傷，閉塞性肺疾患，術後肺活量低下，上気道炎など．

禁忌　① 未治療の気胸やエアリークを伴うその他の疾患，bulla のある肺気腫症例．
　② 脊髄ショックの時期．
　③ 血行動態不安定，顔面・口腔周囲の手術や外傷直後．
　④ 食道手術直後，嘔吐．
　⑤ 不整脈・心不全患者．
　⑥ 意思疎通が困難な症例（低年齢層・意識障害など）は咳嗽のタイミングを合わすことが難しいため効果があまり期待できないこともある．

手順

1 体位
通常上体を 60 度起こした座位．もしくは，患者の状況により実施しやすい姿勢とする．

2 手技の実際
① 装置を組み立て，患者に装着する（マスクまたは気管切開・挿管チューブ）．
② 圧力計を観察しながら，吸気に合わせて気道に陽圧を送る（30～40 cmH$_2$O の圧を 1～3 秒）．
③ 咳嗽を誘発させるために，急速に陰圧に切り替える（−30～−40 cmH$_2$O，1～2 秒）．陰圧に移行するタイミングを患者に知らせ，呼気への切り替えとともに咳をしてもらうようにする．また，呼気に呼吸介助法などを併用し，呼気や咳嗽の介助を行うとより効果的である．使い始めの時期は，吸気・呼気圧ともに弱めから開始し慣れてもらうようにする．吸気・呼気とも声がけ（「はい，吸って」「1・2・3・ゴホン」など）をして患者とタイミングを合わせ，効果的に吸気を送り，また咳嗽ができるようにする．

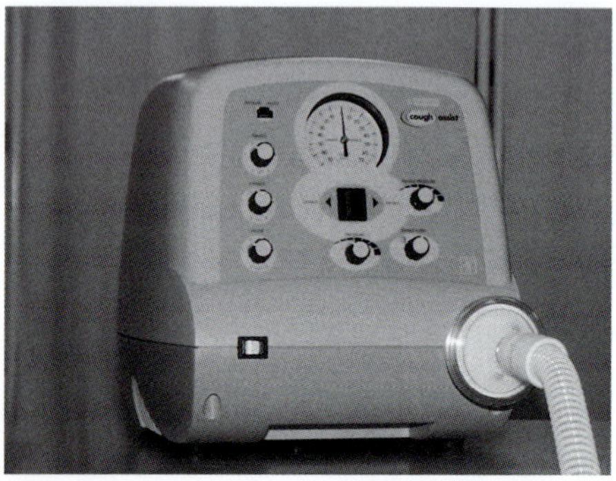

図 1-61　カフアシスト®（機器の全体像）

④続けて吸気を行う場合は②〜③を繰り返す．分泌物が喀出されたら適宜取り除く．その間はマスクを外し，休息をとる．休息中，呼吸管理が必要な患者は人工呼吸器を装着する．

⑤治療は5回程度の吸気と呼気を繰り返す．その後過換気を回避するために休憩を入れ，これを喀痰状況や患者の違和感，疲労を確認しながら4〜6回程度繰り返す．

3 注意点

マスク装着（マスクリークなど）や陽圧と陰圧に対しての違和感，胃内空気吸入，食事直後，圧外傷，過換気（報告はないが，これらのことが考えられる）．

4 中止・終了基準

①痰の喀出がなくなる．

②疲労や過換気，酸素化低下など注意事項とされる症状が出現した場合．

■文献

1) 石川悠加：カフマシーンを用いた肺リハビリテーション．難病と在宅ケア 3（4）：14-16，1997
2) 石川悠加，他：神経筋疾患．本間生夫（監修）：呼吸運動療法の理論と技術．pp237-260，メジカルビュー社，2003

C 排痰法/気道クリアランス[法]

11 器具を用いた排痰法(2) 機械的換気補助による排痰法(f)
高頻度胸壁圧迫法

欧文名 high-frequency chest wall compression（HFCWC）
同義語 high-frequency chest wall oscillation（HFCWO），external chest wall oscillation（ECWO），external chest wall compression（ECWC），external high-frequency chest wall oscillation（EHFCWO）

定義 機械的に振動を起こし，ホースを介して患者が着用する非伸縮性のベストキュイラスへこの振動した空気を送ることで胸壁全体へ振動（5〜25 Hz）を与える方法．

目的と期待できる効果 気道分泌物の喀出を目的とする．①分泌物の粘性を低下させる．②振動による線毛運動の改善．③口腔側への呼気流速を高める．

適応 COPD，神経筋疾患などをはじめ，慢性的に分泌物が多くなる疾患が適応となる．

禁忌 未治療の気胸やエアリークを伴うその他の疾患，血行動態不安定，喀血，嘔吐，気道食道瘻，吃逆，胸部外傷や肋骨骨折後の急性期．

手順

ThAIRapy® vest と Hayek® oscillator を使う方法がある．ここでは前者について解説する（図 1-62）．

1 体位
座位．座位姿勢が困難な場合はギャッジアップ姿勢や仰臥位でも行う．

2 手技の実際
① 患者の胴体にベストを装着し，機器本体とホースをつなげる．ベストの装着は最大吸気位となるときにちょうどフィットするようにする．
② 振動数は 5〜25 Hz（13〜15 Hz が線毛運動の動きを高めるとされている），圧力は 28〜39 Torr とし，それぞれの設定値は各症例に不快感がなく最も効果がある値とする．
③ 呼吸に合わせ，足ペダルを使用して，呼気時に胸郭に振動を加える．
④ 治療時間は 15〜30 分，1 日 1〜6 回実施．
⑤ 咳嗽やハフィングを適宜行い分泌物を喀出．

3 注意点
換気状態の変化（低換気・過換気），低酸素血症，頭蓋内圧上昇，換気血流比の不均等増加，エアトラッピング，気道抵抗増加．

4 中止・終了基準
禁忌や注意すべき症状が出現したときは中止し適応を検討する．

5 その他
欧米での使用が中心で，本邦ではまだ普及していない．

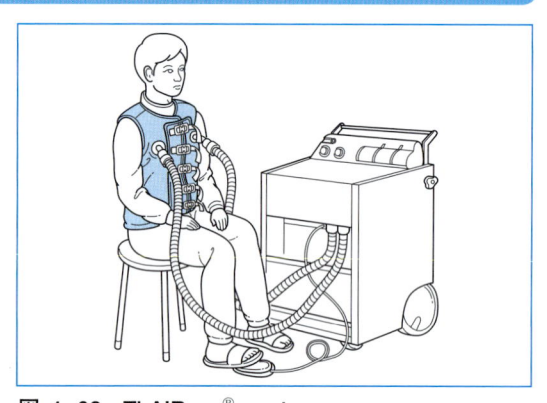

図 1-62 ThAIRapy® vest

文献
1) Butler S, et al：High frequency chest compression therapy：A case study. Pediatr Pulmonol 19：56-59, 1995
2) Fink JB, et al：High-frequency oscillation of the airway and chest wall. Respir Care 47：797-807, 2002
3) Fink JB：Volume expansion therapy. In：Burton GC, et al（eds）：Respiratory Care：A guide to clinical practice. pp525-553, Lippincott Williams & Wilkins, Philadelphia, 1997

C 排痰法/気道クリアランス[法]

器具を用いた排痰法（2） 機械的換気補助による排痰法（g）

11 二相性体外式人工呼吸

欧文名 biphasic cuirass ventilation（BCV）

同義語 陽陰圧体外式人工呼吸, RTX®, Hayek's RTX, 体外式陰圧呼吸, negative pressure ventilation（NPV）

類語 非侵襲的陽圧換気（noninvasive positive pressure ventilation；NPPV）

定義 RTX®（英国メディベント社製）という商品名の人工呼吸器を使用して, プラスチック製の胴甲（cuirass）を胸腹部にベルトで装着・固定, 陽圧と陰圧を二相性に変動させて非侵襲的に人工換気を行う方法. ここでは, RTX®に装備された気道クリアランスモードを使用して, 排痰を行うことを意味する.

目的と期待できる効果 気道内に貯留する分泌物の移動・排出の促進, 排痰に要する労力の軽減.

適応 通常の気道クリアランス法に準じて, 気道分泌物が大量に貯留する場合. 咳嗽, ハフィング, 排痰手技を併用した体位ドレナージなど, 通常の各種排痰法に反応しない気道分泌物貯留およびその弊害（治療抵抗性の無気肺など）が存在する場合. また, 体位ドレナージ効果を高めたい場合の補助など.

禁忌および注意 高度のるいそうや胸郭・脊柱変形により胴甲がフィットしない場合. フレイルチェストや多発肋骨骨折などでは注意が必要である.

手順

1 胴甲の装着
対象者の体格に合わせて胴甲のサイズを選択し, 隙間が生じないようにしっかりと装着する.

2 患者の体位
仰臥位, または座位など対象者がリラックスできる姿勢, あるいは体位ドレナージに併用する場合は目的とする排痰体位を選択する. 腹臥位や前傾側臥位の場合は, 背部に装着する（メーカーは推奨していない）.

3 機器の設定
以下の2つから構成される気道クリアランスモードを使用する.

❶振動モード（vibration mode）：胴甲内部に細かく高頻度の圧変化を生じさせることで, 分泌物の移動を促す.

吸気・呼気：－8・＋8, I：E比：1：1, 振動数：600～800 Hz, 時間：3～4分間.

❷咳嗽モード（cough mode）：大きな吸気位を保持するとともに, 咳嗽を補助する.

吸気圧：－25, 呼気圧：＋15, I：E比：4：1, 周波数：50 Hz, 時間：1～3分間.

4 実施上の注意点
上記設定は, 対象者の訴えや反応をもとに調整する.

胴甲がプラスチック製であるため, 長期使用などによって胴甲本体やエッジに亀裂などの損傷や, 胴甲のエッジによって対象者の皮膚に発赤を生じる場合があり, 注意が必要である.

5 中止あるいは終了基準
体位ドレナージをはじめとする吸入療法や徒手的な呼吸理学療法に準じる. 呼吸状態を評価しながら, 目標とする排痰量が得られた場合など.

■文献
1) 英国メディベント社ホームページ：http://www.mediventintl.com/09_physicians.htm#secreation
2) Linton DM：Cuirass ventilation：A review and update. Crit Care Resusc 7：22-28, 2005
3) Thomson A：The role of negative pressure ventilation. Arch Dis Child 77：454-458, 1997

C 排痰法/気道クリアランス[法]
器具を用いた排痰法(2)　機械的換気補助による排痰法(h)
11 肺内パーカッション療法

欧文名 intrapulmonary percussive ventilation（IPV）
類語 高頻度ジェット換気（high frequency jet ventilation）

定義 ガス駆動式機器を用いて（図1-63），加温されたガスを振動とともに気道へ送ることで（図1-64），排痰手技，IPPB，ネブライザーを組み合わせた治療を可能とする方法．

目的と期待できる効果 ① 無気肺・肺炎の改善や予防．
② 分泌物を流動化し，排痰の促進．
③ 吸入療法．
④ ガス交換の向上（酸素化の改善と換気補助）．

適応 ① 急性期では術後や熱傷など気道分泌物貯留や無気肺を呈した症例．
② 慢性肺疾患により分泌物の多い症例．
③ 新生児から成人・高齢者まで気管チューブの有無にかかわらず適応とされる．

禁忌 ① 未治療の気胸やその他エアリークを伴う疾患，鮮血出血，肋骨骨折，肺塞栓．
② 気胸の既往，肺切除術直後，循環動態不安定，嘔吐がある症例は注意を要する．

手順

1 体位
仰臥位もしくは座位でリラックスした姿勢をとる．

2 手技の実際
① IPVの機器を用意し，回路を接続して電源を入れ作動状況を確認する．
② 回路を患者に装着．挿管チューブ・気管切開部へ接続，またはマウスピースをくわえる（図1-65, 66）．
③ マウスピースを使用するときは，吸気・呼気とも口から行い，頬に空気がたまらないようにする．頬の膨らみ，鼻呼吸は治療効果を減少させる．
④ まず，ネブライザーのみの吸入を行い，呼吸が慣れたらパーカッションの操作圧を低い圧から加えていく．慣れるに従い操作圧を高くしていく．胸郭の拡張や振動の程度を視診・触診・聴診で観察する．
⑤ 分泌物を喀出したいときは，適宜，中断して痰の喀出を行う．
⑥ 気道圧15〜30 cmH$_2$O，振動数180〜220回/分，治療時間は20分，1日4〜6回．最低でも2日間は連続して行う．効果的に使用するために振動数の調整を行う．分泌物の流動化と酸素化の改善のためには，振動数を250〜350回/分（つまみをeasy position）とする．また，分泌物の口腔側への移動と二酸化炭素排出を促すには振動数を

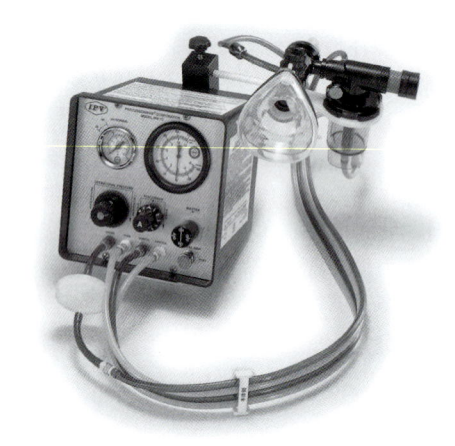

図1-63　肺内パーカッションベンチレーターの全容

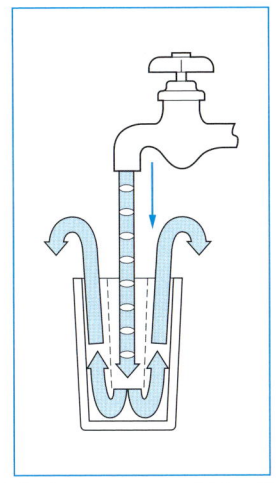

図 1-64　肺内パーカッション療法の原理
気道内にパーカッション性小換気団を断続的に送ることで，気道中心部では肺胞に向かう流れを生みガス交換が行われる．一方，気道の壁側では口腔側（外側）への流れを生み，気道内で向流となり換気される．

60～90回/分（つまみを hard position）へ設定する．

3) 注意点

気管支れん縮，過換気，悪心，疲労，マウスピースでの空気漏れ，胃膨張，心拍出量低下，頭蓋内圧上昇，肺の圧損傷．
循環血液量が低下した症例は血圧低下に注意．

4) 中止・終了基準

無気肺の改善，喀痰の減少．

5) その他

吸入療法や気道クリアランス，呼吸練習など，従来の方法では治療が困難な難治性の無気肺において改善がみられることがある．

■文献
1) Fink JB, Mehlmeister MJ：High-frequency oscillation of the airway and chest wall. Respir Care 47：797-807, 2002
2) Bird FM：Invited lecture at 27th Annual Conference of Japanese Society of Intensive Care Medicine at Nagoya, 2000
3) IPV（肺内パーカッションベンチレーター）の理解のために．パーカッショネア・ジャパン(株)

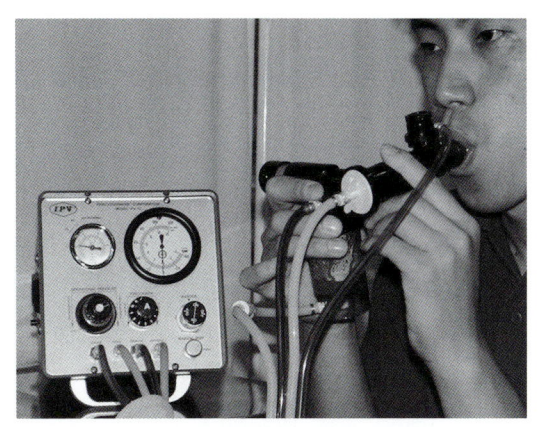

図 1-65　IPV の使用の様子（成人に対して）

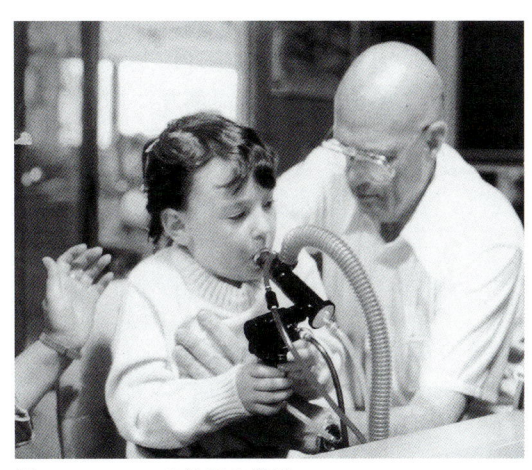

図 1-66　IPV の使用の様子
小児症例に対してマウスピースを使用した実施場面．

D 呼吸筋トレーニング

1 器具を用いた呼吸筋トレーニング

欧文名 respiratory muscle training by using training device
同義語 吸気筋トレーニング（inspiratory muscle training），換気筋トレーニング（ventilatory muscle training）

定義 呼吸筋に適度な負荷刺激を加えることで，その強化を図る方法であり，一般的に吸気筋のトレーニングを意味している．

【補足】通常，吸気時に抵抗が加えられるようにデザインされた器具を使用し，正常換気において外部抵抗を加える吸気抵抗負荷法と，高換気で外部抵抗を加えない過換気法に分類することができる．前者はさらに，吸気側に閾値弁を取り付けて，吸気抵抗を負荷する方法（閾値負荷法），吸気側に小孔を取り付け，気流によって吸気抵抗を負荷するもの（気流抵抗負荷法），腹部に重錘を乗せ，横隔膜呼吸を促しながら吸気抵抗を加える方法（腹部重錘負荷法⇒p.78）に細分化される．

目的と期待できる効果 吸気筋力および耐久力の増大，安静時および労作時呼吸困難の軽減．

適応 ①適切な治療を行っているにもかかわらず症状が残存している症例[1]，②呼吸筋力（$P_{I}max$など）が低下し，③呼吸筋力低下が呼吸困難や運動耐容能に影響を及ぼしていると予測される場合，④通常の運動療法のみでは効果が乏しい場合．

$P_{I}max$ を指標とした適応基準として，60 cmH_2O に満たない場合が提唱されている[2]．

弱化した筋の筋力を回復するには長期間を要するとともに，筋力増強には通常 4～6 週間を必要とすることから，上記に加えて十分なトレーニング期間を確保できるかどうかも重要な基準であると考える．

また，本法は吸気筋への抵抗負荷トレーニングであるため，過負荷に耐えうる状態であるかの慎重な判断も必要である．

禁忌 ①呼吸筋疲労，心機能低下や循環動態が不安定な症例，全身状態不良の重症例，②呼吸筋セントラル・コアの存在（特に Fletcher-Hugh-Jones IV 度以上の労作時呼吸困難が 3 か月以上続いた症例）．

手順

1 患者の体位
仰臥位，または座位など対象者がリラックスできる姿勢．

2 手技の実際

❶ 吸気抵抗負荷法

(a) 閾値負荷法（図 1-67）
スプリング負荷バルブ調整方式の THRESHOLD®（スレッショルド）という器具を使用する．負荷強度は $P_{I}max$ の 30% のレベルから開始し，60～80% まで段階的に増強することが勧められている．

① 測定された $P_{I}max$ の 30% に相当する吸気圧を計算し，THRESHOLD® の目盛りを合わせる．

② 酸素投与を行っている場合は，付属の酸素カニューレ接続ポートを取り付け，酸素投与吸入下で実施する．

③ 対象者の鼻にノーズクリップを取り付ける．

④ THRESHOLD® をくわえてゆっくりと呼吸する．換気パターンを崩さずに十分に吸気するよう指示する．

(b) 気流抵抗負荷法（図 1-68）
吸気側に取り付けられた小孔や抵抗管と呼ばれる細い管によって抵抗を加えるもので，吸気側に大きさの異なる 6 つの小孔が取り付けられた

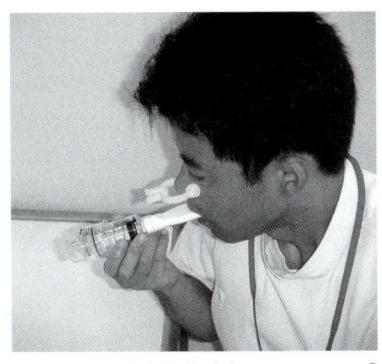

図 1-67　閾値負荷法（THRESHOLD®によるトレーニング） 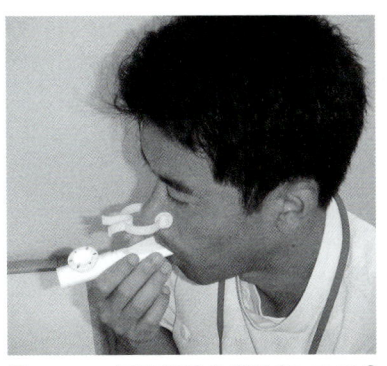　図 1-68　気流抵抗負荷法（P-FLEX®によるトレーニング） 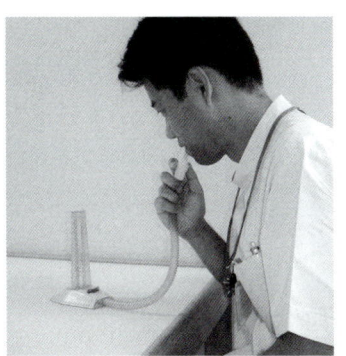　図 1-69　過換気法（INSPIREX®によるトレーニング）

P-FLEX®と呼ばれる訓練器具が代表的なものである．

①対象者に器具を試用させて，空気孔のサイズを1に設定する．

②酸素投与を行っている場合は，付属の酸素カニューレ接続ポートを取り付け，酸素投与吸入下で実施する．

③対象者の鼻にノーズクリップを取り付ける．

④P-FLEX®をくわえて呼吸する．吸気をゆっくりと行うと十分な負荷が加えられないので，適切な吸気速度で行うよう指示する．

❷過換気法

通常，最大換気量の60％に相当する換気量で同じ動脈血二酸化炭素分圧（$PaCO_2$）レベルを保つ程度の換気量（最大持続換気量）を指標とする．簡便な方法として流速表示型のインセンティブスパイロメータ（IS）を用いる方法がある（図 1-69）．至適吸気流速は40～90 $cmH_2O/l/$秒とされている．

①ISを設定する．

②マウスピースをくわえて，ISのボールが確実に上がるように十分に深く速い吸気を繰り返す．

3　実施上の注意点

①かなりの苦痛と努力を伴うトレーニングとなることを医療スタッフは十分に認識すべきであり，適切な説明および励ましを怠ってはならない．

②気流抵抗負荷法では吸気流速によって抵抗が変化するため，定量的負荷が困難という欠点があり，注意が必要である．

③実施中はSpO_2や脈拍，呼吸困難をモニターする．中止基準は対象者ごとに設定する．

④実施時間は15分程度とするが，この時間（あるいは負荷強度）が困難であれば強度を30％から15％に下げてみる．1日2回，週4～5回の実施を目指す．

4　中止あるいは終了基準

実施に伴ってSpO_2の低下，耐えることができない呼吸困難の出現，循環動態の有意な変化などが出現した場合は中止し，負荷強度や実施時間を再検討する．

終了基準としては6～8週間という実施期間が1つの指標となるが，定期的（2～3週ごと）な再評価を行い，PImaxと呼吸困難などの反応から総合的に判断する．

■文献

1) American Association of Cardiovascular and Pulmonary Rehabilitation：Guidelines for Pulmonary Rehabilitation Programs, 2nd ed. Human Kinetics, Champaign, 1998
2) Lötters F, van Tol B, Kwakkel G, et al：Effects of controlled inspiratory muscle training in patients with COPD：A metaanalysis. Eur Respir J 20：570-576, 2002
3) 日本呼吸管理学会呼吸リハビリテーションガイドライン作成委員会，日本呼吸器学会ガイドライン施行管理委員会，日本理学療法士協会呼吸リハビリテーションガイドライン作成委員会（編）：呼吸リハビリテーションマニュアル―運動療法．照林社，2003

D 呼吸筋トレーニング

2 腹部重錘負荷法

欧文名 abdominal pad
同義語 腹部パッド，abdominal weight
類語 横隔膜強化法，吸気筋トレーニング（inspiratory muscle training）

定義 腹部に重錘を載せた状態で横隔膜呼吸を行う方法で，重錘の重みに抗して腹部の拡張運動を行うことで横隔膜の筋力強化を試みるものである．

目的と期待できる効果 ①横隔膜筋力の強化，②横隔膜持久力の強化，③換気機能の改善，④呼吸仕事量の軽減，⑤呼吸困難の改善，⑥運動能力の改善．

適応 呼吸器疾患，神経筋疾患，脊髄損傷患者などで，横隔膜の呼吸筋力の低下がみられかつ横隔膜呼吸が可能な症例．

禁忌 基本的に横隔膜呼吸（腹式呼吸）（⇨p. 30）が全くできない症例に行っても効果はない．特に肺が過膨張で横隔膜が平坦化しているような肺気腫患者に行うと，かえって呼吸困難を増加させてしまう．それ以外は特にない．

手順

1 開始肢位
横隔膜の動きを出すことが必要であるため，腹筋が伸張されないようなファーラー位，またはセミファーラー位を患者にとらせる．膝の下に枕などを入れ，十分にリラックスした肢位をとらせることが重要である．

2 横隔膜呼吸の確認
横隔膜呼吸を促通するため，患者の手をそれぞれ上胸部と上腹部に置き，その上から術者の手を重ねる（図 1-70）．そして上胸部の動きを抑制し，横隔膜の動きを促通する．吸気は鼻から行い，呼気は口からゆっくり吐くように誘導する．

3 手技の実際
横隔膜呼吸が習得できたら，実際に重錘を上腹部に乗せ，筋力と持久力の強化を図る（図 1-71）．

上腹部に重錘（砂袋など）を置き，それを吸気時に上方へ持ち上げさせるように呼吸を指導する．初めは 500 g から開始し，可能であれば徐々に増加し，3〜5 kg まで負荷していく．重錘負荷量の目安は，胸腹部が同期して動いた状態で 10 分間呼吸可能な負荷量がよいとされている．

また別の方法として，重錘を負荷して横隔膜呼

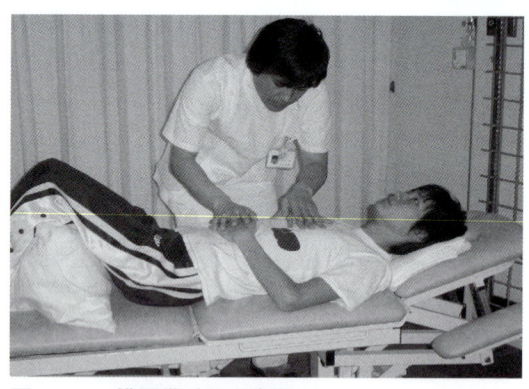

図 1-70 横隔膜呼吸の確認
患者に胸部と上腹部に手を当てさせ，その上に術者の手を乗せる．吸気時に胸部に比べ上腹部が大きく膨隆するように誘導し，その動きを患者に感じてもらう．

吸が 10 回行える負荷量を 10 RM として測定した上で，筋力増強を目的とする場合は 10 RM の 50，75，100％で各 10 回行わせ，筋持久力の増強を目的とする場合は，35〜75％の負荷量で 10〜15 分行わせる．1 週間に 3 回以上実施すると効果的である．

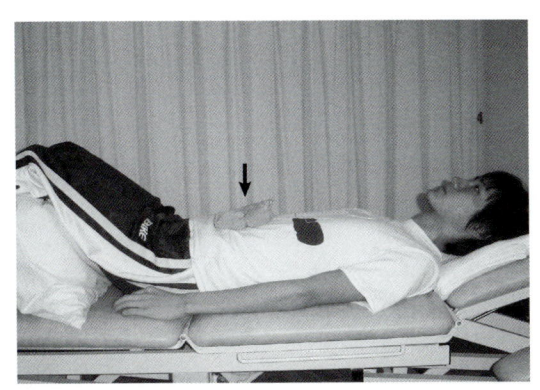

図 1-71 腹部重錘負荷法の実際
腹部に重錘（矢印）を負荷し，横隔膜呼吸を行わせる．吸気努力をしないで，腹部が膨隆するように指導する．

③重錘を乗せる位置は上腹部（臍の上あたり）であり，下腹部（臍より下部）に乗せてはならない．また腹部を膨隆させることばかりを意識させず，自然に膨隆してくるように誘導する．

5 中止基準

本法を行うことでかえって呼吸困難が増強したり，呼吸筋疲労を示すような徴候（呼吸パターン）がみられたら中止する．

■文献

1) Barack AL, et al：Breathing exercise in pulmonary emphysema and allied chronic respiratory disease. Arch Phys Med Rehabil 36：379-390, 1955
2) Gayrard P, Becker M, Bergafsky EH：The effects of abdominal weights on diaphragmatic position and excursion in man. Clin Sci 35：589-601, 1968
3) Merrick J, Axen K：Inspiratory muscle function following abdominal weight exercises in healthy subjects. Phys Ther 61：651-656, 1981
4) Alvarez SE, Peterson M, Lunsford BR：Respiratory treatment of the adult patient with spinal cord injury. Phys Ther 61：1737-1745, 1981
5) 金野公郎：呼吸訓練—その理論．日胸疾会誌 17：541-546, 1979
6) 千住秀明：呼吸リハビリテーション入門—理学療法士の立場から，第3版．pp123-138, 神陵文庫, 1999

4 実施上の注意点

①腹部重錘負荷法を行う前に必ずリラクセーションを行い，十分な横隔膜（腹式）呼吸ができることを確認した上で実施する．

②負荷する重錘の重さは，初めは軽いものから行い，徐々に増加するようにする．また時間も短時間から徐々に長く行うようにする．

E 胸郭可動域練習/胸郭モビライゼーション

1 徒手胸郭伸張法

欧文名 manual thoracic stretching
同義語 胸郭伸張法
類語 胸郭ストレッチ，肋間筋のストレッチ，胸郭（肋骨）のモビライゼーション

定義 徒手胸郭伸張法は，胸郭柔軟性の改善を目的に行われる手技であり，肋骨の捻転，胸郭の捻転，胸郭の側屈，背部過伸展，シルベスター法を含めた総称．

目的と期待できる効果 ①胸郭柔軟性の改善，②肋椎関節可動性増大，③換気量の改善，④胸郭周囲筋の筋緊張抑制，⑤姿勢の改善．

適応 ①肋間筋の短縮や拘縮などにより，肋骨の可動性や胸郭全体の柔軟性が低下している患者，②胸郭の拡張制限により，換気量が低下している患者，③姿勢不良の患者，④呼吸が浅くて速い患者，⑤長期臥床の患者．

禁忌 多発肋骨骨折，開胸術後，骨粗鬆症患者や胸腔ドレーン挿入部．

手順

1 肋骨の捻転

1 手技の実際

①患者を仰臥位にし，術者は手技を行う胸郭の反対側に位置する．
②術者は肋骨の走行に沿って手を患者の胸郭に当てるが，患者の頭側の手は上から置き，腹側の手は胸郭を背部から持ち上げるように当てる（図1-72a）．
③患者に深吸気を行わせた後，呼気に合わせて頭側の手は上から肋骨を押し下げるように，腹側の手は背部から肋骨を引き上げるように圧迫し，胸郭を絞るように捻る（図1-72b）．
④続く吸気時は力を抜き，胸郭の動きを制限しないようにする．
⑤肋骨を1本ずつずらして手技を加える部位を変えていく．

【実施上の注意点】
①肋骨の走行は上部と下部では異なり，乳頭より下方では肋骨の走行は斜め45度方向に向かうため，腹側（下側）の手は斜め45度方向に肋骨

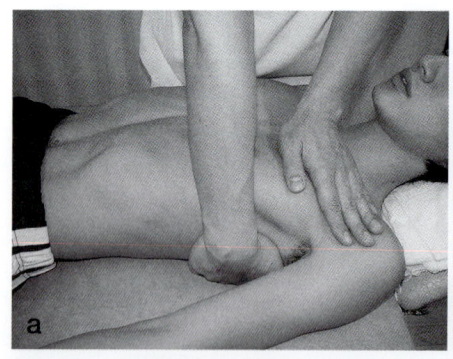

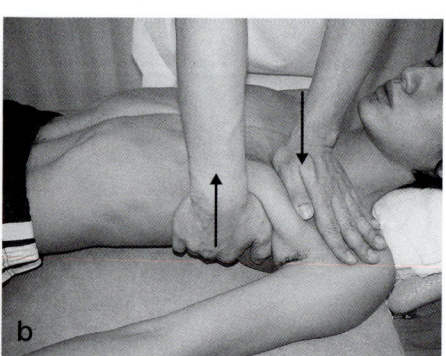

図1-72 上部胸郭への捻転（a. 吸気，b. 呼気）

E 胸郭可動域練習/胸郭モビライゼーション(1)　81

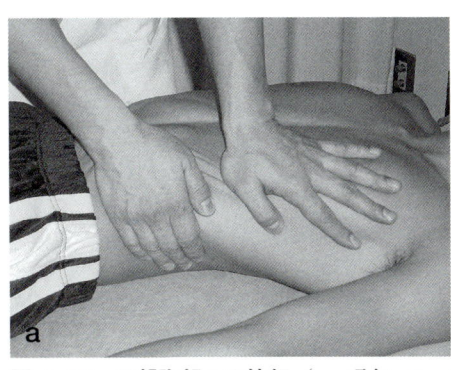

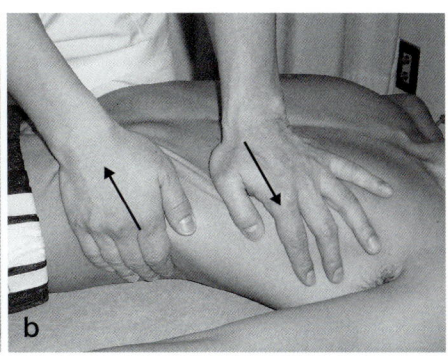

図 1-73　下部胸郭への捻転（a. 吸気，b. 呼気）
術者は肋骨の走行に沿って胸郭に手を当てる．頭側の手は上から当て，腹側の手は背部から持ち上げるように当てる．患者の深吸気の後，呼気に合わせて頭側の手は上から肋骨を押し下げるように，腹側の手は下から肋骨を引き上げるようにして，胸郭を捻る．上部胸郭と下部胸郭は肋骨の走行が異なるため，捻る方向に注意する．

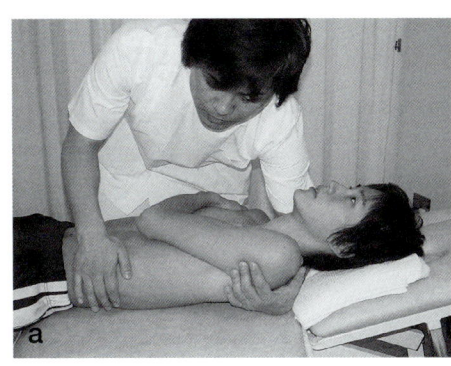

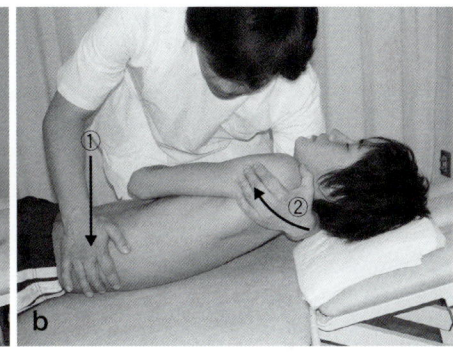

図 1-74　仰臥位での胸郭の捻転（1）
a. 吸気：術者の頭側の手は，患者の肩甲帯の下を通して反体側の肩を保持する．もう一方の手は胸郭下部に当てる．
b. 呼気：患者の呼気に合わせて，頭側の手を持ち上げながら患者の体幹を回旋させ，胸郭を捻るように伸張する．腹側の手は患者の下部体幹から下が動かないように固定しておく．

を引き上げ，頭側（上側）の手は逆に斜め下方へ押し下げるように圧迫する（図 1-73）．

②胸郭を捻る場合，力を入れすぎて痛みや不快感を与えないようにする．

③骨が脆弱な高齢者などに行う場合は，骨折などに注意しながら行う．

2　胸郭の捻転

1　仰臥位で行う手技の実際（1）

①患者を仰臥位にし，術者はその側方に位置する．手技を始める前にあらかじめ患者を十分リラックスさせておく．

②捻転を加える側の患者の上肢を胸の前で水平内転させ，胸郭全体が解放されるようにする（図 1-74a）．

③術者の一方の腕を患者の肩甲帯の下から体側にかけて入れ，手は腋窩近くに置く．そしてもう一方の手は胸郭下部に当てる（図 1-74b）．

④胸郭の捻転は患者の呼気と同時に胸郭下部に当てた手で圧迫を加え（矢印①），同時に他方の肘を屈曲しながら患者を手前に回転させるように捻る（図 1-74b，矢印②）．

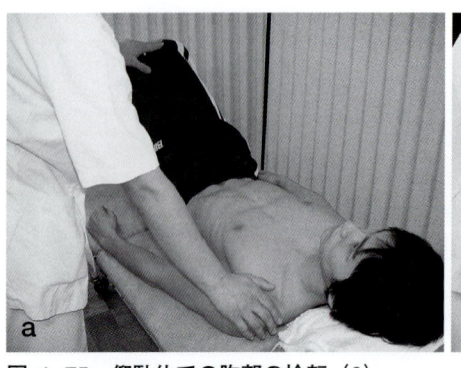

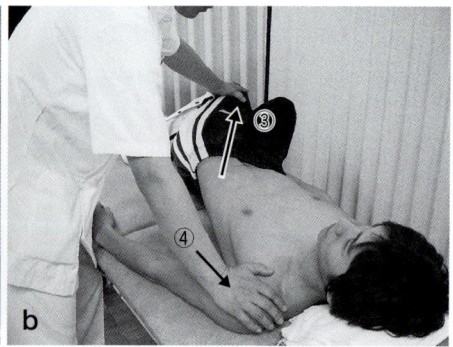

図 1-75 仰臥位での胸郭の捻転（2）
a. 吸気：患者を仰臥位にし，膝を立てさせる．術者は一方の手で肩を，もう一方の手で膝を保持し，深吸気させる．
b. 呼気：患者の呼気に合わせ，肩を保持しながら膝を術者の反対側に倒し，胸郭を捻る．

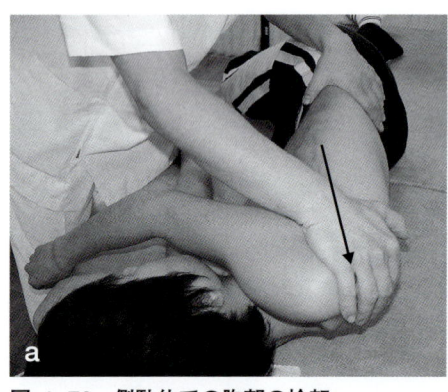

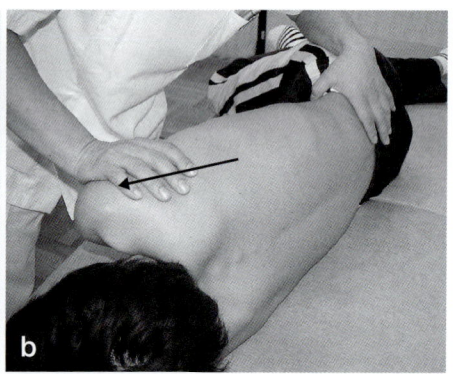

図 1-76 側臥位での胸郭の捻転
a. 吸気：患者を側臥位にし，術者は腹側に位置する．術者の手は，患者の肩と骨盤を保持し，吸気に合わせて肩を後方へ倒し，胸郭を捻る．
b. 呼気：呼気には肩を前方に倒して，胸郭を捻るようにする．

【実施上の注意点】
① 胸郭に捻転を加えるときは，患者を無理に持ち上げないようにする．
② 胸郭に捻転を加えるときには，患者に息を吐くように指示する．

2 仰臥位で行う手技の実際（2）
① 患者を仰臥位にし，両膝を立てさせる．術者は側方に位置し，患者の肩と膝に手を当てる（図 1-75a）．
② 患者に深吸気を行わせた後，息を吐かせながら両膝を一緒に一方へ倒し（矢印③），胸郭を捻るように伸張する（図 1-75b）．
③ このとき術者は，捻る方向と反対の患者の肩を固定しておくと（矢印④），より伸張される（図 1-75b）．

【実施上の注意点】
① 膝を倒しながら胸郭を伸張する場合，ゆっくりと行うようにする．
② 胸郭を伸張するのであって，腰椎の回旋が主にならないようにする．
③ 骨が脆弱な高齢者などに行う場合は，骨折などに注意する．

3 側臥位で行う手技の実際
① 患者を側臥位にし，術者は患者の腹側に位置する．
② 術者の一方の手を患者の肩に，もう一方を上

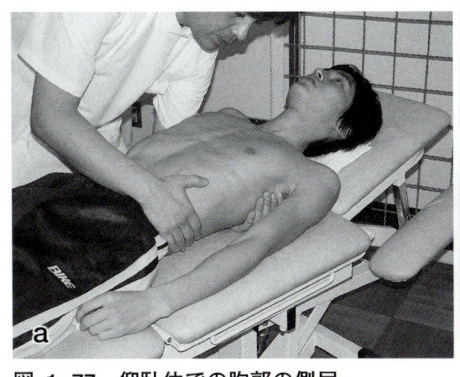

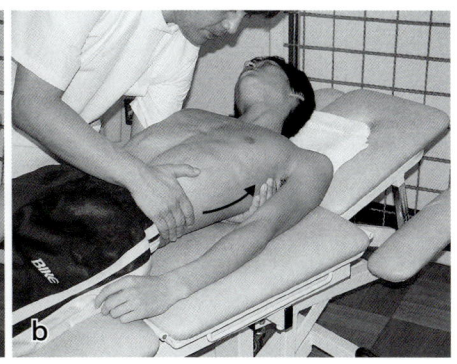

E 胸郭可動域練習/胸郭モビライゼーション(1)

図 1-77 仰臥位での胸郭の側屈
a. 吸気：術者の頭側の手は，患者の背部を通して反体側の胸郭に当て，もう一方の手は，胸郭下部に当てておく．
b. 呼気：患者の呼気に合わせて，頭側の手を手前に引きながら，患者の胸郭側面が伸張されるようにする．もう一方の手は体幹が動かないように固定しておく．

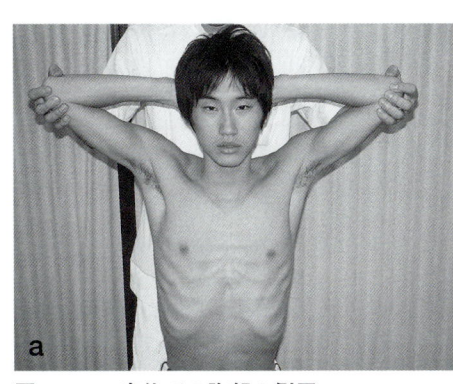

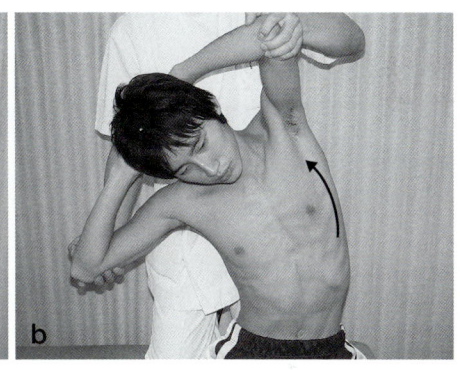

図 1-78 座位での胸郭の側屈
a. 吸気：患者に頭部の後ろで手を組ませ，術者は背部から肘を保持する．
b. 呼気：患者の呼気に合わせて，体幹を横に倒すように誘導し，胸郭を伸張する．

側の骨盤に当て，保持する．
③患者の吸気時に，肩を後方へ捻り（図1-76a），呼気時に前方へ捻るようにして胸郭を伸張する（図1-76b）．

【実施上の注意点】
①骨盤に当てた手の固定をしっかり行い，体幹が前後に倒れないようにする．

3 胸郭の側屈

1 仰臥位で行う手技の実際
①患者を仰臥位にし，術者はその側方に位置する．手技を始める前にあらかじめ患者を十分リラックスさせておく．
②術者の一側の腕を患者の肩の下から斜めに入れ，手は腋窩に置く．他側の手は胸郭の下部を外側から固定するように置く（図1-77a）．
③胸郭下部に当てた手を固定して，下部体幹を動かないようにしながら，上部体幹を術者の方へ引っ張り，肋骨間をゆっくり伸張していく（図1-77b）．

【実施上の注意点】
①側腹筋が伸張されないよう，側屈は軽度でよい．
②胸郭に捻転を加えるときには，患者に息を吐くように指示する．

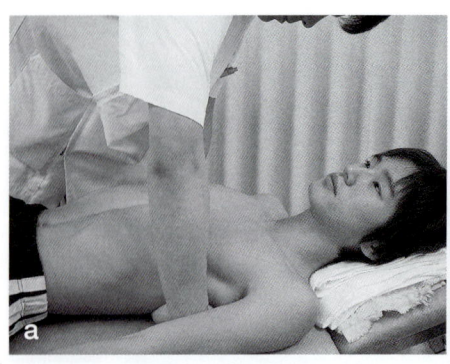

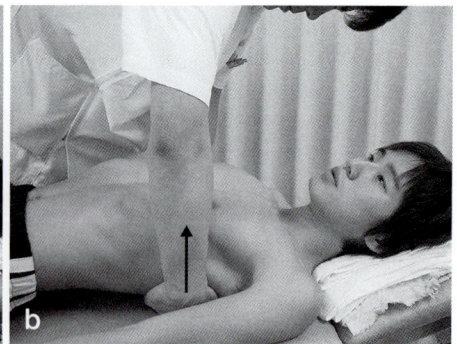

図 1-79 上胸部に対する背部過伸展（a. 呼気，b. 吸気）．

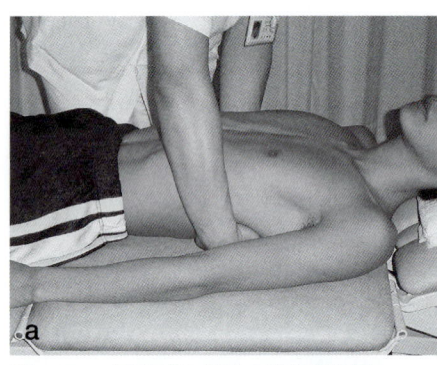

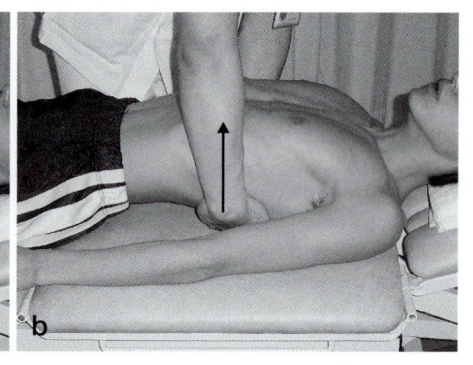

図 1-80 下胸部に対する背部過伸展
a. 呼気：術者は患者の胸郭両側から手を背部に向けて入れ，肩甲骨下部に位置する．
b. 吸気：患者の吸気に合わせて両手を掌屈し，上胸部に持ち上げるようにする．

2 座位で行う手技の実際

① 患者はベッド上で端座位をとり，術者は患者の背部に位置する．

② 患者の上肢を頭の後部で組ませ，術者は両肘を背部から支える（図 1-78a）．

③ 患者の吸気の後，呼気に合わせて体幹を横へゆっくり捻るようにする（図 1-78b）．

④ 呼吸周期に合わせながら，ゆっくりと左右交互に行う．

【実施上の注意点】
仰臥位で行う手技と同様である．

4 背部過伸展

1 手技の実際

① 患者を仰臥位にし，術者はその側方に位置する．手技を始める前にあらかじめ患者を十分リラックスさせておく．

② 術者は両手を患者の胸郭両側から回して肩甲骨下部に置き，指尖は肋骨の走行に合わせて当てる（図 1-79a，80a）．

③ 患者に大きく息を吸うように指示すると同時に，術者は患者の胸部を持ち上げて吸気を助けるようにする（図 1-79b，80b）．持ち上げたときに軽く振動を加えると，より大きな吸気が得られやすい．

④ 呼気時は持ち上げた手を下におろす．

⑤ 左右の肋骨を 1 本ずつずらしながら行っていくと，より効果的である．

【実施上の注意点】

① 患者の呼吸と背部を持ち上げるタイミングが合うように気をつける．

② 胸部をあまり高く持ち上げすぎないように

E 胸郭可動域練習/胸郭モビライゼーション(1)

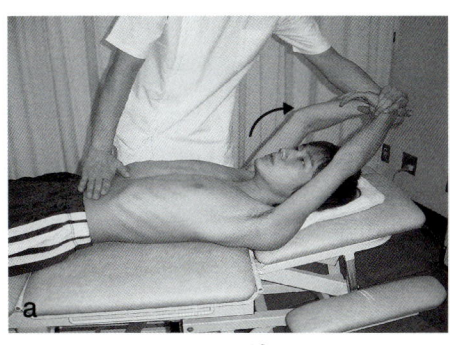

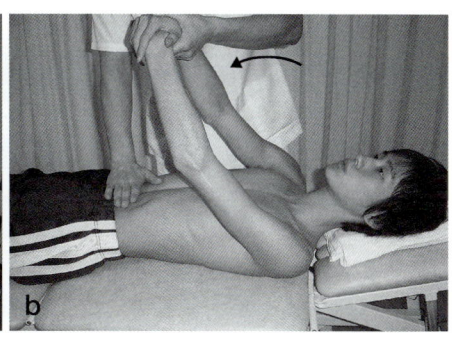

図 1-81 シルベスター法
a. 吸気：術者は一側の手で，患者に組ませた両上肢を把持し，もう一方の手は腹部に位置する．そして患者の吸気に合わせて上肢を挙上し，深吸気を促す．
b. 呼気：患者の呼気に合わせて，上肢を下制し，深呼気を促す．

する．

5 シルベスター法

1 手技の実際

①患者を仰臥位にし，術者はその側方に位置する．手技を始める前にあらかじめ患者を十分リラックスさせておく．

②患者に両手を組ませ，術者の一側の手で患者の両上肢を把持する．もう一方の手は腹部に位置する．

③両腕を頭上に挙上すると同時に，大きく息を吸うよう患者に促し（**図 1-81a**），下制するときに息をゆっくり吐くよう指示する（**図 1-81b**）．

【実施上の注意点】

①患者の筋力が弱く，上肢の挙上が困難であれば，挙上する際に介助する．

②上肢の挙上・下制と患者の吸気・呼気のタイミングを合わせるようにする．

③換気量を増やし，リラクセーションを促すため，可能な限りゆっくり行う．

■文献
1) Rancho Los Amigos Hospital, Physical Therapy Department：Guide for Chest Stretching and Breathing Re-education Techniques. 1958
2) 芳賀敏彦：肺理学療法．最新看護セミナー 2　呼吸管理ハンドブック，第 2 版. pp167-189，メヂカルフレンド社，1988
3) 宮川哲夫：胸郭可動域訓練—ベッドサイドで活かす呼吸理学療法．pp64-68，デジットブレーン，2003

E 胸郭可動域練習/胸郭モビライゼーション

2 その他の徒手胸郭可動域練習

定義 胸郭柔軟性の改善を目的に，胸郭に対して徒手的に伸張を加える手技．徒手胸郭伸張法は，原著[1]では肋骨の捻転，胸郭の捻転，胸郭の側屈，背部過伸展，シルベスター法などの手技を含めた総称として説明されている（⇒p. 80）．本項ではあえて臨床で試用している別の手技を紹介する．

目的と期待できる効果 ①胸郭柔軟性の改善，②胸郭周囲筋の筋緊張抑制，③換気量の改善．

適応 大胸筋や肋間筋の短縮や筋緊張亢進などにより胸郭全体の可動性が低下している患者．

禁忌 開胸・開腹術後早期の患者，多発肋骨骨折，胸郭や皮膚が脆弱な患者など．

手順

1 仰臥位で行う手技の実際

❶ 胸郭全体の伸張

① 患者をベッド上で仰臥位にし，術者は手技を行う側に位置する．

② 術者の一方の手で患者の上肢を把持し，もう一方の手は胸郭に当てておく（図 1-82a）．

③ 患者に深吸気を行わせた後，呼気時に合わせて上肢を挙上させながら牽引し，胸郭に当てた手はゆっくりと胸郭前面を圧迫し伸張が加わるようにする（図 1-82b）．

④ 続く吸気は術者の手を戻し，深吸気を促す．

【実施上の注意点】

① 患者の胸郭の柔軟性などを考慮して，胸郭への圧迫・伸張力を調節する．

② 上肢の挙上が困難な場合は，挙上可能な位置で胸郭を圧迫伸張する．

❷ 大胸筋への圧迫ストレッチ

① 患者を仰臥位にし，術者は手技を行う側に位置する．

② 術者は一方の手で患者の上肢を把持し，もう一方の手の母指を大胸筋の線維に沿って当てる（図 1-83a）．

③ 患者に深吸気を行わせた後，呼気時に合わせ

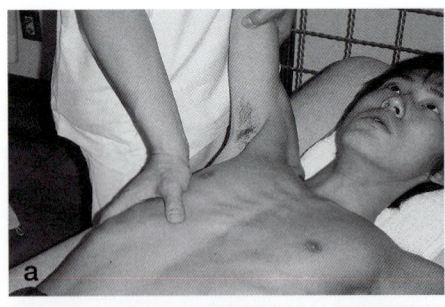

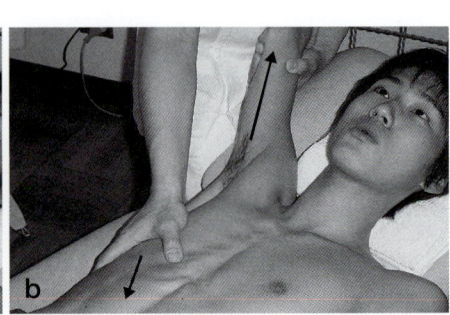

図 1-82　仰臥位での胸郭全体への伸張運動
a. 吸気：術者は一側上肢を把持し，もう一方は胸郭へ当てる．
b. 患者に深呼気を行わせた後，呼気時に合わせ，上肢を挙上しながら牽引し胸郭に当てた手で圧迫し伸張が加わるようにする．

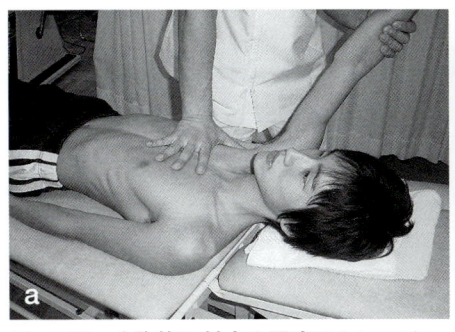

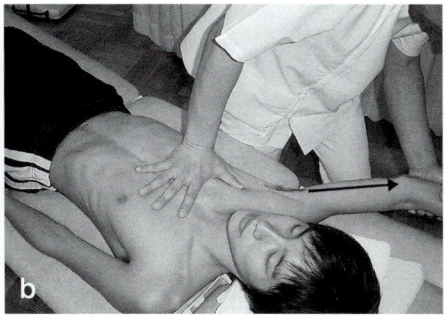

図 1-83 大胸筋に対する圧迫ストレッチ
a. 吸気：術者は一側上肢を把持し，もう一方の手の母指を大胸筋の上に当てるようにする．
b. 呼気：患者の呼気に合わせ，上肢を牽引しながら挙上・外転し，もう一方の手の母指で大胸筋に圧迫を加える．

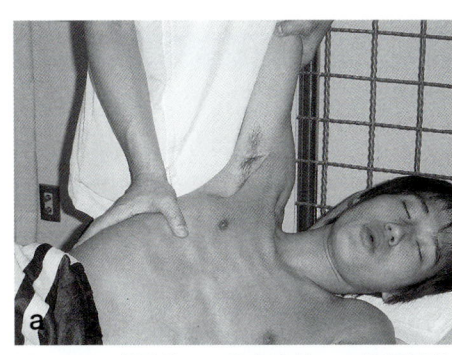

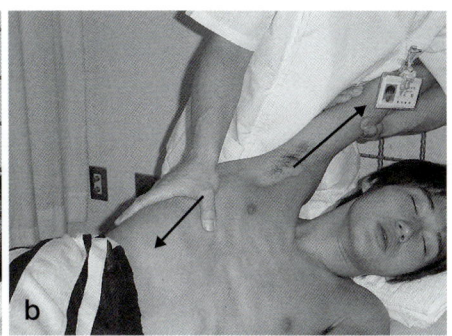

図 1-84 側臥位での胸郭全体への伸張運動
a. 吸気：術者は一側上肢を把持し，もう一方は胸郭へ当てる．
b. 呼気：患者の呼気に合わせ，上肢を牽引しながら外転し，もう一方の手で胸郭を圧迫しながら伸張する．

て術者は一方の手で上肢を挙上させながら大胸筋を伸張するとともに，もう一方の母指で大胸筋線維に直接圧迫を加える（**図 1-83b**）．

④続く吸気は術者の手を戻し，深吸気を促す．

【実施上の注意点】

大胸筋への母指での圧迫は，筋線維に沿って母指を広く当て，痛みを起こさないようにする．

2) 側臥位で行う手技の実際（胸郭全体の伸張）

①患者を側臥位にし，術者は患者の背部に位置する．

②術者は一方の手で患者の上肢を把持し，もう一方の手は胸郭に当てる（**図 1-84a**）．

③患者に深吸気を行わせた後，呼気時に合わせて上肢を外転させながら牽引し，胸郭に当てた手はゆっくりと胸郭側面を圧迫し伸張が加わるようにする（**図 1-84b**）．

④続く吸気は術者の手を戻し，深吸気を促す．

【実施上の注意点】

仰臥位で行う手技と同様である．

■**文献**

1) Rancho Los Amigos Hospital, Physical Therapy Department：Guide for Chest Stretching and Breathing Re-education Techniques. 1958
2) Frownfeleter D：Chest Physiotherapy and Pulmonary Rehabilitation, 2nd ed. Year Book, Chicago, 1987

E 胸郭可動域練習/胸郭モビライゼーション

3 肋間筋のストレッチ/肋骨のモビライゼーション

欧文名 intercostals muscle stretching/rib mobilization
類語 胸郭ストレッチ，徒手胸郭伸張法

定義 胸郭柔軟性の改善を目的に行われる，徒手的な肋間筋へのストレッチ手技．
【補足】本書では肋骨モビライゼーションと肋間筋のストレッチを同義としている．
目的と期待できる効果 ①胸郭柔軟性の改善，②肋間筋の筋緊張抑制，③リラクセーション．
適応 肋間筋の筋緊張亢進や短縮によって胸郭の可動性が低下している患者など．
禁忌 多発肋骨骨折，開胸術後や皮膚が脆弱な患者，胸腔ドレーン挿入部など．

手順

1 患者の体位
基本姿勢はベッド上の仰臥位であるが，半側臥位や側臥位でも可能である．

2 手技の実際
①術者は患者の側方に位置し，肋骨の上縁に両手の8本の指腹を当てる（図1-85a）．

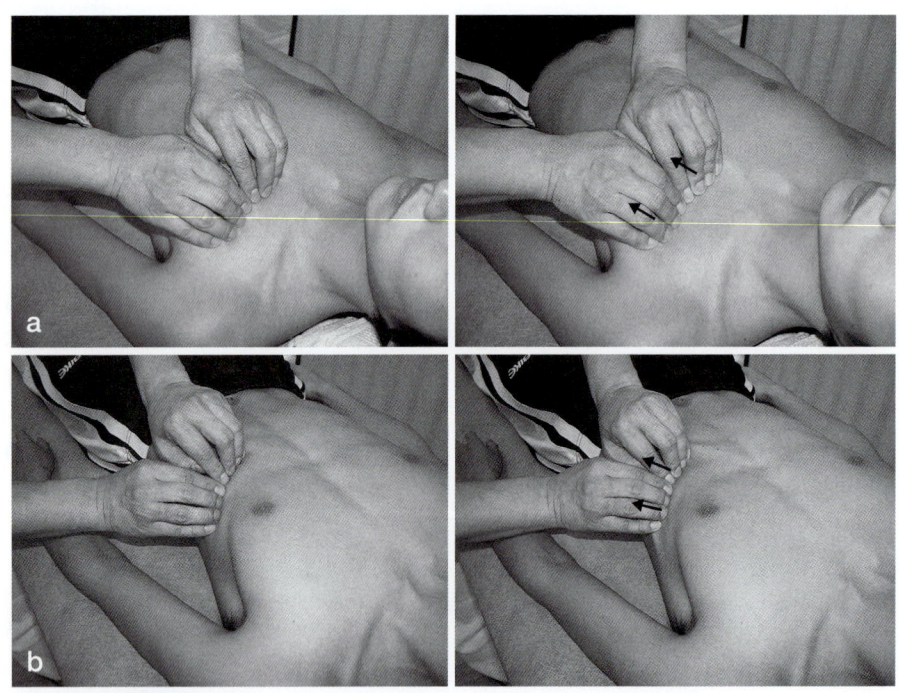

図 1-85 肋間筋のストレッチ
a. 上部肋間筋（左：吸気，右：呼気）
b. 下部肋間筋（左：吸気，右：呼気）．肋間に術者の8本の指を当てる．患者の呼気に合わせて，指を引き下げ肋間を伸張するようにする．吸気には力を緩め，胸郭の動きを妨げないようにする．

②患者の吸気の後，呼気に合わせて当てた指で下に押し下げる（**図 1-85b**）．
③肋骨の動きと同じ方向に手全体を動かし，肋間を押し開くように圧迫する．
④呼気が終了し，吸気に移行すると同時に圧迫を完全に除去し，吸気は妨げないようにする．

【実施上の注意点】
①手技を行う前に，各肋骨の可動性や疼痛の有無を確認しておく．
②肋間には指腹を当て，指先や爪を立てないようにする．
③術者の圧迫は生理・運動学的な胸郭運動と患者の吸気・呼気にタイミングに一致させるようにする．
④圧迫が強すぎたり，痛みや不快感を与えないようにする．

3) 中止基準

肋骨を動かすことで痛みが増強する場合は中止する。
血小板減少などで出血傾向のある症例では皮下出血を起こす可能性があるため，中止する．

■文献

1) 丸川征四郎（編）：改訂増補 ICU のための新しい肺理学療法．メディカ出版，1999
2) 宮川哲夫：呼吸理学療法の基本手技．並木昭義（編）：ICU における肺理学療法の理論と実際．pp61-75，医学図書出版，1996

項目別手技

A．徒手的テクニック
　1．呼吸介助[法]/呼気介助[法]
　2．スクイージング
　3．ポストリフト
　4．スプリンギング
B．体位管理
　1．ポジショニング
　2．腹臥位管理法，腹臥位療法，腹臥位換気
　3．体位呼吸療法
　4．持続的体位変換
C．呼吸体操
　1．呼吸筋ストレッチ体操
　2．その他の呼吸体操

A 徒手的テクニック

1 呼吸介助［法］/呼気介助［法］

欧文名 manual breathing assist
同義語 用手/徒手的呼吸介助手技/法など
類語 胸郭外胸部圧迫法，徒手胸部圧迫法，胸壁圧迫法，スクイージングなど

定義 徒手的に胸郭運動を他動的に介助すること．患者の胸郭に手掌面を当てて，呼気に合わせて胸郭を生理的な運動方向に合わせて圧迫し，次の吸気時には圧迫を解放することを繰り返すもの．

【補足】単純に胸郭を手で押すこととは根本的に異なる手技である．呼吸介助と呼気介助の相違は明確ではなく，明らかな手技上の違いを指摘することはできない．前者は換気の改善を主たる目的とするため，呼気時の圧迫に続いて生じる相対的な吸気量の増大も期待するのに対して，呼気介助は主に呼気流速および呼気量の増大によって，他動的な呼気の促進や気道分泌物の移動を期待するものである．したがって，両者は目的あるいは用語（のニュアンス）のみの相違であると思われ，厳密に区別することは困難である．

目的と期待できる効果 ①換気（量）の改善，②気道分泌物の移動，③呼吸仕事量の減少，④呼吸困難の軽減．

適応 呼吸介助は換気の改善を主たる目的とするため，その目的に合致する場合であれば急性あるいは慢性呼吸障害を問わず適応となる．
① 換気の改善によってもたらされる以下の臨床状態．
・無気肺の予防と改善：胸部・腹部手術後患者など．
・ガス交換の促進：肺胞低換気が存在する患者．
・気道分泌物の移動促進を図りたい場合．
・呼吸困難の改善，リラクセーションを促したい場合．
② 胸郭柔軟性の維持・改善．

禁忌 換気の改善が期待できない，あるいは必要ない場合は適応外である．
① 絶対的禁忌：胸部の広範な熱傷による植皮術後．
② 相対的禁忌：循環動態の不安定な患者，（フレイルチェストを伴った）多発肋骨骨折，離開した術創の存在，脆弱化した皮膚・骨粗鬆症の合併．

手順

1 患者の体位と手技を加える部位
仰臥位，側臥位，座位にて上部胸郭，あるいは下部胸郭へ介助を加える方法が選択される（図1-86〜90）．

2 手技の実際
① 術者は患者の側方に位置し，手技を加える患者の胸郭に手掌の全面を均等に接触する．
② 患者の呼気時に胸郭を生理的運動方向（生理的な拡張方向とは反対方向）へ他動的にゆっくりと圧迫を加える．圧迫の強さと方向は均等かつ一定であり，安静呼気位を超えて胸郭の動きが自然に止まるところまで行う．
③ 患者が吸気に移行すると同時に，圧迫を完全に除去する．

3 実施上の注意点
① 手掌の圧力が均等になるよう接触する．

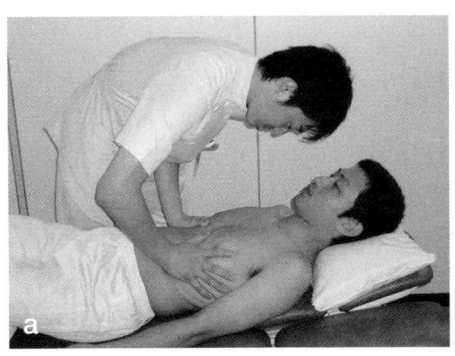

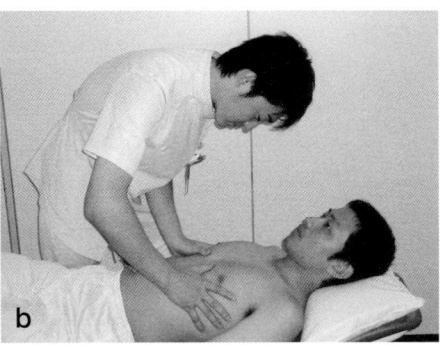

図 1-86 仰臥位下部胸郭呼吸介助法（a. 呼気，b. 吸気）
患者の乳頭よりやや下方で術者の両手掌を前胸部から胸郭外側に置く．呼気時に下背側（患者の骨盤）に向かって胸郭を同時に押し下げる．上肢のみで圧迫するのではなく，術者の体重を前方に移動しながら実施する．

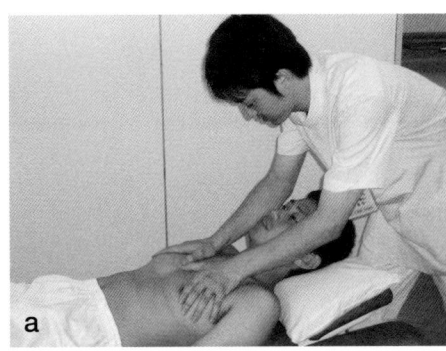

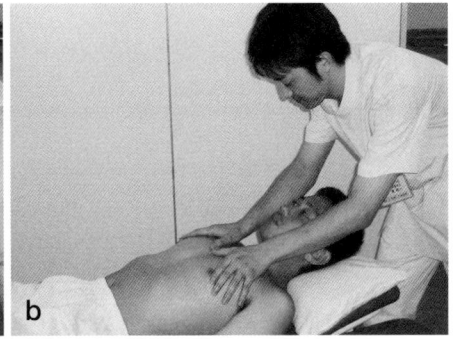

図 1-87 仰臥位上部胸郭呼吸介助法（a. 呼気，b. 吸気）
術者の両手掌を患者の両側の鎖骨下前胸部に置く．呼気時に約 45 度下方（胸骨を患者の腰部へ向けて平行移動させるよう）に向けて胸郭を同時に押し下げる．

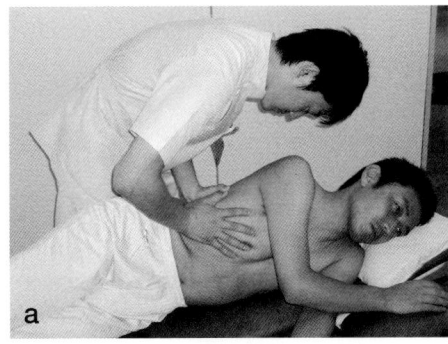

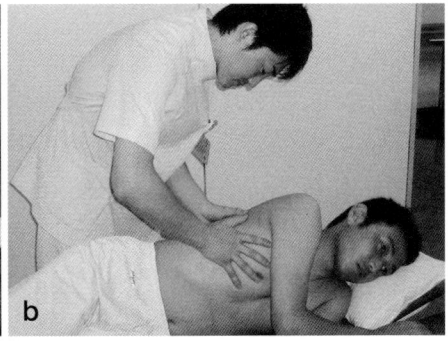

図 1-88 側臥位下部胸郭呼吸介助法（a. 呼気，b. 吸気）
術者の両手掌を患者の剣状突起の高さを目安に前胸部と後胸部から挟み込むように置き，両側の母指は腋窩中線上にそろえる．呼気時に患者の骨盤に向けて圧迫を加え，尾側方向に引き下げる．

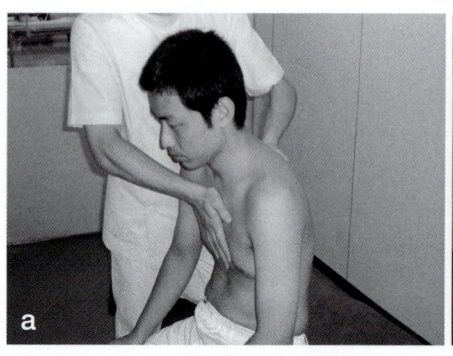

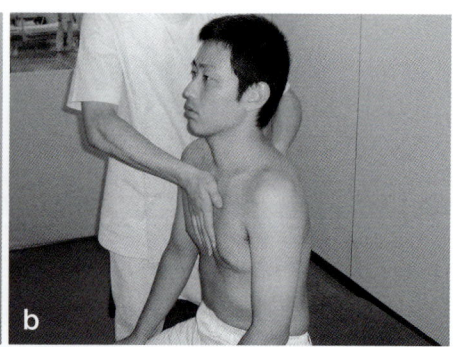

図 1-89　座位上部胸郭呼吸介助法（a. 呼気，b. 吸気）
術者の一側の手掌を患者の胸骨上に，他方を肩甲骨間に置く．呼気時に患者の胸骨を引き下げるように圧迫を加える．その際，肩甲骨間に置いた手掌で体幹を軽く前傾させるようにする．

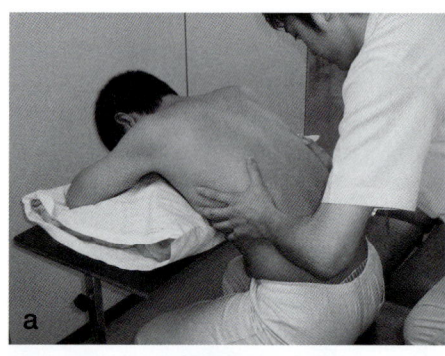

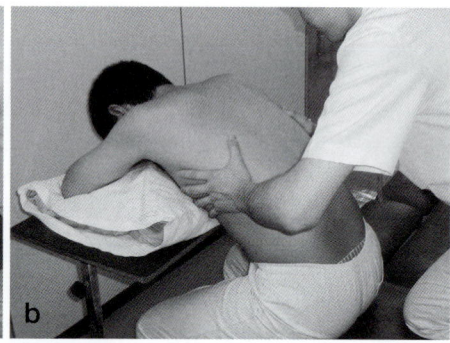

図 1-90　座位下部胸郭呼吸介助法（a. 呼気，b. 吸気）
術者の両手掌を患者の剣状突起の高さを目安に外側胸部に置く．呼気時に患者の胸郭を内下方に向けて圧迫を加える．

② 術者の介助は常に生理的胸郭運動および患者の呼気と吸気のタイミングに一致させる．

③ 吸気時には患者の吸気を妨げないように圧迫力をゼロにする．

④ 圧迫の方向，強さ，タイミングが最適となるよう，胸郭の動きを手掌面全体で感知しながら介助，修正する．

⑤ 圧迫を加える際には術者の身体の重心を患者側に移さないようにする．

⑥ 手技が適切に行われていれば，患者は自然にかつ楽に呼吸ができ，痛みや不快感を訴えることもない．

4 中止あるいは終了基準

実施時間または回数のみによって中止・終了を決定できない．手技を実施した目的を反映する指標（聴診音，SpO_2など）の変化の有無，および反応を常に評価し判断する．原則としてその目的が達成され，期待した効果あるいは変化が得られたら終了とする．好ましくない反応が出現したら中止すべきである．

5 その他

本手技には呼気時の揉捏，振動，揺すりなどの付随手技があり，呼気の促進を目的に併用される場合がある．

■文献
1) 伊橋光二，伊藤直榮：術前術後の肺理学療法とプログラミング．理・作・療法 21：384-392，1987
2) 伊藤直榮：高齢者胸腹部手術後の肺理学療法とリハビリテーション．治療 74：1427-1432，1992
3) 眞渕敏：用手的方法．丸川征四郎（編）：改訂増補 ICU のための新しい肺理学療法．pp142-163，メディカ出版，1999
4) 石川朗，宮坂智哉，戸津喜典，他：呼気介助手技とその留意点．理学療法 20：939-944，2003

コラム　Chest care と呼吸介助法

　呼吸介助法は，わが国で行われている呼吸理学療法手技の中で最もポピュラーかつ特徴的なものであるといえる．呼吸介助法はいつ，どのようにして生まれ，現在のように広がったのであろうか．その歴史をたどってみたい．

　ご存知の読者も多いことと思うが，この手技を編み出したのは伊藤直榮氏である．筆者が知る限り，「呼吸介助」という用語が用いられた最初の論文は1983年の信州大学医療技術短期大学部紀要[1]である．高齢者肺癌手術直後から呼吸介助法を適応した記載がある．

　学術誌「理学療法学」の前身「臨床理学療法」1977年の特集号「呼吸器疾患の理学療法」において，氏が執筆された外科・ICUを中心とした理学療法に関する解説[2]が掲載されている．その論文には呼吸介助という用語こそ見当たらないが，chest care なる一連の技術として紹介され，呼吸介助法の源流を思わせるものである．また，同年の雑誌「medicina」[3]にも，呼吸介助の一部と理解できる squeezed spring action on the chest wall という手技が記載されている．その後，変遷しながら現在に至っているものと思われる．余談であるが，これらの論文は現在でも学ぶ点が多く，少しも色あせていないことに驚くとともに，臨床の普遍性を痛感させられる．

　臨床理学療法の解説論文，さらには氏から直接お話をおうかがいした際に，これらの手技はマッサージのテクニックをもとに，氏がカナダ留学中に師事した Dr. Kolaczkowski と共同で開発したとされている．その経緯の詳細は雑誌「看護実践の科学」1987年に連載で掲載されている．1970年代，当時のカナダでも排痰といえば軽打によるかろやかな音を出しながら行われていたとされるが，氏は「音をさせないで排痰を行っていた」としている．当時から患者に受け入れられるために試行錯誤された氏のご努力と臨床実践の高いレベルがうかがわれる．

　その後，氏が教鞭を執られていた信州大学で現職者講習会が開催され，1980年代後半から呼吸介助法が少しずつ広がった．その後現在では，全国各地のセミナーや講習会で呼吸介助法を学ぶことができるが，当時の氏らの呼吸器臨床にかける熱い思いを感じずにはいられない．

1) 伊藤直榮，酒井桂太，篠田昱子，他：高齢者肺癌患者術直後 ICU における理学療法の試み．信州大学医療技術短期大学部紀要 9（2）：29-35, 1983
2) 伊藤直榮：呼吸器疾患に対する理学療法—外科・ICU を中心に．臨床理学療法 4（3）：52-57, 1977
3) 伊藤直榮：理学療法．medicina 14：1572-1573, 1977

A 徒手的テクニック
2 スクイージング

欧文名 squeezing
類語 [呼気] 圧迫法，呼気胸郭圧迫法，圧迫捻出法，用手/徒手的呼吸介助手技/法，胸郭外胸部圧迫法，徒手胸部圧迫法，胸壁圧迫法，呼気介助[法]，強制呼気介助手技/法，強制呼出手技など

定義 排痰体位をとり気道分泌物の貯留する胸郭を呼気時に圧迫し，吸気時に圧迫を解放する手技．
【補足】通常は体位ドレナージで用いられる排痰体位と併用するため，徒手的な排痰手技に位置づけられる．スクイージングは呼吸介助などと同様，呼気時に胸壁を圧迫するものであるが，両者にはいくつかの相違点がある．その違いは，① 体位ドレナージの排痰体位を併用すること，② 気道分泌物貯留部位の各肺葉あるいは肺区域に相当する胸壁上に限定して手技を加えることである．スクイージングは気道内での分泌物の移動促進を目的とする徒手的な排痰手技と位置づけられるが，副次的には換気の改善も期待できる．
　一方，呼吸介助はその技術（胸郭全体を動かすように実施し，必ずしも目的とする肺区域や排痰体位を併用しない）と目的（換気の改善が主たるもの）から考えると，排痰手技の範疇に収めることはできない．squeezing という名称を用いた原著[1]では，「上部あるいは下部胸郭に手を当て呼気の間に下内方へ圧迫を加える」と記載されており，上記とは厳密に異なることが理解できる．現在わが国で用いられているスクイージングは，宮川によって発展，確立されたものである[2〜6]．

目的と期待できる効果 ① 気道分泌物の移動，② 換気（量）の増加，③ 無気肺の改善，④ 肺酸素化能の改善，⑤ 肺コンプライアンスの改善など．

適応 気道分泌物の貯留を認める急性あるいは慢性呼吸障害で，末梢肺領域からの気道分泌物の移動を促したい場合．通常は体位ドレナージの適応基準に準ずる．

禁忌および注意点 気道分泌物が（末梢肺領域に）貯留していない場合は適応外である．体位ドレナージの禁忌（⇒p.46）に準じるが，以下のような臨床状態では適応を控える．
① 絶対的禁忌：胸部の広範な熱傷による植皮術後．
② 相対的禁忌：循環動態の不安定な患者，（フレイルチェストを伴った）多発肋骨骨折，離開した術創または胸骨切開の存在，脆弱化した皮膚・骨粗鬆症の合併．

手順

1 患者の体位と手技を加える部位
① **上葉**：体位は仰臥位．第4肋骨より上部の胸郭に手技を加える（図1-91a）．
② **右中葉・左上葉舌区**：体位は45度後傾側臥位．第4肋骨と第6肋骨にはさまれた部位に手技を加える（図1-92a）．
③ **下葉**：体位は側臥位．中腋窩線と第8肋骨の交点より上部に手技を加える（図1-93a）．
④ **下葉後肺底区**：体位は腹臥位．第10肋骨より上部の胸郭に手技を加える（図1-94a）．

2 手技の実際
① 術者は患者の側方に位置し，目的とする胸壁上に手掌を広げて接触する．
② 患者の呼気時に胸壁が収縮していく方向と速さにしっかりと合わせながら，初めは軽く圧迫し，呼気の終末に向けて少しずつ圧迫を強め，呼気の終末時には最大呼気位までしぼり出すようにやや強い圧迫を加える．
③ 吸気に移行すると同時に圧迫を解放し，上記を繰り返す．

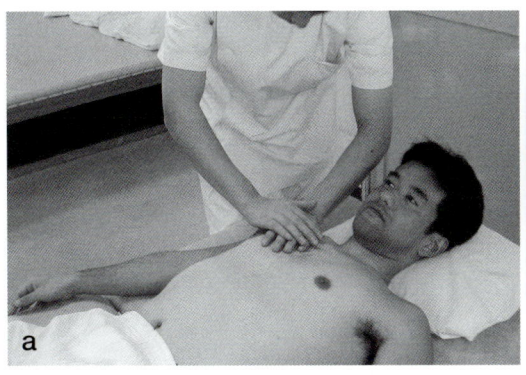

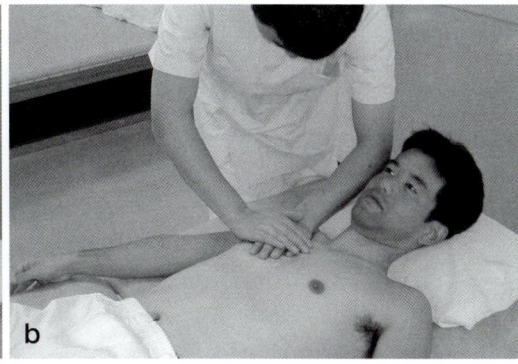

図 1-91　スクイージング（上葉）

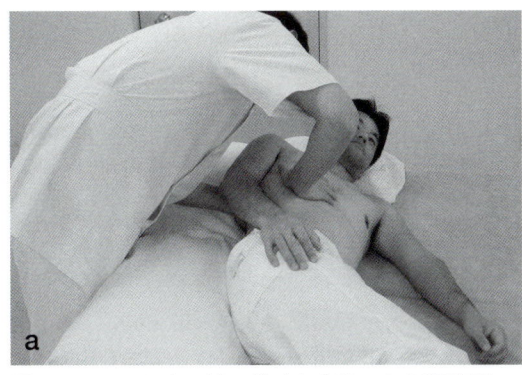

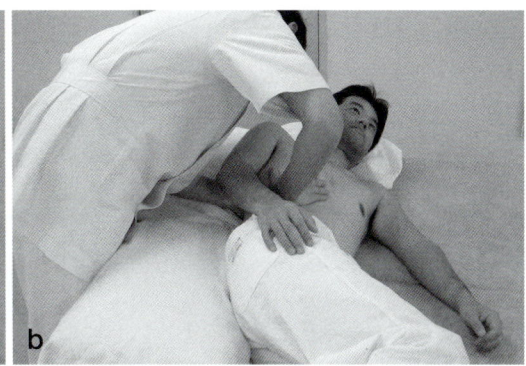

図 1-92　スクイージング（右中葉・左上葉舌区）

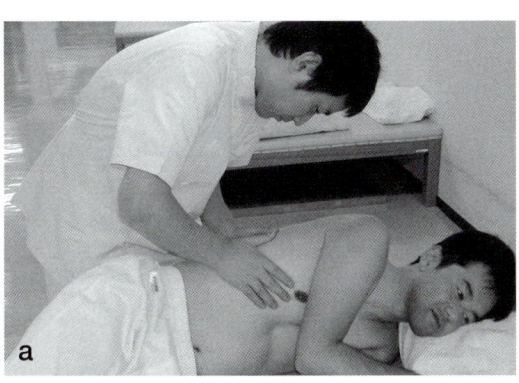

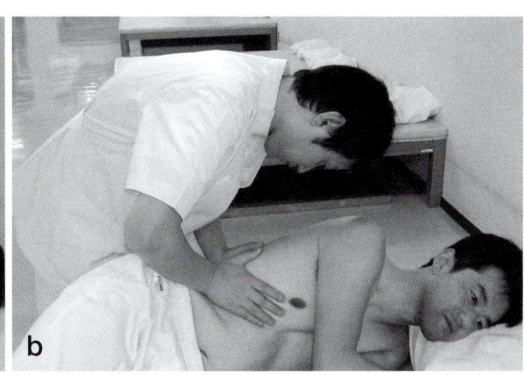

図 1-93　スクイージング（下葉）

　④上葉の方法：両手を重ね合わせて腰部の方向に圧迫を加える（**図 1-91b**）．
　⑤右中葉・左上葉舌区の方法：上記部位に手を置き，反対側の手は肩甲骨下角の下側に置く．両手で前後方向にはさみこむように圧迫を加える（**図 1-92b**）．
　⑥下葉の方法：胸郭を骨盤の方向に引き下げるように圧迫する（**図 1-93b**）．
　⑦下葉後肺底区の方法：一側の手は側胸部（下葉への施行部位と同じ部分）に，反対側の手は第10肋骨より上部に置く（**図 1-94b**）．側胸部は内側方向に，背側は腹側方向（下方）に圧迫を加える．

3　実施上の注意点
　①術者は生理的胸郭運動および患者の呼気と

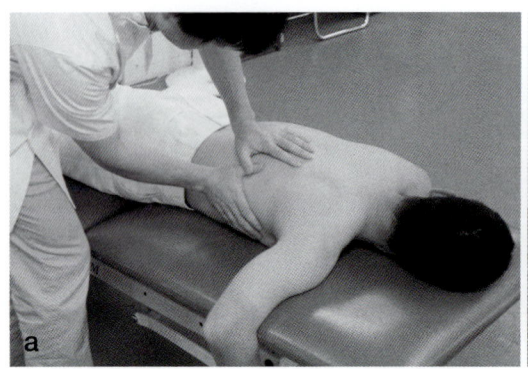

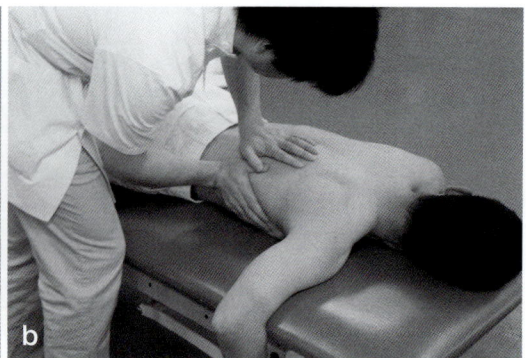

図 1-94　スクイージング（下葉後肺底区）

吸気のタイミングにずれないよう一致させ，呼吸を妨げないようにする．
　②肘を伸展位にして体重で圧迫するといった強い圧迫は避ける．
　③呼吸数が 30 回/分以上の頻呼吸では，2〜3 呼吸に 1 回の割合で行う．
　④フレイルチェスト，開胸創がある場合は骨折部や創部にずれるような力がかからないよう，同部位を含めた胸郭を全体的に覆うようにして軽い施行とする．
　⑤循環動態の不安定な症例では舌区の施行に注意する．
　⑥人工呼吸管理中の場合は呼気終末陽圧（PEEP）のかかった容量規定型換気では 2 呼吸に 1 回の施行とする．
　⑦5 cmH$_2$O 以下の PEEP では機能的残気量の低下に伴う肺酸素化能の低下に注意する．

【補足】スクイージングが紹介された当初の文献では，「胸郭に手を当て，呼気の間に気管分岐部に向かって圧迫する」と記載されていた[3]．これは胸郭の生理的な運動と一致していないため，多少の混乱と誤解があった．しかし，現在は上記のような方法で示され，整理された．

4 中止あるいは終了基準

　本手技は気道分泌物の移動と排出を目的とするため，分泌物の排出が目標になる．したがって，決められた回数や時間によって中止・終了を決定できない．通常は目的とする排痰部位に 3〜5 分間程度手技を加えて，その反応を評価する．好ましくない反応が出現した場合は実施を中止する．

■文献
1) Fielding M：Techniques for pulmonary physical therapy. In：Peat M（ed）：Current Physical Therapy. pp15-20, B.C. Decker, Toronto, 1988
2) 宮川哲夫：呼吸理学療法の実際．人工呼吸 7（1）：19-33，1990
3) 宮川哲夫（監）：最新/看護治療テクニック—呼吸理学療法の新しいテクニック（第 3 回）体位排痰法．エキスパートナース 8（5）：80-85，1992
4) 宮川哲夫：呼吸理学療法．沼田克雄（監）：入門・呼吸療法．pp147-190，克誠堂出版，1993
5) 宮川哲夫：呼吸理学療法の科学性．人工呼吸 15（2）：91-104，1998
6) 宮川哲夫：スクイージングをマスターしよう．看護技術 45（8）：822-831，1999

コラム　Squeeze me !

　スクイージング（squeezing）は本書の監修者の1人でもある宮川哲夫氏（昭和大学教授）によって編み出され，わが国に広がった手技であることは承知のとおりである．従来，体位ドレナージでは軽打法を併用するのが常識であった．その時代にあって，スクイージングの効果と安全性を提唱した氏の臨床観察力，そして常識を打ち砕いた勇気と行動力には心から敬意を表したい．

　スクイージングのスクイーズ（squeeze）を辞書[1]で調べてみると，圧搾（あっさく）する（特に両側などから強く押しつけることをいう），（ものを）搾る，押しつぶす，搾り出す，などと記載されている．あたかも「痰を絞り出す」というニュアンスがありそうだが，「胸壁を絞るように圧迫を加える」という意味が正確なようである．スクイージングはカナダのテキスト文献〔p.98の文献1)〕にその記述を見つけることができ，氏も本手技の名称をこのテキストから引用したとおっしゃっている．それ以外に排痰手技としてのスクイージングを海外の論文で探すことは難しい．スクイージングとよく似た手技にthoracic lymphatic pump（American College of Osteopathic Family Physicians）なるものがあるが，適応その他は全く違うものらしい．

　ちなみに冒頭のsqueeze me !は筆者がとある学会でスクイージングを併用した排痰法を説明した際に，外国人参加者から投げかけられた言葉である．いろいろと質問したあげく，最後にその場でスクイージングを行った．筆者の拙い英語によるところが大きいが，彼にとっては不思議な手技であったのであろう．スクイージングや呼吸介助法などわが国発の呼吸理学療法手技をもっと世界に向けて発信していきたいと痛感するこの頃である．

1) New College English-Japanese Dictionary, 6th ed. Kenkyusha Ltd., 1967, 1994, 1998

A 徒手的テクニック

3 ポストリフト

欧文名 post lifts
同義語 背部過伸展（dorsal hyperextension）
類語 仰臥位吸気時背部揺すり手技（shaking on the back during inspiration），リフティング（lifting）

定義 仰臥位にある患者の背部に術者の手を入れ，吸気時に持ち上げる手技．

目的と期待できる効果 仰臥位における背側（特に下葉上下葉区や後肺底区領域）の換気改善，吸気量の増加．

適応 側臥位や腹臥位などへの体位変換とポジショニングが禁忌，あるいはきわめて困難である臨床状態（例：下肢の骨折による直達牽引や多発外傷など）で，患者の体位が仰臥位に制限されている場合．かつ，深吸気の促進によっても背側の換気が改善しない場合（聴診などの身体所見によって判断する）．

禁忌および注意点 脊椎骨折（いずれの部位でも），骨盤骨折（不安定な状態），（多発）肋骨骨折，開胸術後など．

手順

1 患者の体位と手技の実際

❶ 両側に加える方法（図1-95）
　①患者の側方に位置する．
　②ベッドと背部の間に左右から両手を差し込み，患者の胸郭を抱きかかえるようにする．このとき，手を差し込む位置の目安として，指先は脊柱横突起に，高さは剣状突起とする．
　③患者の吸気に合わせて背部を持ち上げる．呼気に移行したら，元に戻す．

❷ 一側に加える方法（図1-96）
　①患者の側方に位置する．
　②ベッドと背部の間に片手を差し込み，患者の胸郭をかかえるようにする．このとき，手を差し込む位置の目安として，指先は脊柱横突起に，高さは剣状突起とする．もう一方の手はベッドを押し下げて胸郭が拡張するスペースを確保する．
　③患者の吸気に合わせて背部を持ち上げる．呼気に移行したら，元に戻す．

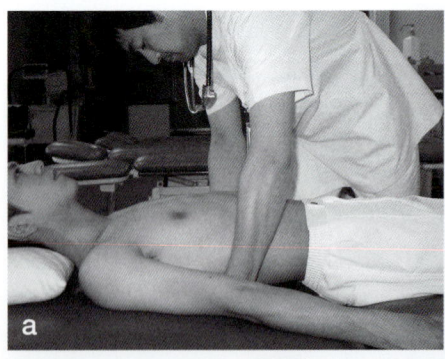

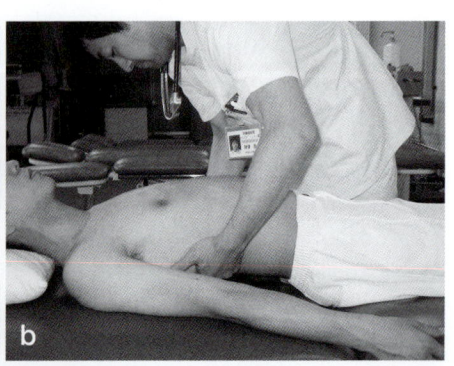

図1-95 ポストリフト（両側）（a. 開始時，b. 施行時）

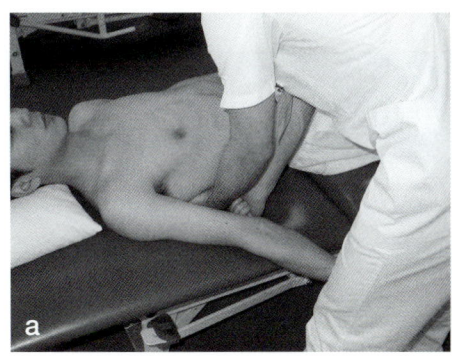

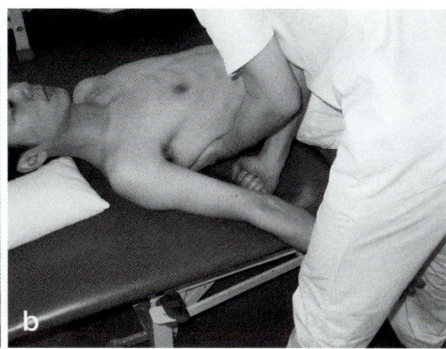

図 1-96 ポストリフト（一側）（a. 開始時，b. 施行時）

【補足】① 一側に加える別の方法には，両手で一側胸郭を持ち上げる手技もある．② 仰臥位吸気時背部揺すり手技とリフティングは同じ手技であり，吸気時に背部を持ち上げながら上下に揺すり手技を加えるものである．

2 実施上の注意点

深吸気は必ずしも併用しなくてもよい．

3 中止あるいは終了基準

手技の途中で，背側の呼吸音の聴診を繰り返しながら反応を評価する．またその結果として，SpO_2の変化も判断基準とする．

決められた回数や時間によって中止・終了を決定するわけではないが，通常は 3～5 分間程度手技を加えて，その反応を評価する．好ましくない反応が出現した場合には実施を中止すべきである．

■文献

1) Fielding M：Techniques for pulmonary physical therapy. In：Peat M(ed)：Current Physical Therapy. pp15-20, B. C. Decker, Toronto, 1988
2) 宮川哲夫：呼吸理学療法の実際．人工呼吸 7：19-33, 1990
3) 伊橋光二，伊藤直榮：術前術後の肺理学療法とプログラミング．理・作・療法 21：384-392, 1987

A 徒手的テクニック
4 スプリンギング

欧文名 springing
同義語 スプリングアクション（spring action）

定義 呼気時に徒手的に胸郭を圧迫した後に，吸気開始とともに一気に圧迫を解除し，胸郭の弾性を利用して吸気を促す手技．
【補足】基本的には換気の補助を行う手技であり，排痰体位と併用する必要はない．

目的と期待できる効果 換気が低下している部位や無気肺に対して吸気を促す．

適応 換気の改善が必要な患者には，急性呼吸不全・慢性呼吸不全を問わず適応となる．
① 胸腹部などの術後無気肺の予防または改善．
② 頸髄損傷による換気不全．
③ 肺胞低換気による換気不全．
④ 吸気を促すことにより気道分泌物の移動が期待できる．

禁忌 多発肋骨骨折，皮膚移植術後，循環動態不安定，脆弱な肺実質部．

手順

1 患者の体位と手技を加える部位
基本的には体位を選択する必要はない．聴診や打診などで換気が低下している部位を呼気時に圧迫する．ただし，気道分泌物が貯留している場合には排痰体位を併用して行うと効果的である．

2 手技（図1-97, 98）
① 術者は患者の側方に位置し，手技を加える患者の胸郭に手掌全体を均一に接触させる．
② 患者の呼気時に胸郭を生理的な運動方向（吸気時とは反対方向）へ圧迫を加える．圧迫の強さと方向は均一かつ一定に行い，患者の安静呼気位まで圧迫する．
③ 患者が吸気に移行したときに一気に圧迫を解除する．

3 実施上の注意点
① 手掌の圧迫が均等になるようにする．
② 胸郭の生理的な運動を妨げない．
③ 圧迫方向，圧迫の強さ，タイミングが最適と

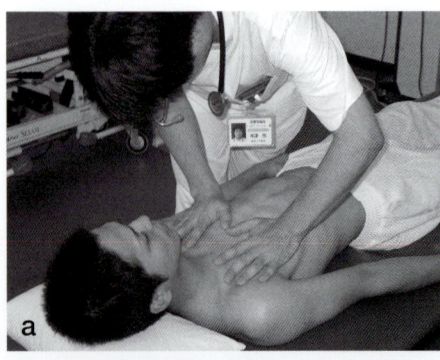

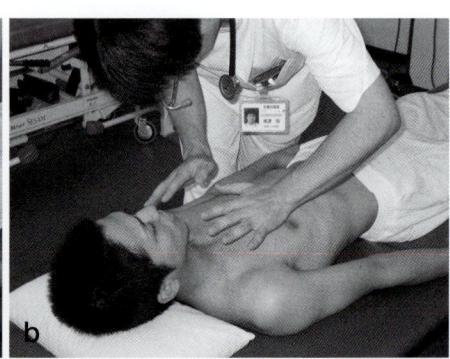

図1-97 上部胸郭に対するスプリンギング（a. 開始時，b. 施行時）

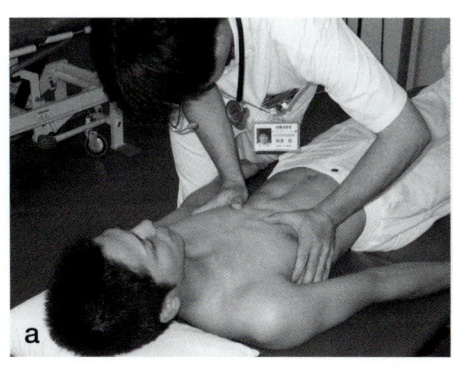

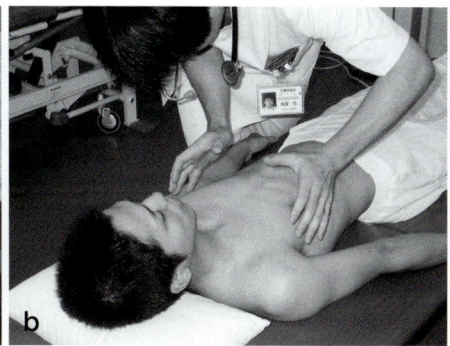

図 1-98 下部胸郭に対するスプリンギング（a. 開始時，b. 施行時）

なるよう，胸郭の生理的な運動方向を手掌面全体で感知し介助，修正する．
　④疼痛や呼吸困難に注意する．
　⑤循環動態をモニタリングする．
　⑥聴診や打診で効果を確認する．

■文献
1) 宮川哲夫：呼吸理学療法の基本手技．並木昭義（編）：ICU における肺理学療法の理論と実際，集中治療医学講座 12. pp61-75，医学図書出版，1996
2) 眞渕敏：人工呼吸器装着患者の肺理学療法とその手技．並木昭義（編）：ICU における肺理学療法の理論と実際，集中治療医学講座 12. pp77-89，医学図書出版，1996

B 体位管理

1 ポジショニング

欧文名 body positioning
同義語 体位管理，姿勢管理など
類語 体位変換，turning，安楽姿勢，腹臥位管理法など

定義 体位変換によって，特定の体位（臨床的には側臥位や前傾側臥位，腹臥位，座位）を一定時間保持すること．

目的と期待できる効果 体位を変えることに伴い，呼吸器系に及ぶ重力の作用方向を変化させることで肺気量，ガス交換，呼吸筋など呼吸機能に関与する種々の面に影響を与える（呼吸器系に及ぶ重力作用による悪影響を除去，あるいは軽減する）．その目的は，①気道クリアランス，②呼吸困難の軽減，③肺容量の改善，④ガス交換（酸素化）の改善，⑤下側肺障害の治療に大別できる．

適応 ①気道クリアランス：いわゆる体位ドレナージと同義（⇨p.46 体位ドレナージの項目を参照）．
②呼吸困難の軽減：慢性肺疾患などにおける呼吸困難発生時．
③肺容量の増大：FRC 低下によるガス交換障害，開胸・開腹術後早期，FRC の低下および closing capacity（CC）の増大をきたしやすい肥満，高齢，喫煙，閉塞性換気障害などを伴う患者．
④ガス交換の改善：広範囲の無気肺や胸部画像上，肺硬化像（consolidation）を伴った肺炎など，局在する肺病変の存在が適応となる．
⑤下側肺障害の治療：腹臥位管理と同義（⇨p.106 腹臥位管理の項目を参照）．

禁忌および注意点 治療体位への変換およびその保持を制限する以下の状態では禁忌：外傷の存在，不安定な循環動態，患者が非協力的，せん妄や高度の不安，強い疼痛など．
　①，⑤はそれぞれの項目の記載に準じる．②，③，④は上記適応状態を満たしていない場合は適応外となる．
　急性呼吸障害の場合では，体位変換中，直後は循環動態が不安定になる場合があり，モニタリングが必須である．また，実施の目的に基づいた客観的な効果判定指標を設定し，反応を評価する．

手順

1 方法

❶気道クリアランスのためのポジショニング
体位ドレナージの項目を参照（⇨p.46）．排痰手技を併用することが多いため，その範疇から外して論じられることが多いが，本来はポジショニングに位置づけられるものである．

❷呼吸困難軽減のためのポジショニング
特定のリラックスした姿勢を利用して呼吸困難の軽減を図るポジショニングである．通常，上肢で体幹を支持した前傾姿勢を伴う座位および立位が利用される（図1-99）．また，側臥位や頭部を挙上した側臥位（high side lying）も適応される．

❸肺容量増大のためのポジショニング
肺容量と肺内換気不均等分布を改善するためのポジショニングである．FRC が増大する垂直座位あるいは立位が適応される．

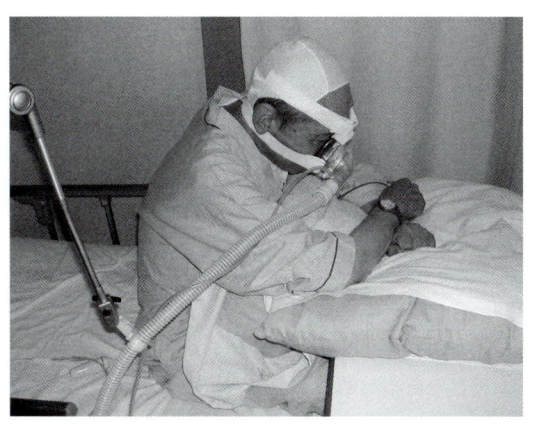

図 1-99 座位

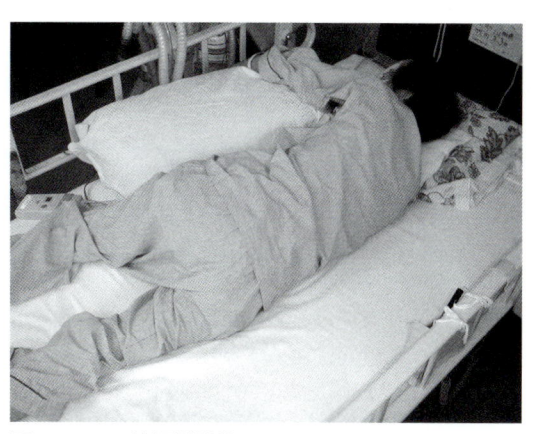

図 1-100 前傾側臥位

❹ガス交換改善のためのポジショニング

　酸素化改善のために肺内同一領域内の血流と換気分布を適正にマッチングさせるポジショニングであり，病変領域を上側にした（健常肺領域を下側にした）体位を適応する（**図 1-100**）．

❺下側肺障害治療のためのポジショニング

　腹臥位管理法の項目を参照（⇨p.106）．

2 実施上の注意点

　急性呼吸障害の場合では，体位変換の際は各種ラインやチューブの事故，抜去などに注意をはらうとともに，循環動態や自覚症状の変化に気をつける．また，さまざまな大きさの枕やクッションを十分に用意し，安楽な姿勢が保てるように配慮する．

3 中止あるいは終了基準

　ポジショニングによって好ましくない反応，あるいは増悪を認めたら中止とする．上記目的に従い，その目的を反映する指標が目標値に達成（維持）したら終了とする．その後，頻度，時間を計画する．

■文献

1) Jones M, Moffatt F：Cardiopulmonary Physiotherapy. BIOS Scientific Publishers, Oxford, 2002
2) Reid D, Chung F：Clinical Management Notes and Case Histories in Cardiopulmonary Physical Therapy. Slack Incorporated, Thorofare, 2004

B 体位管理

2 腹臥位管理法，腹臥位療法，腹臥位換気

欧文名 prone position, prone positioning, pronation, prone ventilation
同義語 体位呼吸療法，腹臥位人工呼吸

定義 患者の体位を腹臥位に保つこと．通常，急性呼吸不全患者に対して，酸素化の改善を目的に一定時間，適応する場合に用いる名称である．

【補足】適応となる急性呼吸不全患者を腹臥位にすることで得られる効果には即時効果と遅発効果がある。前者は，体位変換後数分で現れる酸素化能改善で，主に換気/血流比の改善によるものである．また，後者は，元の体位に戻しても，体位変換以前の低い血液ガスには戻らず，体位変換前よりも上昇する効果．

即時効果でPaO_2が 20 Torr 以上の改善をもって反応ありとする．

目的と期待できる効果 酸素化の改善，下側肺領域の換気の改善，気道分泌物の排出など．
適応 下側肺障害を伴っているとよい適応となる．
禁忌 ①絶対禁忌：循環動態の不安定な患者，頭蓋内圧亢進，不安定な脊椎骨折・骨盤骨折．
②相対禁忌：顔面外傷，治療されていない不整脈，急性出血，気管切開術直後，脊椎や開腹術後，血液透析患者．

手順

1 事前の準備

患者の呼吸・循環動態が安定しているかを確認するとともに，人工呼吸器回路，各種ラインの安全性を確保する．このとき，体位変換後を想定してゆとりがあることを確認しておく．また，手技に必要な人員を確保しておく．

2 手技の実際（図1-101）

①患者をシーツごとベッド端へ移動し（皮膚損傷防止のため患者を引きずらない），完全側臥位にする．

②完全側臥位から前傾側臥位に移行する．このとき，下半身をほぼ腹臥位とする．

③前傾側臥位または不完全な腹臥位においては，②の上半身腹側に長枕（ロールパッドなど）を入れる．

④下側となった上肢は挙上し，顔面・頭頸部を整えながら完全腹臥位とする（図1-102）．

3 中止基準

①血圧低下，危険な不整脈の出現．

②1回換気量の低下，努力性呼吸の増悪，呼吸抑制．

③循環障害，神経・関節障害，上肢・頸部の神経および血流障害の出現．

④血圧上昇，頻脈，末梢冷感，冷汗，不穏の出現．

⑤感染性分泌物の健常肺への垂れ込みによる病変拡大の危険性が高いときは中止する．

■文献
1) Wagaman MJ, Shutack JG, Moomjian AS, et al：Improved oxygenation and lung compliance with prone position of neonates. J Pediatr 94：787-791, 1979
2) Langer M, Masheroni D, Marcdin R et al：The prone position in ARDS patients：A clinical study. Chest 94：103-117, 1988
3) 川前金幸：腹臥位呼吸管理法．ICU と CCU 26：419-426, 2002
4) 丸川征四郎（編）：救急・集中治療の看護ケア―ナースの質問 119：ベッドサイドの問題解決．p127, 南江堂, 2002
5) 丸川征四郎（編）：改訂増補 ICU のための新しい肺理学療法．p238, メディカ出版, 1999

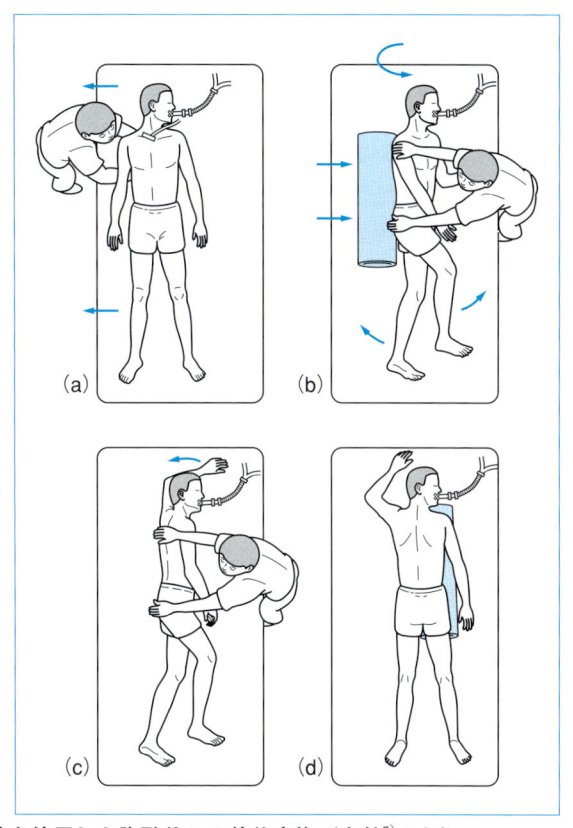

図 1-101　長枕を使用した腹臥位への体位変換（文献5）より）

a. 患者をベッドの端に寄せる．このとき，呼吸回路に十分余裕をもたせる．顔は最終的な腹臥位時の位置にしておく．各種のチューブ，ラインにも十分な余裕をもたせる．
b. 前傾側臥位へ回転させる．まず，図では右膝を立て左足と交差させておいて，肩と腰に回転力をかけて前傾側臥位にする．
c. 左手を万歳させ頭の下を通す．
d. 身体の右端を長いロールパッドで支える腹臥位とする．左上肢は身体に添わしてもかまわない．右の上下肢でロールパッドを抱く姿勢にすると安定する．注意点は，身体の回転中に各種のチューブ，ラインの安全を確保すること，目と鼻の圧迫，陰茎の圧迫を避けることである．長ロールパッドがずれない工夫も大切である．

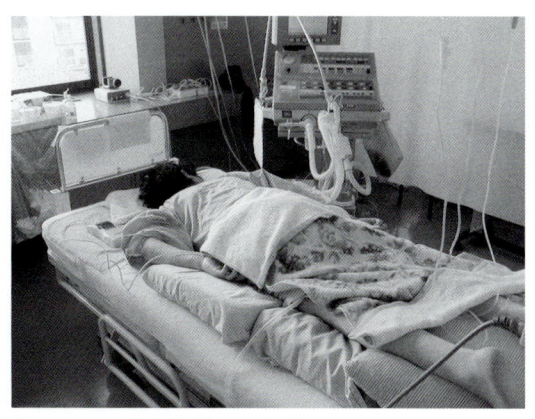

図 1-102　腹臥位管理の実際

B 体位管理

3 体位呼吸療法

欧文名 postural respiratory therapy
類語 腹臥位管理法，腹臥位療法，腹臥位換気

定義 腹臥位管理と，その治療効果を増強する特定の呼吸理学療法とを組み合わせたもの．
【補足】特定の呼吸理学療法とは咳嗽，ハフィング，深呼吸を促進するための呼吸介助を示す．従来の軽打，振動，揺すりは併用しない．体位呼吸療法が成立するのは，肺障害が限局しておりそれ以外の肺領域はほぼ健常であるということである．また片側に偏重した障害もあり（図 1-103），腹臥位管理法とは区別する必要がある．

目的と期待できる効果 酸素化能の改善，肺胞換気の改善，下側肺末梢気道の分泌物排出，横隔膜・胸郭柔軟性の改善．

適応 両側性下側肺障害，片側性下側肺障害，片側肺障害といった限局する肺病変の存在．
【補足】①下側肺障害について：下側になった肺領域に現れる浸潤性病変のことである．主に ARDS などの急性肺障害によって発生し，重力側に肺水腫，分泌物貯留，無気肺が形成され混在する．重症症例が仰臥位で管理されることが多いため背側に形成される（図 1-104）．器質的な変化がびまん性に完成した慢性肺障害では，体位呼吸療法では酸素化の改善は望めない．下側肺障害は，肺胞間質性肺水腫が主体である一次性無気肺（または consolidation）と，肺胞間質性肺水腫と肺炎や誤嚥性肺炎などに起因し気道系変化が伴い中枢側気道が閉塞し末梢側の含気がなくなって生じる二次性無気肺が混在するものに分けられる．二次性無気肺が混在している急性肺障害は，気道分泌物の性状や呼吸理学療法の効果しだいで腹臥位管理法の効果が大きく異なることが指摘されている．
②治療体位について：基本的には下側肺障害が形成された体位と正反対の体位を維持することが多いが，PaO_2 が最も改善する体位とする．2番目に PaO_2 が良好な体位を準治療体位と呼ぶ．

禁忌 腹臥位管理法に準ずる．

手順

1 効果のメカニズム（図 1-105）

①換気/血流比の改善によるシャント血流の減少（肺内血流再分配）：下側（重力側）の障害部位に多い血流を，換気の多い健常部にシフトさせて酸素化を改善する．

②下側肺にかかる圧力と可動制限を軽減しコンプライアンスを改善する（上側肺効果）：重力お

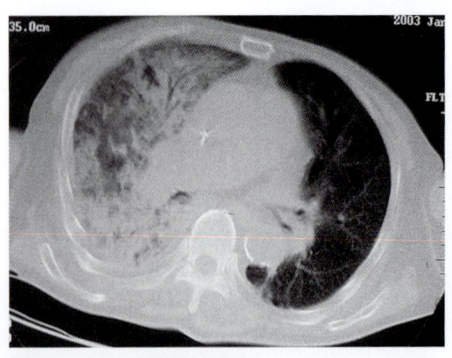

図 1-103 片側性肺障害

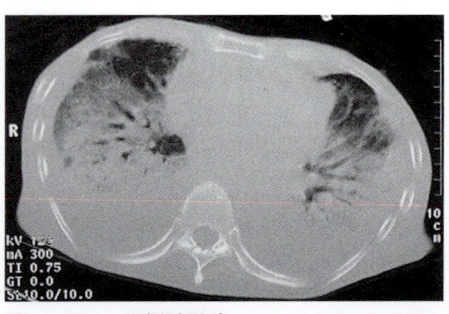

図 1-104 下側肺障害

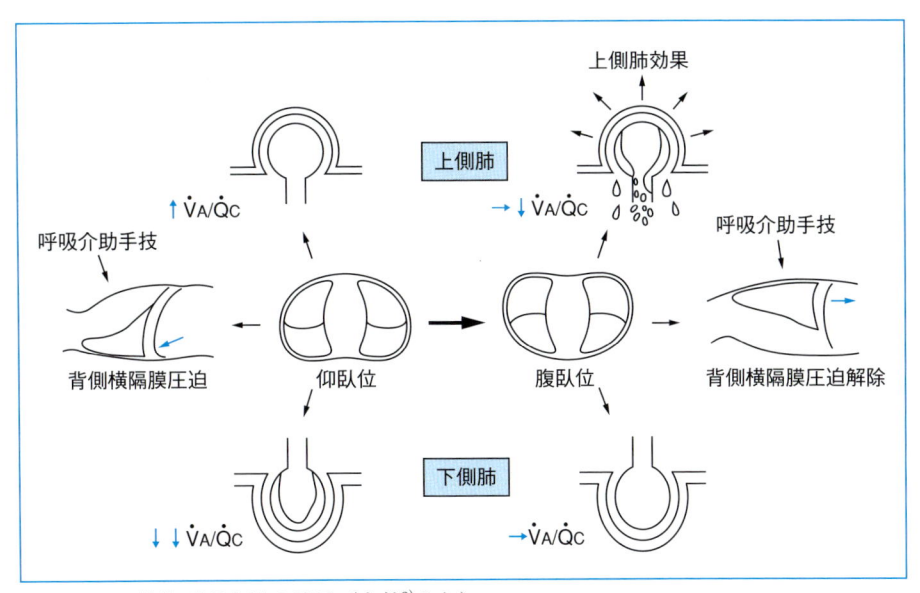

図 1-105 体位呼吸療法の効果（文献[2]より）
$\dot{V}_A$：肺胞換気量，$\dot{Q}_C$：肺毛細管血流量，$\dot{V}_A/\dot{Q}_C$：換気血流比

よび障害部の横隔膜や胸郭にかかる圧力を解放し，肺胞換気を改善する．

③ 下側肺の末梢気道に貯留した分泌物を排出し肺胞・間質組織に貯留した体液を移動させる（体位ドレナージ）．

④ 自発呼吸を高める呼吸理学療法の併用が障害領域の換気の改善に有効：横隔膜・胸郭運動の改善は呼吸理学療法の効果を高める．

2 終了の基準

① PaO_2/F_IO_2（動脈血酸素分圧/吸入気酸素濃度）が 300 Torr 以上に改善した体位は治療体位から除外する．

② 完全腹臥位，左右前傾側臥位の 3 体位間と仰臥位の間で PaO_2/F_IO_2 に 20 Torr 以上の差がなくなった場合．

③ 患者が自発的に体位変換を始め，最も PaO_2 の悪い体位で PaO_2/F_IO_2 が 200 Torr を超えた場合．

■ 文献
1) 丸川征四郎（編）：改訂増補 ICU のための新しい肺理学療法．pp232-254，メディカ出版，1999
2) 丸川征四郎（編）：救急・集中治療の看護ケア―ナースの質問 119：ベッドサイドの問題解決．pp123-130，南江堂，2002
3) 尾崎幸平：腹臥位換気．救急医学 26：1573-1576, 2002

B 体位管理

4 持続的体位変換

欧文名 continuous lateral rotational therapy, continuous rotational therapy
同義語 kinetic therapy, continuous oscillation, continuous mechanical turning
類語 turning

定義 自動体位変換ベッドを用いて左右への側臥位を自動的に繰り返す方法．

【補足】実施に際してカイネティック・ベッド（kinetic bed）やオッシレーティング・ベッド（oscillating bed），エア・ロスベッド（air-loss bed）などの自動体位変換ベッドを用いる必要がある．また，kinetic therapy と continuous lateral rotational therapy があるが，前者は 40 度以上（62 度），後者では 40 度未満の側臥位が設定されるという違いがある．本項では，あえて両者を厳密に分けることはせず，continuous lateral rotational therapy（持続的体位変換）の用語を使用することとする[1]．

目的と期待できる効果 運動制限状態の患者において合併症の予防[2]と治療補助に用いられる．
① 肺合併症の予防．
② 骨の脱灰進行による尿路結石．
③ 深部静脈血栓症．
④ 麻痺性イレウス．
⑤ 褥瘡．

適応 ① 脊髄損傷，頸髄損傷，骨折急性期で牽引や固定を必要としている患者．
② 術後や重症病態により体動制限のある患者．

禁忌 不整脈の出現，脳圧亢進（頭蓋内圧＞30 mmHg，外減圧開頭術が施行されている患者），ショック，不穏，不安定な脊髄損傷（頸髄損傷），熱傷急性期，皮膚移植直後．

手順

1 自動体位変換ベッドの利点と使用上のポイント

自動体位変換ベッドの主なものは，① ダイナケア®Ⅱ，② ロトレスト®，③ バイオダイン®Ⅱである（**図 1-106**）．それぞれ左右に最大 45〜62 度の傾斜角をもち，角速度の設定も異なる．緊急時に 5 秒でクッションを収縮させ心肺蘇生などの処置に対応できるベッドもある．これらのベッドは脊髄損傷や重症で自発的な体動が低下した患者に用いることができる．利点は，重症患者の体位変換をベッドで代行することで看護業務が軽減されること，人為的体位変換と比較して脊髄損傷や骨折患者の安静が保持できること，さらに人為的体位変換と比較して循環動態の変動が少ない[3]ことなどが挙げられる．肺合併症の予防を目的とす

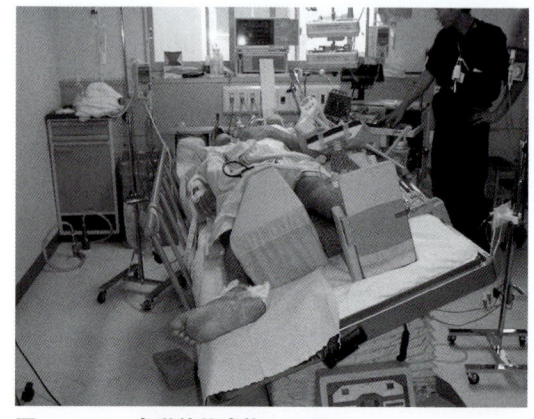

図 1-106 自動体位変換ベッド

る場合には，左右上葉の前区，右中葉，舌区，および左右下葉の前肺底区がドレナージの対象となる[4]．自動体位変換ベッドを使用することにより，2時間ごとの体位変換と比較して，呼吸器疾患患者の人工呼吸器装着期間やICU在室日数が短縮され[5]，体動制限のある外傷患者においても下気道感染，肺炎の予防効果があったと報告されている[6]．

2 注意点

施行時に血圧や心拍数の上昇・低下，不整脈出現に対応するため循環器系モニタリングを行う必要がある．また，ベッドの回転により気管内チューブ，人工呼吸器回路，点滴チューブなどの事故抜去を防止するために固定を確実に行う．

■文献

1) Hess DR：Patient positioning and ventilator-associated pneumonia. Respir Care 50：892-898, 2005
2) 山内順子，丸川征四郎：救急治療機器(11) ローリングベッド．救急医学 19 (10)：臨時増刊号, 1995
3) Stoiller K：Physiotherapy in intensive care：Towards an evidence-based practice. Chest 118：1801-1813, 2000
4) 吉野節子，他：自動体位変換装置使用時と徒手的体位変換時の循環動態の変化．看護技術 44 (8)：82-86, 1988
5) Schimmel L, Civetta JM, Kirby RR：A new mechanical method to influence pulmonary perfusion in critically ill patients. Crit Care Med 5：277-279, 1977
6) Summer WR, Curry P, Haponik EF, et al：Continuous mechanical turning of intensive care unit patients shortens length of stay in some diagnostic-related groups. J Crit Care 4：45-53, 1989
7) Fink MP, Helsmoortel CM, Stein KL, et al：The efficacy of an oscillating bed in the prevention of lower respiratory tract infection in critically ill victims of blunt trauma：A prospective study. Chest 97：132-137, 1990

C 呼吸体操

1 呼吸筋ストレッチ体操

欧文名 respiratory muscle stretch gymnastics
類語 呼吸体操，ストレッチ体操

定義 収縮している呼吸筋をストレッチする体操．吸気時に吸気筋を，呼気時に呼気筋をストレッチする．呼吸困難の軽減を目的に昭和大学の研究グループによって考案されたもの．本法は以下の「手順」のように体操の種類，順序，方法が決められている．

目的と期待できる効果 呼吸困難の軽減，呼吸のしやすさの改善が第1の目的である．副次的に胸郭を中心とした呼吸筋の柔軟性改善，胸郭柔軟性の改善，呼吸機能や姿勢，体幹機能の向上など．

適応 病状の安定した慢性呼吸器疾患．

禁忌および注意すべき病態 高度の呼吸困難，呼吸パターンをコントロールできない症例，不安定な呼吸循環動態，腰痛，頸部痛，肩関節痛，ブラもしくは肺胞壁の脆弱化した症例など．

手順

1 患者の姿勢
座位または立位．

2 手技の実際
以下の体操を3〜10回ずつ，1日3回程度実施する．

❶頸部呼吸筋のストレッチ
① 足を肩幅くらいに開き，背筋を伸ばしてリラックスする（図1-107a）．
② 鼻から深吸気を行いながら，両肩をすくめるように挙上する（図1-107b）．
③ 息をゆっくり吐きながら，肩の力を抜いて下ろし，①の姿勢に戻しながら，背筋を伸ばしてリラックスする．肩を後ろに回しながら下ろすと効果的である．

❷前胸部・側胸部呼吸筋のストレッチ
(a) 手を胸に当てて胸の筋肉を伸ばす（前胸部吸気筋のストレッチ）．
① 両手を胸の上部に当て，ゆっくりと息を吐く．
② ゆっくり息を吸いながら，頸部を伸展する（持ち上がる胸を手で押し下げるように）．
③ 息を吸いきったら，①と同じ姿勢に戻しながらゆっくりと息を吐く．

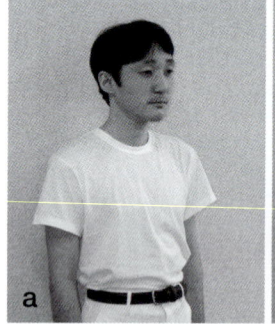

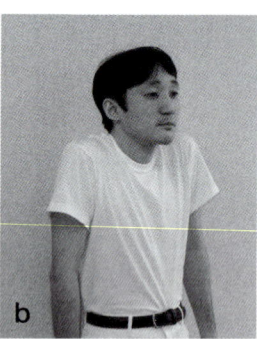

図 1-107 頸部呼吸筋のストレッチ

(b) 手を引き上げ胸の筋肉を伸ばす．
① 両手を頭の後ろで組み，ゆっくりと息を吸う（図1-108a）．
② ゆっくり息を吐きながら腕を伸ばし，背伸びをしていく（図1-108b）．
③ 息を吐き切ったら，頸部を前屈し，上肢をさらに伸展しながら，もう一度ゆっくり息を吸う．息を吸いきったら，①の姿勢に戻して楽に呼吸する．

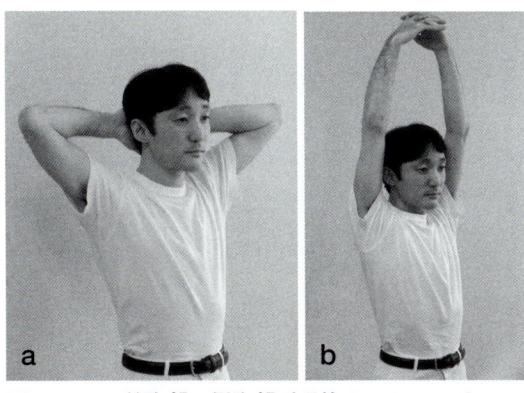

図 1-108　前胸部・側胸部呼吸筋のストレッチ

図 1-109　背部吸気筋のストレッチ

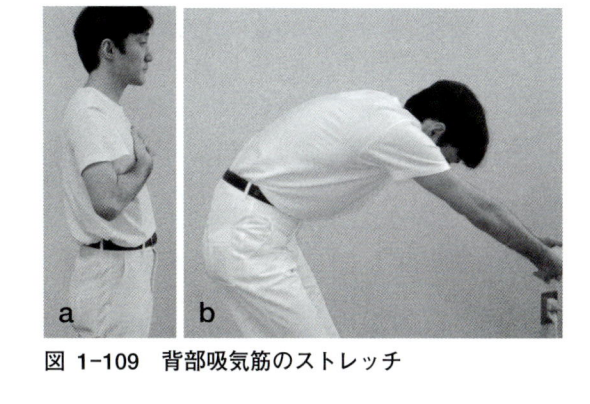

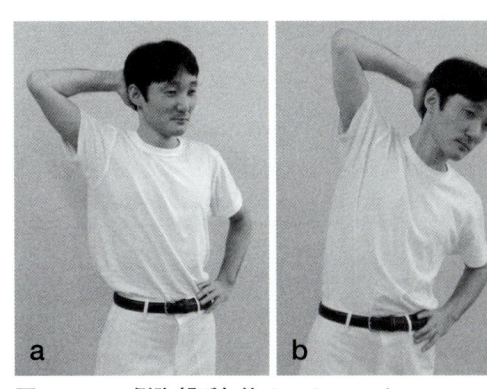

図 1-110　側胸部呼気筋のストレッチ

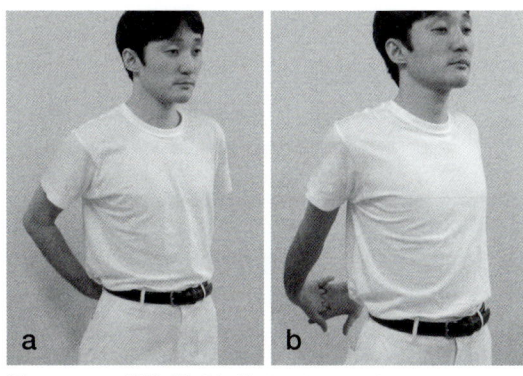

図 1-111　前胸部呼気筋のストレッチ

❸背部吸気筋のストレッチ
　①胸の前で両手を組み，ゆっくりと息を吸い，次に口からゆっくりと吐き出す（**図 1-109a**）．
　②吐き切ったら，息を吸いながら腕を前に伸ばし，背中を丸めていく（**図 1-109b**）．
　③できるところまで丸めたら，ゆっくりと息を吐きながら腕と背中を①の姿勢に戻していく．
❹側胸部呼気筋のストレッチ
　①一方の手を頭の後ろに，反対の手を腰に当てて，ゆっくり息を吸う（**図 1-110a**）．
　②息を吐きながら頭に当てた側の肘を持ち上げるようにして体幹を側屈する（**図 1-110b**）．
　③息を吐き切ったら，①の姿勢に戻り，反対側も同様に行う．
❺前胸部呼気筋のストレッチ
　①両手を後ろに組み，リラックスする（**図 1-111a**）．
　②ゆっくりと息を吸いながら両肩を前方に閉じていく．
　③ゆっくりと息を吐きながら，腰から少し離して肩を後上方へ引く（**図 1-111b**）．

3 実施上の注意点
　①理学療法士の指導に従って，正しいストレッチ方法を習得させる．また，実施中に自覚症状の変化，その他違和感を生じた場合は中止する．
　②できる体操から数回ずつ開始する．
　③ストレッチはゆっくりと呼吸に合わせて無理なく行うようにする．

■**文献**
1) 本門生史（監）：呼吸筋ストレッチ体操（解説編，レッスン編）．公害健康被害補償予防協会，2002

C 呼吸体操

2 その他の呼吸体操

欧文名 respiratory gymnastics
類語 ストレッチ体操，呼吸筋ストレッチ体操，喘息体操

定義 換気運動と身体運動，特に体幹や上肢の運動を組み合わせた体操[1]．換気運動自体を助けるものと，換気運動の条件を整備するものがある（溝呂木）．

呼吸パターンとの協調性強化，リラクセーション，頸部，体幹，胸郭柔軟性の改善など呼吸状態の改善に特化した体操（千住）[2]．

上肢帯から胸郭の可動性の改善と軽い全身調節運動を目的に行われる体操．呼吸体操は基本的にストレッチングのことを指す（宮川）[3]．

目的と期待できる効果 【溝呂木】① 全身，特に副呼吸筋のリラクセーション，② よい姿勢の維持または獲得，③ 胸郭の柔軟性の維持または獲得，④ 短縮筋（特に胸郭の伸張），⑤ ROM（特に胸郭と肩甲帯）の維持，改善，⑥ 換気運動範囲の維持，改善，⑦ 換気パターンの改善，⑧ 全身持久力の維持，改善，⑨ 精神的支持，⑩ その他気管支喘息に対する非特異的刺激など．

【千住】横隔膜呼吸の強化，呼気筋の筋力増強，胸郭の柔軟性増大，頸部のリラクセーション，上・下肢の筋力増強を目的として行い，運動に呼吸法を取り入れることで，少ない酸素消費で目的動作が行えるようにするもの．① 全身状態の改善，② 筋力（特に筋持久力）の改善，③ 呼吸パターンの強化，④ 動作と呼吸法の習得．

【宮川】体幹の屈曲，伸展，回旋，側屈と頸，肩，肩甲帯の関節可動域改善．

適応 病状の安定した慢性呼吸器疾患．運動療法のためのコンディショニングとして行われる．

禁忌および注意すべき病態 高度の呼吸困難，呼吸パターンをコントロールできない症例，不安定な呼吸循環動態，腰痛，頸部痛，肩関節痛，ブラもしくは肺胞壁の脆弱化した症例など．

手順

1 患者の姿勢
座位または立位．

2 手技の実際（1）：溝呂木の方法[1]（図 1-112）
① 体幹の前屈：姿勢矯正
② 体幹の前屈：腹部圧迫
③ 腹圧呼吸
④ 肩関節の分回し
⑤ 体幹の前後屈
⑥ 体幹の側屈
⑦ 体幹の回旋と大胸筋の伸張

3 手技の実際（2）：千住の方法（Moser[4]らの修正法）（図 1-113）
① 腹筋群の筋力強化
② 上肢の筋力増強
③ 下肢の筋力増強
④ 胸郭のモビライゼーション
⑤ 頸部と肩のリラクセーション

4 手技の実際（3）：宮川の方法[5]
杖あるいは棒を使用して
① 体幹の前後屈：呼気を行いながら前屈し，吸気を行いながら伸展する．
② 体幹の側屈：上肢を挙上した状態で体幹を側屈させる．
③ 棒をもった上肢を体幹の外側に移動させ，挙上する．
④ 棒を体幹の後ろに挟み，体幹を伸展，回旋さ

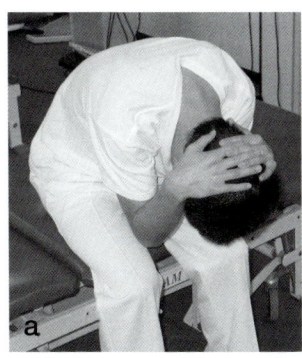

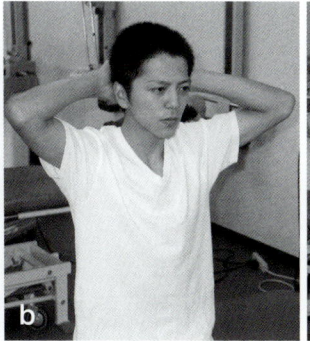

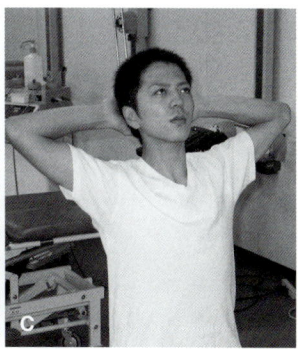

図 1-112 溝呂木による呼吸体操

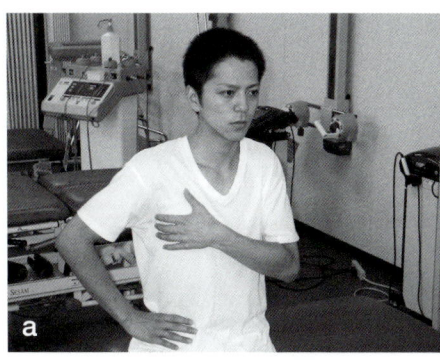

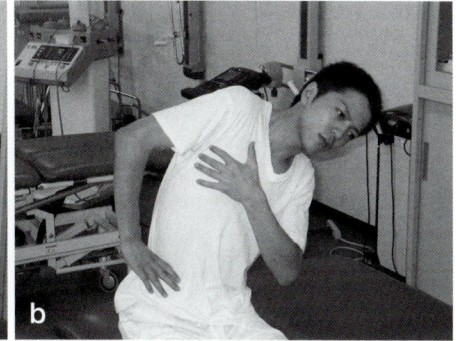

図 1-113 千住による呼吸体操

せる．
　⑤吸気時に肩を上げるとともに，呼気時に下げる．
　⑥吸気時に頸部を伸展させ，呼気時に前屈させる．また，側屈と回旋も行う．

5 実施上の注意点

　実施にあたっては排痰後に行う．また，動作はすべて呼気で行い，呼吸パターンとの協調を特に意識する．各動作に横隔膜呼吸を1回以上取り入れる．実施頻度は1日に2〜3回．また，実施中に自覚症状の変化，そのほか違和感を生じた場合は中止する．

6 中止あるいは終了基準

　自己練習として実施できることを基準とする．

■文献

1) 溝呂木忠：呼吸器疾患．細田多穂，柳澤健（編）：理学療法ハンドブック，第3版．第3巻 疾患別・理学療法プログラム，pp531-533，協同医書出版社，2000
2) 千住秀明：呼吸リハビリテーション入門，第4版．pp164-175，神陵文庫，2004
3) 三好邦立（監修），聖マリアンナ医科大学病院リハビリテーション部（編）：早期リハビリテーションマニュアル．pp245-246，三輪書店，1995
4) Moser KM, et al, 栗原直嗣（訳）：慢性呼吸器病の日常管理．pp84-94，金芳堂，1987
5) 宮川哲夫：呼吸理学療法．沼田克雄（監）：入門・呼吸療法．pp147-190，克誠堂出版，1993

第2部

呼吸管理

A．吸引
B．誤嚥の予防と対応

A 吸引

1 吸引の定義と目的

■定義

救急蘇生法や気管浄化法（bronchial hygiene therapy）の1つで，気管や鼻咽頭部，口腔内にある唾液や気道分泌物，血液，嘔吐物などを自ら取り除くことができない患者に対し，吸引カテーテルを鼻腔，口腔，または人工気道（気管挿管や気管切開）より挿入して，分泌物などを直接除去する方法．

■目的
- 気道分泌物，血液，嘔吐物などの除去．
- 換気（肺胞でのガス交換能）の維持，改善．
- 酸素化の改善および正常化．
- 気管切開の回避．
- 呼吸仕事量や呼吸困難の軽減．
- 気道内圧の減少．
- 肺炎や呼吸器感染症の原因菌の探索．
- 咳嗽反射の誘発．

2 吸引に必要な機器

吸引に必要な機器は表 2-1 のとおりである．以下，主な機器について触れる．

1 吸引装置（図 2-1）

吸引装置には，その使用目的や吸引圧力の違いにより，病院中央配管の吸引源または電動式吸引装置，バッテリーを内蔵した携帯用吸引器などがある．接続チューブは，吸引カテーテルから吸引ビンを接続するチューブと，吸引装置と吸引ビンを接続するチューブがある．吸引ビンには凝固剤付き吸引ビンまたはガラス製吸引ビンなどがある．再使用する吸引ビン内には洗浄しやすいように水を入れるとよい．吸引ビンの中に消毒液を入れると院内感染防止の上で有効であるとする科学的証拠は現在のところない．

表 2-1 吸引に必要な機器

① 吸引装置（図 2-1）
② 適切な直径の滅菌気管内吸引カテーテル（内径，長さ，硬度，目盛りの有無，カテーテルの形状を考慮する）（表 2-3，4）
③ 滅菌手袋や医療用ゴム手袋（ディスポーザブル）
④ 滅菌蒸留水（気管用と口腔用）
⑤ 滅菌生理食塩水（注入する必要がある場合）
⑥ 流量計付き酸素供給装置
⑦ 聴診器
⑧ アルコール綿
⑨ 接続チューブ
⑩ 滅菌鑷子
⑪ リップクリーム，サリチル酸ワセリン軟膏（保湿剤）
⑫ キシロカインゼリー（スプレー）
⑬ 弁付きバッグバルブマスク呼吸器（アンビュバッグ），ジャクソンリース呼吸回路
⑭ 経皮的酸素飽和度計（パルスオキシメータ）
⑮ マスク，ゴーグル

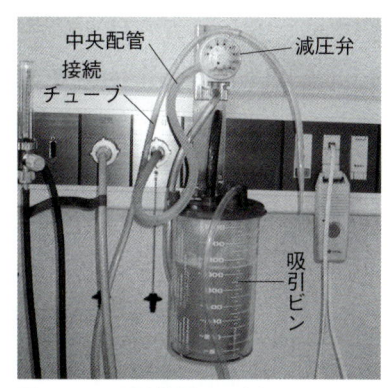

図 2-1 吸引装置の一例

表 2-2 吸引カテーテルの器具としての条件と用途

- 気道上皮を損傷しないような材質であること
- 気道の表面との摩擦が少ないこと
- 50〜55 cm の十分な長さを有すること
- 粘膜を損傷させないために先端は円形で滑らかであること
- 吸引時の吸着による粘膜損傷を避けるため，カテーテル先端に側口を有すること
- 目的とする左右いずれかの気管支にカテーテルを挿入するためには，先端部 2 cm 程度がわずかに彎曲していること

表 2-3 気管内挿管チューブと吸引カテーテルの対応表

気管内チューブ内径（mm）	吸引カテーテル（フレンチ）
3.0	6
4.0	6
5.0	8
6.0	10
7.0	12
8.0	14
9.0	14

表 2-4 吸引カテーテルとその長さ

吸引カテーテル（フレンチ）	吸引カテーテルの全長（cm）
5	35
6.5	35
8	42
10	57
12	57
14	57

表 2-5 気管内吸引カテーテル選択基準および管理：カテーテルの選択基準と注意事項

対象患者	カテーテルの種類	交換頻度	注意事項
・術後急性期患者 ・熱傷患者 ・未熟児・新生児 ・免疫抑制状態の患者	サクションカテーテル	吸引ごと	・無菌操作に時間を要することがあるので、低酸素状態でない患者 ・吸引前後には純酸素で用手換気する
	タッチトロールコネクターの使用（手指汚染防止、吸引圧を上げる）	患者変更時	
・上記の患者で易低酸素状態の患者 ・循環動態の不安定な患者	閉鎖式気管内吸引カテーテル	1日1本	・同一部位の刺激を避ける
・慢性期患者（気管切開・永久気管孔の患者） ・在宅移行期患者	ネラトンカテーテル	吸引ごと	・単孔のため低酸素状態や粘膜刺激を起こしやすいので注意する
・在宅患者指導（慢性期患者）	ネラトンカテーテル	摩擦、損傷に応じ	

2 吸引カテーテル

吸引カテーテルの器具としての条件と用途を表2-2に示した．吸引を施行する際には，患者や使用している気管挿管チューブに合った吸引カテーテルを選択することが重要である．経口（または経鼻）挿管や気管切開している患者の吸引操作をより安全に，効果的に行うためには，使用している気管内チューブの内径と吸引カテーテルの外径の関係（表2-3）や吸引カテーテルの長さ（表2-4），年齢や性別などを考慮しなければならない．吸引カテーテルは気管内チューブ内径の1/2以下の太さを選択する．

気管内チューブの内径と使用すべき吸引カテーテルの関係は，表2-3に示されたものを使用するのが標準的である．しかし，吸引カテーテルの挿入・抜去困難や低酸素症の発症などのトラブルを避けるためには，個別に吸引カテーテルを選択し，初回吸引を行ったときに前述の問題が発生したら，サイズの変更などを行う．使用する吸引カテーテルの長さは，表2-4を参考に，気管分岐部を越えて，左右の気管支にある分泌物を十分に吸引できる長さが必要である．

吸引カテーテルが12〜14フレンチになると太く，かなりの硬さがあるので，機械的に粘膜を損傷しないように取り扱いに注意する．経鼻気管内吸引は，ソフトラテックスかポリビニールのものを用いる．サイズは6〜16フレンチのものを用いる．

最近の吸引カテーテルは素材の違いのほか，表面がスライドテックス加工され滑りやすく，接続チューブとのアダプターの色によってサイズがわかる．また，カテーテルの断端が開口しているほか，断端周囲に2〜4個の側孔が開口しており，先端が粘膜面に付着した際の吸引による粘膜からの出血を防止している．また，先端部の約15 mmに15度の角度がついており，カテーテルを回転

表 2-6　弁付きバッグバルブマスク呼吸器とジャクソンリース呼吸回路

一般名	アンビュバッグ（蘇生バッグ）	ジャクソンリース
正式名	弁付きバッグバルブマスク呼吸器 （bag-valve-mask-system）	メインプルソンのD回路，ジャクソンリース呼吸回路
構造	① 酸素・空気取り入れチューブ ② リザーバーバルブ ③ リザーバーバッグ ④ 自動膨張換気バッグ ⑤ 非再呼吸バルブ ⑥ 外気を取り込み自動的にバッグが膨らむ	① 酸素取り入れチューブ ② 換気バッグ ③ 排気口調節バルブ（換気バッグの末端に付けることもあり）
特徴	・緊急時，屋外でも使用可能 ・酸素がないところでも使用可能 ・100％酸素とするときは 10 l/分以上の酸素を必要とする ・成人，小児，乳児用の3種類がある ・ある程度は肺の硬さがわかる	・酸素がないと使用不可能 ・小児，喘息患者，高 PEEP で加圧を考慮すべき症例 ・分時換気量の 2.5〜3 倍の流量を必要とするが，バッグに貯留し，少なくてすむ ・それぞれに応じてバッグの容量で変更可能 ・肺の硬さ，痰のたまり具合をバッグをもむ手で確認可能 ・自発呼吸がバッグの膨らみでわかり，呼吸を補助しやすい

することにより，目的とする左右の主気管支にカテーテルを進めることが可能である．

吸引カテーテルの選択基準と注意事項について表 2-5 にまとめた．

3) アンビュバッグとジャクソンリース（表 2-6）

吸引（特に開放式気管吸引）後に一時的な肺の虚脱が起こり，低酸素血症になることがある．早期に低酸素血症を改善するために，アンビュバッグやジャクソンリースを用いて高濃度酸素換気（加圧）を行うことがある．ただし，アンビュバッグではリザーバーバッグを用いないと酸素濃度は上がらない．また，加圧の程度やタイミングなど手技の習得が必要となる．

3　人工気道からの吸引（開放式吸引）

■定義

人工気道（気管内チューブまたは気管切開チューブ）を装着している患者に対して，気管にある痰や唾液などの分泌物や，嚥下障害のため気管へ侵入してきた異物を，細いビニール製のチューブを使って陰圧を送り吸引し除去すること．気道・気管の閉塞や換気障害，呼吸器感染症などの肺合併症を予防する目的で行われる．

■適応

以下の状態のどれか1つでは適応とならず，複数の状態の存在から複合的に判断する．

・聴診で肺雑音が聴取される，または呼吸音の低下が認められる場合．

表 2-7 気管内吸引時に十分に注意を払う状態

- 出血傾向，気管内出血
- 頭蓋内圧亢進状態
- 吸引刺激により容易に不整脈が出やすい状態
- 吸引刺激により病態悪化の可能性がある場合
- 気管分泌物を介して重篤な感染症のおそれがある場合

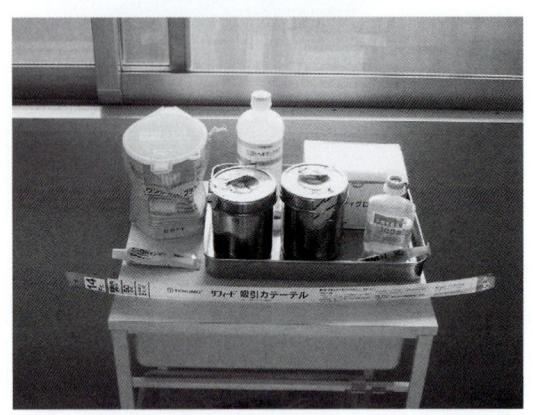

図 2-2 吸引必要物品（滅菌手袋，滅菌蒸留水，吸引カテーテルなど）

表 2-8 気管内吸引に伴う合併症とその原因

1) 不整脈
    - 迷走神経刺激による徐脈
    - 長すぎる吸引による低酸素状態
    - 循環動態の不安定な患者に出現しやすい
2) 血圧変動
    - 用手換気時の陽圧過剰による血圧低下（特に，心不全や循環血漿量減少患者）
    - 咳嗽反射による血圧上昇
3) 低酸素血症
    - 高すぎる吸引圧や長時間の吸引
    - 不十分な換気
    - 貯留した分泌物や無気肺
4) 気道粘膜の損傷
    - 高すぎる吸引圧
    - 同一部位への長時間の吸引
    - 気管分岐部からの無理な挿入
    - 吸引カテーテルサイズが不適切
    - 高すぎるカフ圧
5) 無気肺
    - 不十分な吸引による残存分泌物
    - 高度の陰圧（肺虚脱）
6) 感染
    - 不十分な無菌操作
    - 分泌物の貯留
    - 口腔内の不衛生
    - 気管内への分泌物の垂れ込み

- 胸部を触診し，呼吸（空気の移動）時に振動が感じられる場合．
- 従量式人工呼吸で最高吸気圧の上昇，あるいは従圧式人工呼吸で1回換気量の減少が認められる場合．
- 自らの咳によって中枢気道より気道分泌物の除去ができない場合．
- 気道に分泌物が視覚的に確認できる場合．
- 圧-フロー曲線の変化があったとき．
- 上気道の分泌物や胃食道逆流が疑われる場合．
- 誤嚥した場合．
- 呼吸仕事量が増加した場合．
- 動脈血液ガス分圧の低下や，経皮的酸素飽和度の低下が認められる場合．
- 肺炎や呼吸器感染症の原因菌の探索のため．
- 気道の開存性を保持したい場合．
- 意識レベルが低い患者に対して咳を刺激するため．

■禁忌
- 絶対禁忌はない．
- 気管内吸引は人工呼吸をしている患者には必要不可欠なものである．そのため，吸引によって原疾患の増悪が認められるような場合にのみ相対的禁忌とされる．特に注意すべき状態を表2-7に示した．

■実施の手順
1) 吸引施行前の確認
① 全身状態を把握する．
   - 血圧，心拍数，不整脈の有無，顔色，呼吸状態（呼吸音や呼吸数，SaO_2またはSpO_2），分泌物の状態を把握する．
   - 患者が自力で喀痰可能かどうか，吸引行為が必要か否かを判断する．盲目的な吸引行為は行ってはならない．
② 吸引行為の必要性を説明し，協力を得る．
   - 患者に意識のない場合でも声かけを行う．

2) 必要物品の準備と作動確認
① 必要物品を準備する（前項参照）（図2-2）．
   - 包装や物品に破損があるもの，開封済みのものは使用しない．

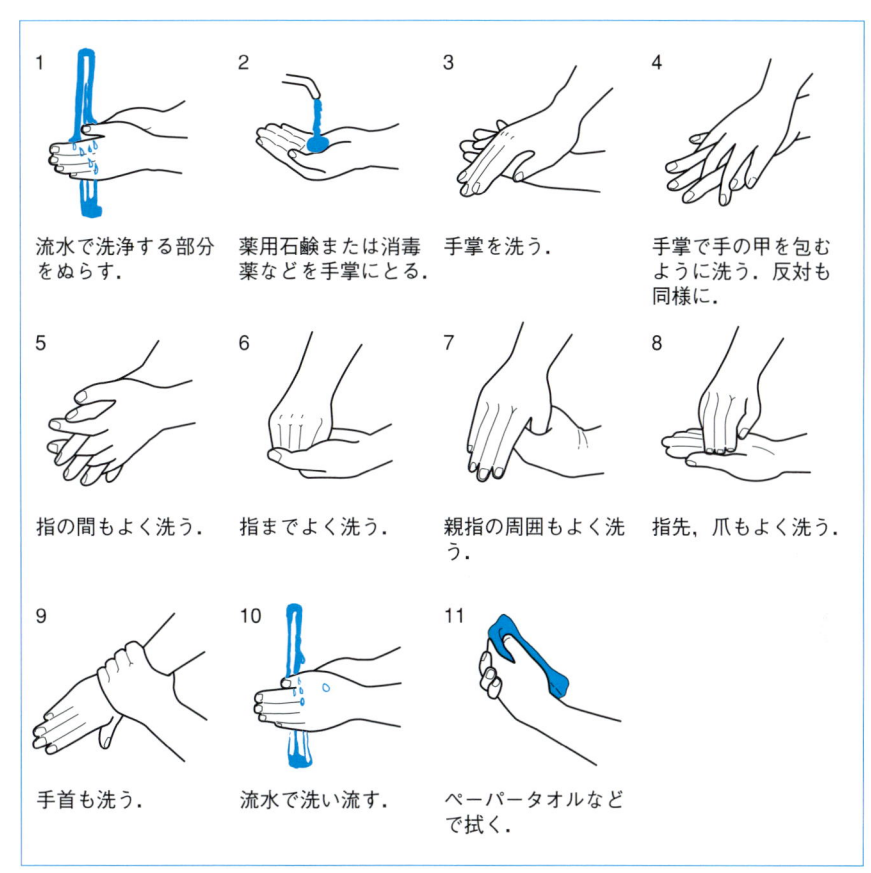

1 流水で洗浄する部分をぬらす.	2 薬用石鹸または消毒薬などを手掌にとる.	3 手掌を洗う.	4 手掌で手の甲を包むように洗う.反対も同様に.
5 指の間もよく洗う.	6 指までよく洗う.	7 親指の周囲もよく洗う.	8 指先,爪もよく洗う.
9 手首も洗う.	10 流水で洗い流す.	11 ペーパータオルなどで拭く.	

図 2-3 衛生学的手洗い手順(流水を用いる場合)

② 吸引装置が正常に作動するか確認する.
・吸引回路に漏れがないか確認し,適切な吸引圧が得られるようにする.
③ 可能であれば,患者をファーラー位にする.
・頭蓋内圧の過剰な亢進を予防するため.
・分泌物の誤飲・誤嚥を防止するため.
④ 吸引行為により血圧の変動,低酸素血症,不整脈誘発などのおそれがあるため(**表 2-8**),適切なモニタリング下で行うこと.吸引操作にのみ集中せず,患者の状態に十分留意し,呼吸循環動態に異変を認め危険と判断される場合は,すぐに中断して医師に報告する.

状態の安定した患者には必ずしも行う必要はないが,吸引前の準備として,ジャクソンリース回路で 30 秒以上 100%酸素による高濃度酸素換気を行う場合もある.もしくは,人工呼吸器の呼吸回数や 1 回換気量を増やして過換気としたり,サイ(sigh,ため息)モードを使用することもあるが,特別な理由がない場合は必ずしも必要ではない.
⑤ 分泌物の飛散による感染を防ぐため,マスク,ゴーグルを着用することが望ましい.

3) 吸引の実施
① 感染を防ぐために衛生学的手洗いをする.
・手洗いと手指消毒については米国疾病予防管理センター(CDC)の「医療現場における手指衛生のためのガイドライン」に準拠して行うこと.
・流水と石鹸で手洗いを行う.または,手に目に見える汚れがない場合には,擦り込み式アルコール製剤を用いて手指を消毒してもよい.手洗い手順を**図 2-3,4** に示す.
② ディスポーザブルの滅菌手袋を装着する.
・ディスポーザブルの医療用ゴム手袋を非利き

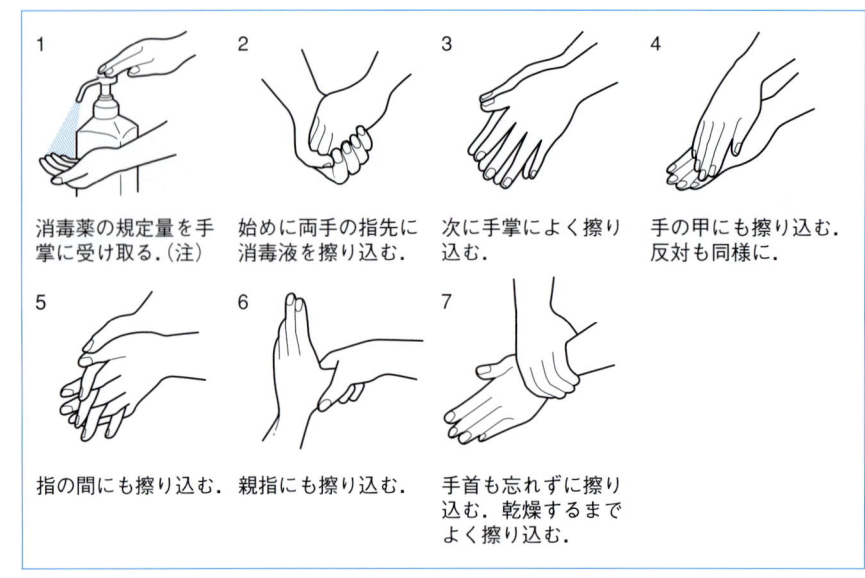

図 2-4 衛生学的手洗い手順（速乾性手指消毒薬を用いる場合）
（注）規定量の目安は 15 秒以内に乾燥しない程度の量

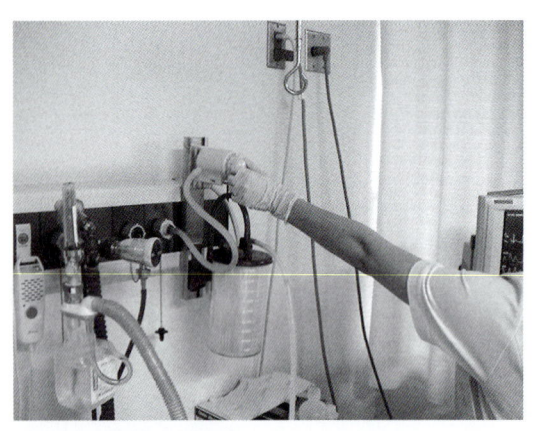

図 2-5 吸引圧の設定

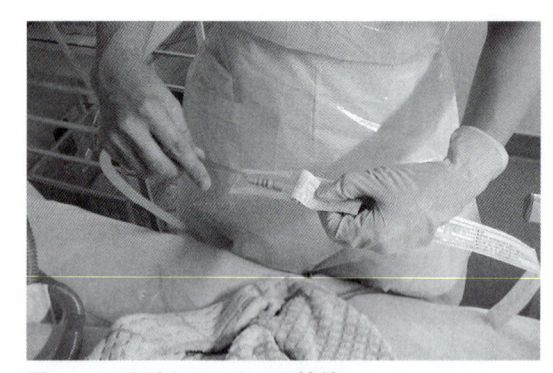

図 2-6 吸引カテーテルの接続

手に装着する．
- 感染を防ぐために手袋は両手に装着するが，利き手（滅菌手袋を装着する側）の操作が残っているので，このタイミングでは非利き手（図では左手）のみに装着する．

③ 吸引圧を調節する（図 2-5）．
- 推奨される吸引圧は最大で 150 Torr である．小児では 80〜120 Torr とする．
- 吸引圧の設定はチューブを完全閉塞させた状態で行う．完全閉塞させずに吸引圧の設定を行うと，実際の吸引時では設定時の吸引圧よりも高くなってしまうため注意する．
- 高圧での吸引は気道粘膜（線毛円柱上皮細胞）の損傷や低酸素血症，肺胞の虚脱や無気肺を引き起こす危険性があるので注意を要する．出血傾向などが認められる場合はさらに設定吸引圧を下げることが望ましい．

④ 吸引管と滅菌吸引カテーテルを接続し，その後，利き手に滅菌手袋を装着する．
- まず，吸引管を滅菌吸引カテーテルに接続する（図 2-6）．
- このとき，基部を利き手で折り曲げて塞ぎながら，吸引圧がかからないようにして滅菌吸

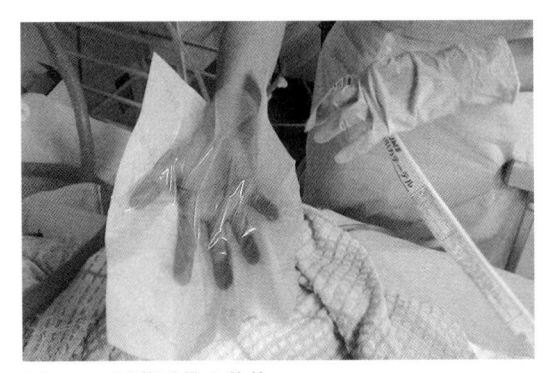

図 2-7　滅菌手袋の装着

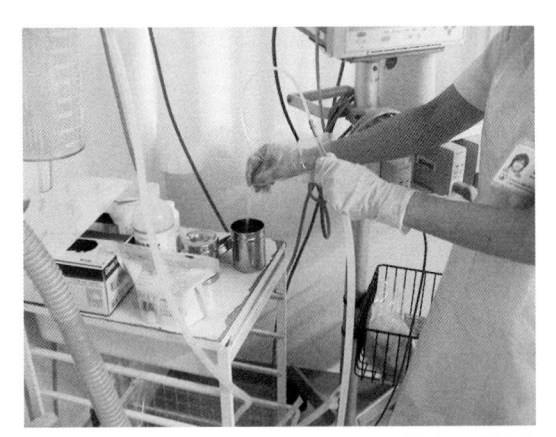

図 2-8　手袋をした手でカテーテルを持ち，滅菌水を吸引

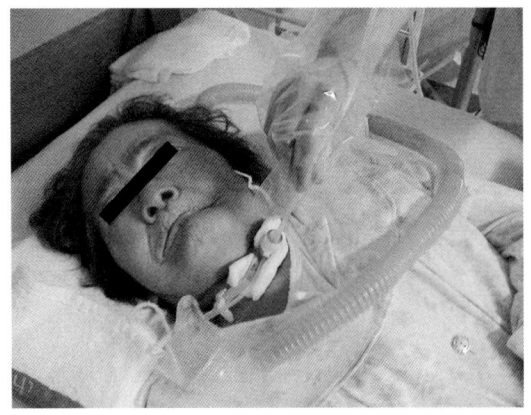

図 2-9　カテーテルの挿入

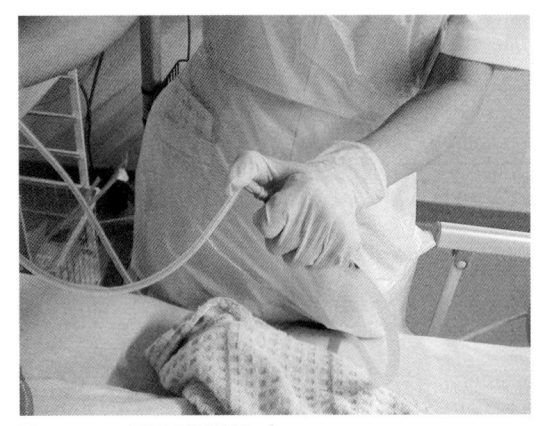

図 2-10　吸引圧調整法

　引カテーテルを少し袋から出しておく．無菌操作で行う．
- 利き手（図では右手）に滅菌手袋を装着する（図 2-7）．
- 無菌手袋を装着したら，完全無菌操作を実施する．
- カテーテルの先端 5 cm 程度のところを，無菌手袋を装着した指または滅菌鑷子でつかむ．

⑤ 滅菌吸引カテーテルから滅菌蒸留水を吸引する（図 2-8）．
- カテーテルの周囲，挿入部，カテーテル内腔の潤滑目的で滅菌蒸留水を吸引する．
- 滅菌手袋を着用している手（または滅菌鑷子）で滅菌吸引カテーテルを持つこと（図 2-8）．

⑥ 人工呼吸器を気管チューブより取り外す．外すのは非利き手（図では左手）．

⑦ 滅菌手袋を着用している手または滅菌鑷子で滅菌吸引カテーテルを持ち，吸引圧をかけず，気管チューブ内に挿入する（図 2-9）．
- 滅菌手袋をした利き手または滅菌鑷子で滅菌吸引カテーテルの先端から 5 cm 付近を持ち，基部は非利き手の指で折り曲げて塞ぎながら（図 2-10）挿入する．自発呼吸のある患者では，呼吸に合わせて吸気時にカテーテルを挿入すると入りやすく，カテーテル挿入時の患者の苦痛を緩和することができる．
- 力をいれずに，ゆっくりとカテーテルを挿入し（気管の長さを考慮して約 12〜15 cm），カテーテル先端が気管分岐部に当たらない位置まで挿入する．
- 吸引したい目的の部位にカテーテルが達する

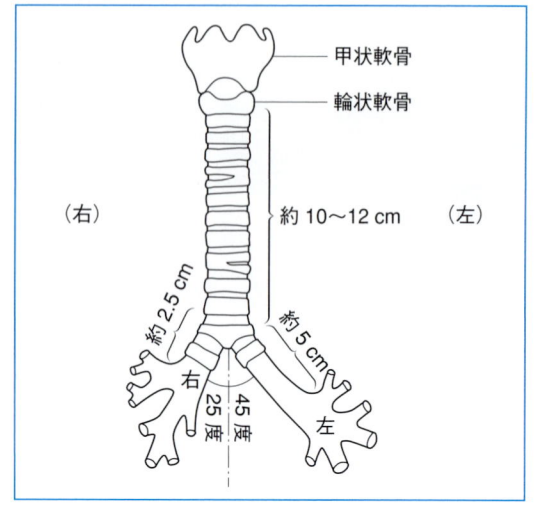

図 2-11　気管と気管支

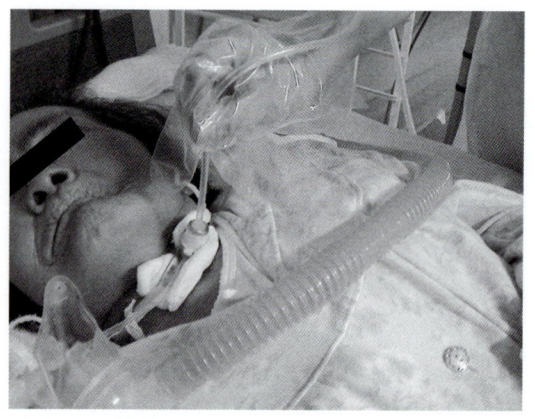

図 2-12　吸引カテーテルの回転

までは，気管内粘膜を傷つける可能性があるため，吸引圧をかけないようにして挿入する．
- 吸引カテーテルは解剖学的に右気管支に入りやすい（右気管支のほうが左気管支に比べて太くて短く，気管となす角度が小さい）（図 2-11）．左右の気管支内への選択的なカテーテル挿入には，頭部の向きを目的とする気管支と反対側に向けることがよいとされているがエビデンスはない．
- 先端部の約 15 mm が 15 度の角度がついているカテーテルを回転することにより，目的とする左右の主気管支にカテーテルを進めることが可能である．
- 吸引したい側の気管支が確実に挿入できたかどうかは，吸引カテーテルを挿入し吸引したまま，第 3 から 4 肋骨胸骨縁に聴診器を当てて左右を聞き比べることで確認できる．

⑧ 滅菌吸引カテーテルの基部を押さえている指の力を緩め，カテーテルを回転させながら吸引する（図 2-12）．
- 意識のある患者には，咳嗽を促し，痰を移動させてから吸引するとよい．
- カテーテルをゆっくり引き抜きつつ，"こより"をつくるように指で回転させながら吸引する．
- 単孔式カテーテルでの吸引の場合，カテーテルを回転させることによって 1 か所に陰圧がかからなくなり，気道粘膜の損傷を予防することができる．多孔式カテーテルの場合は回転させる必要がないとの報告もある．
- 1 回の吸引時間は 10 秒以内にとどめ，1 回の挿入開始から終了までの時間は 20 秒以内とする（吸引中は呼吸ができないだけではなく，肺胞が虚脱するため低酸素状態に陥りやすい）．
- 頭蓋内圧が亢進している場合，わずかな動脈血炭酸ガス分圧の上昇により容易に頭蓋内圧も上昇するため，より短時間で吸引を行う．
- 分泌物が多量に吸引できる場所ではゆっくりと，吸引できない場所では早めにカテーテルを引き抜く．気管分岐部を損傷するおそれがあるため，カテーテルを上下に動かすことは避ける．
- 分泌量が多い場合は一度ですべてを吸引する必要はなく，数回に分けて吸引行為を行う．その場合，呼吸や循環のパラメータが許容範囲にあることを確認してから行う．

⑨ 再度吸引を行う場合は，途中で吸引カテーテルを滅菌し，またカテーテルの周囲や挿入部，カテーテル内腔の潤滑目的で滅菌蒸留水を吸引する（1 吸引ごとに行う）．
- カテーテルの表面を基部から先端に向かってアルコール綿で拭き（図 2-13），滅菌蒸留水を通水してから再度吸引を行う．
- 再度吸引を行う場合は，患者の呼吸状態を整

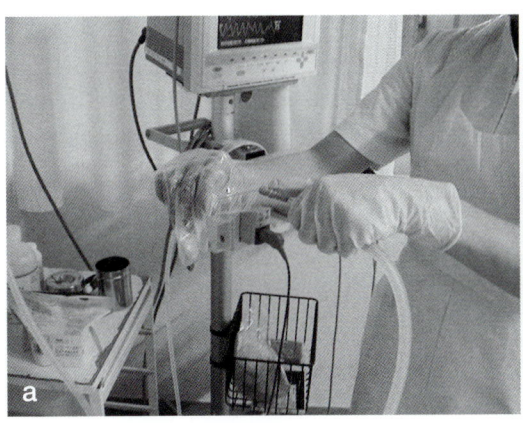

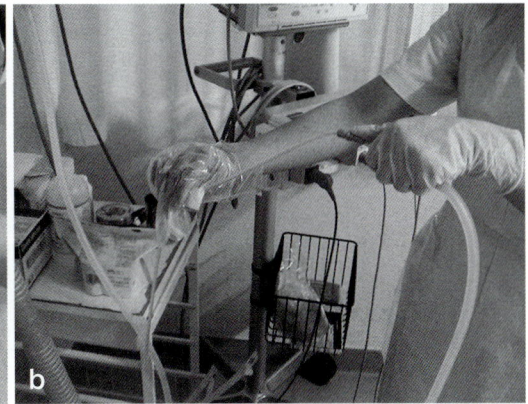

図 2-13 カテーテルの消毒

えてから施行する．
⑩ 吸引後は吸引カテーテルおよび接続管内を洗浄する．
- 吸引後はカテーテル表面についた分泌物を基部から先端に向かってアルコール綿で拭き取り，また滅菌蒸留水を吸引して接続管内の分泌物を十分に洗い流す．
- 使用済みの滅菌吸引カテーテルは，院内の感染管理基準に従って処理すること．1回の使用ごとに廃棄する．
- 吸引が終了したことを患者に告げ，呼吸状態（呼吸音の聴取なども含む），心拍数，血圧などの観察を行う．
- 吸引前に認められた吸引適応の症状や所見が改善しているかを確認する．あわせて，吸引による合併症の出現を確認する．
- 合併症としては，低酸素血症以外にも，鼻腔や気管支粘膜などの損傷，不整脈，血圧変動，疲労による頻脈や呼吸回数の増加，頭蓋内圧の上昇，気胸などがある．
- 吸引後に明らかな低酸素血症が出現した場合には，早期に低酸素血症を改善するために，アンビュバッグやジャクソンリースを用いて高濃度酸素換気（加圧）を行う．
- 周囲を整理し，流水と石鹸で手洗いを行う．

4 経鼻的または口腔内からの吸引

■定義
鼻腔と咽頭部を通して，吸引カテーテルを気管内まで挿入して分泌物の吸引を行うこと．エアウェイを鼻腔に挿入して行う場合もある．

■適応
- 自らの咳によって中枢気道より気道分泌物の除去ができない場合に適応となる．
- 咳を刺激したり，微生物分析や細胞診を目的とする場合に行われることもある．

■相対的禁忌
- 鼻腔閉塞
- 鼻出血
- 急性上気道狭窄
- 急性頭部，顔面，頸部外傷
- 血液凝固障害
- 喉頭けいれん
- 敏感な気道
- 上気道感染
- 気管手術
- 胃癌の上部吻合
- 急性心筋梗塞
- 気管支けいれん

■絶対的禁忌
- 喉頭蓋炎

■実施の手順
基本的操作は人工気道からの吸引手順と同様な

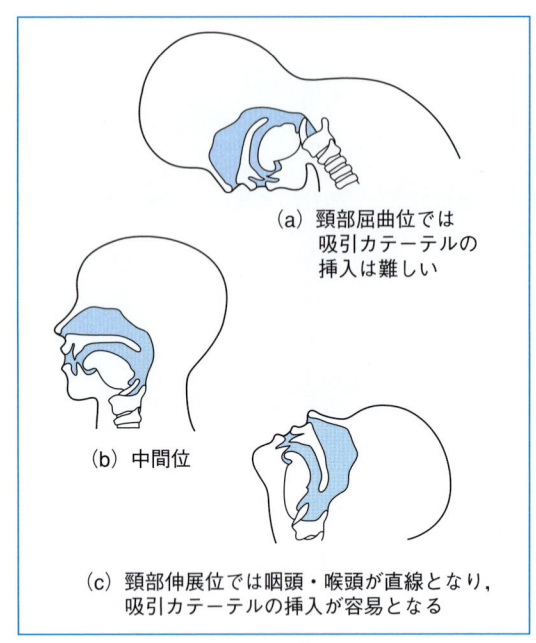

図 2-14 カテーテル挿入と体位

(a) 頸部屈曲位では吸引カテーテルの挿入は難しい
(b) 中間位
(c) 頸部伸展位では咽頭・喉頭が直線となり，吸引カテーテルの挿入が容易となる

ため，下記にポイントのみを述べる．

1 吸引カテーテルの選択

- 経鼻的に吸引を行う場合，先端が曲がっているカテーテルのほうが挿入しやすい．
- 出血傾向のあるものでは，ソフトタイプのカテーテルを選択する．
- 適切な吸引圧は，新生児は 60〜80 Torr，乳幼児は 80〜100 Torr，小児は 100〜120 Torr，成人は 100〜150 Torr とされる．吸引圧は 150 Torr を超えることのないようにする．高すぎると気道内の損傷や低酸素血症，無気肺を誘発することがある．

2 患者の姿勢

- 患者の頸部を伸展位に保つ．咽頭・喉頭が直線となり，また気道が開くため，挿入しやすい（図 2-14）．

3 吸引カテーテルの挿入方法

- まず，患者に吸引をすることを口頭で説明する．
- 深呼吸を利用して吸気時に挿入すると入りやすくなる．鉛筆を持つようにしてカテーテルを持ち，鼻腔底に沿わせるように下向きに挿入すると，患者の苦痛が少なくなる．
- 的確に気道に挿入できるかどうか不安な場合は，吸引カテーテルを吸引器に接続せずに，カテーテルの基部から聞こえてくる呼吸音を聴取しながらゆっくり挿入する．挿入中呼吸音が急に消失した場合は，壁当たりしているか，食道に入ってしまった可能性が高いので，呼吸音が聞こえるところまで吸引カテーテルを引き抜いて再度挿入を試みる．抵抗なく吸引カテーテルを挿入でき，咳嗽が生じれば気管内に入った証拠．その後に吸引カテーテルと吸引器を無菌操作で接続する．
- 吸引カテーテルを挿入する長さは，15〜20 cm 程度（鼻腔の長さ 6.5〜7.5 cm＋咽頭の長さ 10〜12 cm）とする．
- 10 秒以上吸引圧をかけ続けることのないようにする．
- 出血傾向のある患者では，鼻出血を生じないよう注意する．
- まれに，咽頭刺激により気管支喘息発作を誘発することがあるため注意する．
- 気管内チューブ抜管後では，気管内に浮腫が生じていることが多いので，愛護的に行う．
- 吸引のあとは，胸部の聴診，心拍数や呼吸数の評価，酸素飽和度，皮膚の色などを評価して，効果を確かめる．

5 閉鎖式吸引

■定義

人工呼吸器と気管チューブの間に閉鎖式吸引装置（図 2-15）が常時接続されていて，人工呼吸器回路を外さないで（人工呼吸器による人工換気を中断しないで）吸引が行えるシステム．気管内吸引をする際に，人工呼吸器を外す必要がないために，PEEP の低下がなく，酸素濃度が維持され低酸素血症が防止できる．また，飛沫感染の防止もできる．

■特徴

- 酸素濃度が維持される．
- 換気が中断されない．
- PEEP の低下がなく，低酸素血症の防止がで

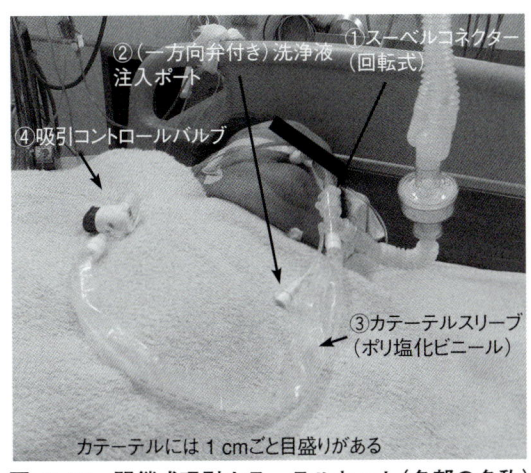

図 2-15 閉鎖式吸引カテーテルキット（各部の名称）

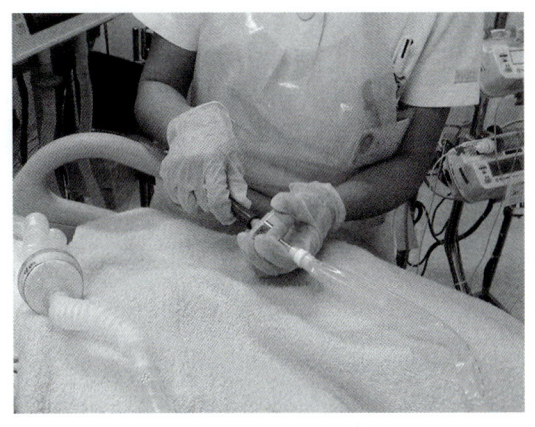

①スーベルコネクター（回転式）
②（一方向弁付き）洗浄液注入ポート
③カテーテルスリーブ（ポリ塩化ビニール）
④吸引コントロールバルブ
カテーテルには 1 cm ごと目盛りがある

図 2-16 吸引コントロールバルブと吸引器の接続

表 2-9 開放式吸引と閉鎖式吸引の比較

	開放式吸引	閉鎖式吸引
酸素濃度の維持	できない	できる
低酸素血症	起きやすい	起きにくい
肺胞の虚脱（PEEPの維持）	しやすい（できない）	少ない（できる）
飛沫感染	高い	低い
吸引準備の時間	時間がかかる	簡素化できる
カテーテルの交換	使用ごとにする	1 回/24 時間が推奨
コスト	使い捨て	開放式に比べてコスト削減

きる．
・人工呼吸器回路を外さないで，気管吸引ができる（飛沫感染の防止）．
・吸引準備にかかる時間を節約できる．
・1 日 1 回の交換でよく，ディスポーザブルの開放式吸引システムに比べてコストが削減できる．

人工呼吸管理下で使用する気管内吸引カテーテル，いわゆる開放式吸引と閉鎖式吸引の比較を表 2-9 に示した．

■実施の手順
❶ 吸引前の確認や手洗いについて
・吸引前の事前確認や手洗いなどは，「3．人工気道からの吸引」に準ずる（⇨p.121 参照）．
・閉鎖式吸引チューブ内を洗浄するための蒸留水または生理食塩水は，10 ml 程度シリンジに吸って貯めておく．

・医療用ゴム手袋を両手に装着する．
❷ 吸引の実施
①吸引圧を調節する．
・推奨される吸引圧は，開放式同様，最大で 150 Torr である．小児では 80〜120 Torr とする．
②吸引コントロールバルブの接続キャップを外して吸引器と接続する（図 2-16）．
③吸引カテーテルに陰圧がかかることを確認する．
・洗浄口が閉じていることを確認後，コントロールバルブのロックを解除して，カテーテルの先端に適切な陰圧がかかることを確認する．
④吸引圧をかけていない状態で挿管チューブに沿って吸引カテーテルを挿入する．
・一方の手で気管切開チューブまたは気管内

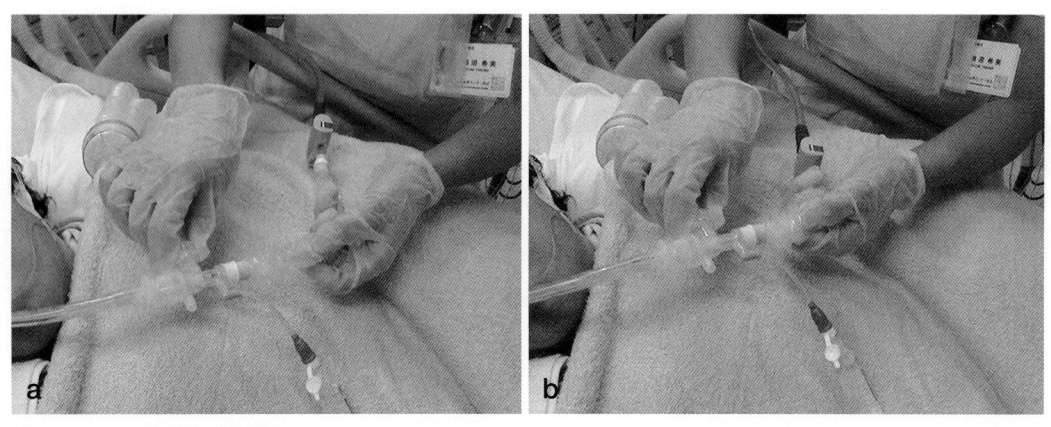

図 2-17　カテーテルの挿入

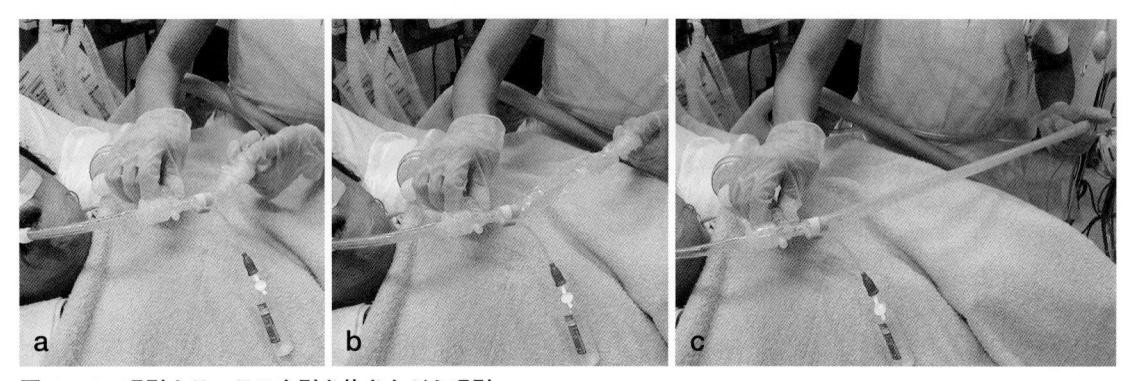

図 2-18　吸引カテーテルを引き抜きながら吸引

チューブとの接続部を保持し，他方の手で吸引カテーテルを気管の長さを考慮して約12～15 cm 挿入する（図 2-17）．
⑤ コントロールバルブを押し，吸引カテーテルを引き抜きながら吸引する（図 2-18）．
・吸引カテーテルの先端に十分に圧がかかったのを確かめてから，カテーテルをゆっくり引き戻しながら吸引する．
・引き戻し位置まで引き戻す．力任せに引き戻しすぎると不具合を生じるおそれがある．
⑥ カテーテル内を洗浄しておく．
・吸引圧をかけながら，清潔操作で 10 ml 程度の洗浄液（蒸留水または 0.9%生理食塩水）を洗浄液注入ポートにシリンジを用いてゆっくり注入する（図 2-19）．
・カテーテルを定位置に戻さないまま洗浄液を注入したり，急激に洗浄液を注入したり，吸

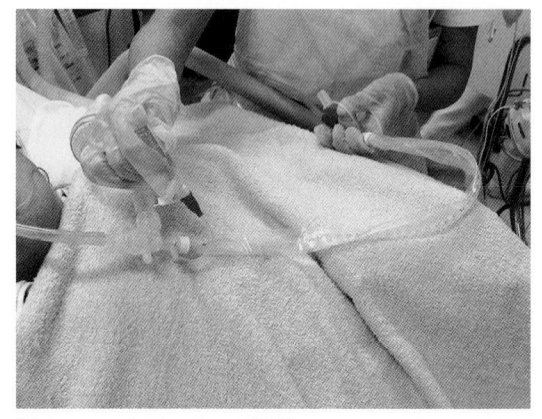

図 2-19　カテーテルの洗浄

引圧をかけなかった場合，洗浄液が気管内に入ってしまう可能性があるため注意する．
⑦ コントロールバルブをロックする．
⑧ 吸引が終了したことを患者に告げ，呼吸状

態，心拍数，血圧などの観察を行う．
⑨ 吸引前に認められた吸引適応の症状や所見が改善しているかを確認する．あわせて，吸引による合併症の出現を確認する．
⑩ 吸引後に明らかな低酸素血症が出現した場合には，早期に低酸素血症を改善するためにジャクソンリースを用いて高濃度酸素換気（加圧）を行う．
⑪ 周囲を整理し，流水と石鹸で手洗いを行う．

■文献
1) AARC：AARC Clinical Practice Guideline. Nasotracheal Suctioning‒2004 Revision & Update. Respir Care 49：1080-1084, 2004
2) AARC：AARC Clinical Practice Guideline. Suctioning of the Patient in the Home. Respir Care 44：99-104, 1999
3) AARC：AARC Clinical Practice Guideline. Endotracheal Suctioning of Mechanically Ventilated Adults and Children with Artificial Airways. Respir Care 38：500-504, 1993

B 誤嚥の予防と対応

1 誤嚥とは

　誤嚥は，「食塊や唾液など本来気道に入るべきでないものが，声帯を越えて気管内まで侵入した状態」を指す[1]．嚥下障害患者では，咽頭で行われている食物の通路と空気の通路の使い分け，すなわち嚥下と呼吸の調節という重要な役割が障害されるために，常に誤嚥の危険性が存在する．誤嚥は高齢者の肺炎の最も重要な原因の1つと考えられており，その中でも，気づかないうちに少量の唾液や胃液を繰り返し気管内へ吸引する不顕性誤嚥（silent aspiration）が問題となる．健常人では，気管内に侵入した分泌物は咳嗽反射などにより容易に処理されるが，誤嚥性肺炎の既往のある高齢者や脳血管障害患者では，咳嗽反射の誘発物質であるサブスタンスPの低下により咳嗽反射が減弱しており[2]，分泌物の処理能力が低下する．

　加えて，嚥下障害患者では日常生活活動（ADL）の低下を伴っていることが多く，健常高齢者と比較した場合，咳嗽の随意性，咳嗽力，咳嗽効果を指標とした咳嗽能力すべてに低下を認め，気道分泌物貯留も有意に多いという報告もあり[3]，廃用性の呼吸機能低下や，咳嗽力の低下がさらなる障害を招いているとも考えられる．そのため，口腔内雑菌が唾液により気管内に侵入し，それが繰り返されることで肺での細菌処理能力が追いつかなくなり，肺炎が発症すると考えられている．

　誤嚥に対する呼吸理学療法の目標は，誤嚥性肺炎の予防と治療への貢献であり，さらには呼吸機能の向上あるいは呼吸状態の安定化による安全な摂食訓練の支援に結びつけることにあり，軽症から重症例まで多くの嚥下障害の患者が適応となる．本項では，誤嚥に対する評価およびその対応について以下に解説する．

2 誤嚥の臨床評価

　一般的に，誤嚥，特に不顕性誤嚥に対する評価は困難であるといわれている．摂食時の誤嚥については嚥下造影（video fluorography；VF）にて確認を行う方法が確実であるが，この方法は評価判定が実際の嚥下状況を反映していない場合があり，また施設によっては実施困難であるなど問題が多い．VFにて不顕性誤嚥を確認できることもあるが，不顕性誤嚥は睡眠中に起こることが多いため，実際の状況を十分反映しているとはいえない．しかし，実際の臨床場面では，誤嚥をいかに評価し，予防や治療につなげていくかが重要となる．以下に臨床上よく使用されている方法を解説する．

1 問診・身体所見・一般検査所見

　問診にて誤嚥を疑う症状や所見を確認する．むせや咳嗽などの状況，脳血管障害や呼吸器疾患の既往などの病歴，さらには栄養状態，呼吸状態などの身体所見，CRPなどの一般検査所見などは有用な情報となる[4]（表2-10）．特に，気道防御機構としての咳嗽能力の評価は必須である．口頭指示によって咳嗽が可能かどうか（咳嗽の随意性），咳嗽の強さはどのくらいか（咳嗽力），分泌物が喀出できるか（咳嗽の効果）について評価する．

2 スクリーニングテスト[4〜6]

　ベッドサイドなどの臨床の場において，特別な器具を用いず，簡便に評価する方法としてスクリーニングテストがある（表2-11）．

❶ 反復唾液嚥下テスト（RSST）

　RSSTは感受性がよく，臨床症状との関係が高いといわれている．その方法は以下のような流れとなる．

　① 患者を座位または，ベッド上の場合はファーラー位とする．

　② 検者は患者の喉頭隆起および舌骨に指腹を当て，唾液もしくは空嚥下を繰り返させる．その

とき患者に「できるだけ何回も"ごっくん"とつばを飲み込んでください」と説明する．

③喉頭隆起と舌骨は，嚥下運動に伴って上前方に移動し，元の位置に戻る．この上下運動を触診で30秒間観察し，何回行えるかを数える．

判定は2回以下が異常である．しかしこの方法は，指示の入らない患者には施行不可能である．また，口渇が強い患者は，嚥下運動が阻害されないよう口腔内を湿らせてからテストを実施する．

❷水飲みテスト

水飲みテストは，患者に水を飲んでもらい，そのときの飲水時間，むせの有無，飲み方について評価する方法である．患者に30 mlの水を一口で飲ませ，飲み終わるまでの時間，プロフィール，エピソードを測定，観察する．プロフィールは以下の5つに分けられる．

①1回でむせなく飲むことができる．

②2回以上に分けるが，むせなく飲むことができる．

③1回で飲むことができるが，むせることがある．

④2回以上に分けて飲むにもかかわらず，むせることがある．

⑤むせることがしばしばで，全量飲むことは困難．

エピソードは，すするような飲み方，含むような飲み方，口唇からの水の流出などで，患者特有の方法などを観察・記載する．判定は，プロフィール①の5秒以内を「正常範囲」，プロフィール①の5秒以上とプロフィール②を「疑いあり」，プロフィール③〜⑤を「異常」と判断する．この方法は感受性が高いとされているが，まったくむせることなく誤嚥する場合もあるので注意が必要である．また，飲み方で結果が変わったり，著しい誤嚥のため激しいむせを誘発する可能性があることにも注意する必要がある．

❸改訂水飲みテスト(MWST)

MWST (modified water swallowing test) は，30 mlの水飲みテストでは誤嚥が多く危険な患者のために開発された．方法は，3 mlの冷水を嚥下してもらい，**表2-11**に示すように5段階で判断する．4以上なら合計3回施行し，最も悪い嚥下を

表2-10 嚥下障害を疑う所見

1）症状
- むせ：どういうときにむせるか
- 咳：食事中や食後の咳は多いか，夜間特に臥床後の咳は多いか
- 痰の性状，量：食物残渣はないか，食事を開始してから量は多くないか
- 声：食後に声の変化はないか，がらがら声ではないか
- 食欲低下：誤嚥性肺炎初期にみられることがあるなど

2）病歴
- 脳血管障害の既往
- 肺炎およびその他の呼吸器疾患の既往
- 放射線治療，頭頸部や食道の手術の既往
- その他：神経筋疾患や糖尿病などの基礎疾患
- 薬剤（特にトランキライザー，抗コリン作用のあるもの）
- 生活様式
- 食生活，食嗜好およびその変化
- 家族歴

3）身体所見
- 栄養状態，脱水
- 呼吸状態（呼吸数，咳，喀痰，聴診所見）
- 発熱：高齢者などでは認めないこともある
- 循環動態（血圧，心拍数およびその変化）
- 胃腸症状（食欲，下痢，便秘）
- 口腔，咽頭粘膜の状態（汚れ，乾燥，潰瘍，炎症など），口臭
- 歯（義歯の有無と適合，齲歯），歯肉（腫脹，出血など）

4）一般検査所見
- 胸部画像所見（単純X線，CTなど）
- CRP
- 白血球数，分画
- 貧血
- 低アルブミン血症

5）神経学的所見
- 意識レベル
- 高次脳機能：認知症，失語，失認，失行
- 脳神経：三叉神経；咬筋，口腔・舌（前2/3）の感覚
  顔面神経；口唇の運動，味覚（舌の前2/3）
  舌咽・迷走神経；咽頭・軟口蓋の運動，喉頭挙上，発声，舌（後1/3）の味覚・感覚，咽頭の感覚
  舌下神経；舌の運動
- 構音障害
- 口腔・咽頭の反射：異常反射など
- 頸部・体幹の可動性と動きの制御（麻痺，失調）
- 呼吸のコントロール（息こらえ，随意的な咳）
- 麻痺（片麻痺，両側片麻痺），失調，不随意運動
- 知覚障害
- 筋力，筋萎縮

（文献[4]より一部改変）

表 2-11 主な嚥下スクリーニングテスト

名称	方法	判定	意義
反復唾液嚥下テスト	口腔内を湿らせたあと，空嚥下を30秒間繰り返す	30秒で2回以下が異常	随意的な嚥下の繰り返し能力をみる．誤嚥との相関あり．安全なスクリーニングテスト
水飲みテスト	原法：30 mlの水を一気に嚥下．2～3 mlで様子をみて，安全を確認してから30 mlを施行	5秒以内にむせなく飲めれば正常．それ以外は嚥下障害疑いか異常．動作全体を観察	口への取り込み，送り込み，誤嚥の有無など
改訂水飲みテスト	冷水3 mlを嚥下させる	判定不能：(口から出す，無反応) 1a：嚥下なし，むせなし，湿性嗄声もしくは呼吸変化あり 1b：嚥下なし，むせあり 2 ：嚥下あり，むせなし，呼吸変化あり 3a：嚥下あり，むせあり，湿性嗄声あり 3b：嚥下あり，むせあり 4 ：嚥下あり，むせなし，呼吸変化・湿性嗄声なし 5 ：4に加えて追加嚥下運動が30秒以内に2回可能	30 mlの水飲みテストでは，誤嚥が多く危険と判断される症例があることから開発された
食物テスト	ティースプーン1杯（3～4 g）のプリンを摂取．空嚥下の追加を指示し，30秒観察する	判定不能：(口から出す，無反応) 1a：嚥下なし，むせなし，湿性嗄声もしくは呼吸変化あり 1b：嚥下なし，むせあり 2 ：嚥下あり，むせなし，呼吸変化あり 3a：嚥下あり，むせあり，湿性嗄声あり 3b：嚥下あり，むせあり，湿性嗄声あり 3c：嚥下あり，むせなし，湿性嗄声なし，呼吸変化なし，口腔内残留あり 4 ：嚥下あり，むせなし，湿性嗄声なし，口腔内残留あり，追加嚥下で残留消失 5 ：嚥下あり，むせなし，嗄声・呼吸変化なし，口腔内残留なし	水飲みテストに対して嚥下しやすいプリンを用いたテストである．改訂水飲みテストとともに開発された

（文献[4]より一部改変）

評価する．

❹ 食物テスト

ティースプーン1杯（3～4 g）のプリンを摂食，空嚥下の追加を指示し，30秒観察する方法である．改訂水飲みテストに準じて評価し，口腔内残留を確認し，残留があれば陽性とする．

3 評価に基づいた臨床上の判断

前述した問診や身体所見，スクリーニングテストなどにより，患者の誤嚥の危険性を判断する．誤嚥の危険性の高い患者については，専門の医師に相談し，さらなる検査および処置を行う必要がある．そのための重要なポイントは，意識レベルが低い，食事のときにむせる，湿性の咳嗽を頻回に認める，咽頭付近に唾液や分泌物の貯留を認めるなどである．

また，誤嚥性肺炎の発症初期には，高齢者では発熱などの感染症状が乏しいことが多い．そのため，分泌物の増加や色および粘稠度の変化，食欲不振や自発性の低下などを認める場合は，誤嚥性肺炎の可能性が高いため主治医に相談すべきである．参考までに，当院における嚥下障害患者の評価の流れを図 2-20 に示す[7]．

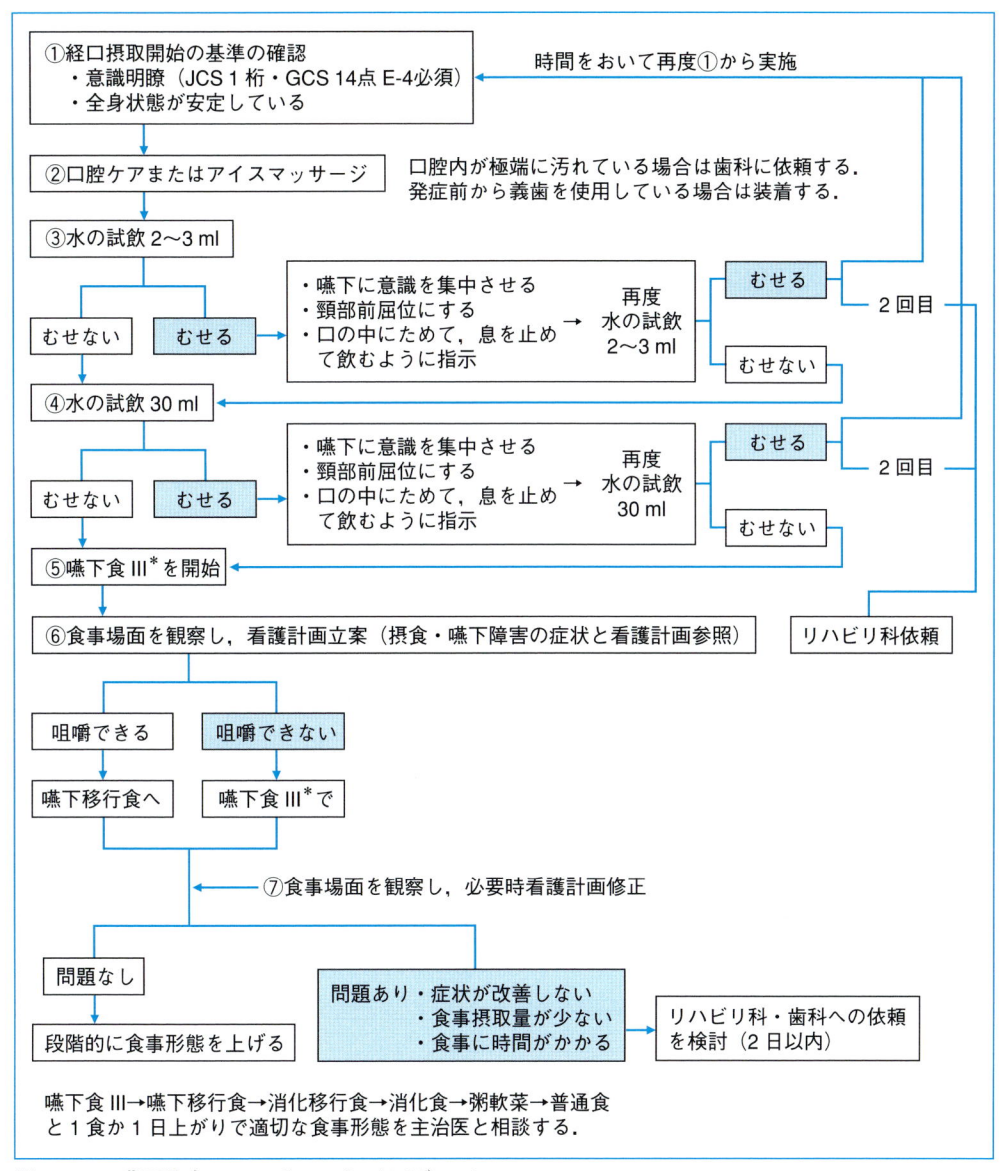

図 2-20 嚥下障害フローチャート（文献7）より）
＊…やや粘性が高く，食塊の形成が容易なピューレ状のもの

3 誤嚥の予防

　日常のケアにおいて，誤嚥と気道分泌物貯留をいかに防ぐかが重要となる．患者は常に唾液や胃液を誤嚥する危険性があると認識する必要がある．特に脳血管障害急性期，意識障害の合併，高齢者の睡眠時などでは咳嗽反射が低下し，誤嚥の危険性はきわめて高い．

　日常のケアで重要なもののの1つに口腔ケアがある．嚥下障害患者などでは，口腔内の乾燥や痰のこびりつきをしばしば見かける．これらは，病原性細菌の繁殖を助長し，不顕性誤嚥による誤嚥性肺炎のリスクを高める．そのため，口腔ケアにより口腔内を清潔にし，潤いを保つことが予防の観点からも重要である．さらに，口腔ケア実施

直後の排痰法が分泌物除去に有用であったという報告もあり[8]，日頃から口腔ケアの実施に努めることは重要である．

また，嚥下障害患者の中には頸部の筋緊張が高いものも少なくない．なかでも前頸部の筋の過緊張は，嚥下動作を低下させ，円滑な摂食・嚥下運動を阻害し，さらには嚥下時の呼吸コントロールの悪影響となる．よって過剰な筋活動を抑制することは，嚥下にとって重要な要素となる．以下に呼吸理学療法の方法を述べる．

1 ポジショニング[9]

仰臥位は最も誤嚥しやすい体位といわれているため推奨できない．最もよいとされる体位は，上半身を30度ギャッジアップした仰臥位と頸部前傾位の組み合わせである．この体位は，唾液の誤嚥予防に有効で，食後の胃食道逆流を防ぐ上でも大切であり，前頸部ならびに全身の筋のリラクセーションも図ることが可能である．頭部挙上により，経管栄養を受けている患者や意識障害のある患者，人工呼吸管理の患者で院内肺炎の発生率が減少したという報告もある[10]．

唾液の誤嚥が著明な場合は，顔面を下側に向けた側臥位や前傾側臥位などによる誤嚥予防が有効である．その際，顔面をやや下側に向け，下にタオルを敷き，唾液が口腔外へ流れ出すよう仕向ける．

患者の状態に応じて，これらポジショニングを体位変換プログラムに組み入れることが予防としては重要となる．誤嚥性肺炎などにより，気道分泌物貯留が多い場合は排痰を促す意味でも体位変換は重要となる．

2 呼吸練習[11,12]

呼吸練習は誤嚥の可能性のある患者すべてにおいて適応があり，有用である．その目的には，呼吸と嚥下の協調性の向上や呼吸予備力の改善などが挙げられ，誤嚥に対する予防としての意義がある．しかし，呼吸練習は意識障害があり指示が入らない場合，実施は困難である．

❶ 口すぼめ呼吸

吸気時は鼻から行い，口をすぼめてゆっくりと呼気を行う方法である（⇨p.28）．この方法によって呼吸のコントロールが容易となり，呼吸と嚥下の協調性の向上に有効である．また，口からの呼気により軟口蓋が挙上し，鼻咽腔が閉鎖するため[13]，鼻咽腔の閉鎖機能の強化や口唇の練習，呼吸機能強化につながり重要な練習といえる．よって，鼻咽腔および口唇閉鎖不全や球麻痺の患者で特に有効である．さらに，摂食練習中などにむせにより咳嗽が生じたときなどでも，患者の体幹を前傾位にし，頭を低くした姿勢をとらせ，口すぼめ呼吸を行うとむせが治まりやすいといわれている．

❷ 横隔膜呼吸または深呼吸（⇨p.30，横隔膜呼吸の項参照）

横隔膜の運動を増大させることにより，吸気時における腹部の動きを強調する方法である．この方法により，少ないエネルギーで換気量，特に吸気量を増やし換気効率の改善や呼吸仕事量の軽減を期待できる．その他リラクセーションや呼吸コントロール，気道分泌物の移動促進，咳嗽機能改善などが目的に挙げられる．重症呼吸障害の合併や脳幹部の病変に伴う失調性呼吸などの患者は除外される．

横隔膜呼吸が不十分または不可能な場合は，深呼吸で代用する．深呼吸は呼吸運動の部位は強調せず，鼻からゆっくり深吸気を行い，同様にゆっくり呼気を行う．できる限りリラックスして行うよう努める．それでも不十分な場合は，用手的に呼吸介助手技を併用し，誘導すると行いやすい（⇨p.92，呼吸介助法の項参照）．

口すぼめ呼吸，横隔膜呼吸とも実施時間は1回当たり3～5分程度とし，1日に3～4回以上の頻回の実施を意識する．

4 誤嚥の対処[11,12]

実際に誤嚥が起きた場合や，可能性が認められるときは可及的速やかに対処することが重要である．それにより，誤嚥性肺炎の発症予防，肺炎発症時の重症化予防および早期改善が期待できる．最も有効なのは気道クリアランス法（排痰法）である．比較的中枢の気道に貯留する分泌物の排出には咳嗽や強制呼出手技または気管内吸引で対処

1 咳嗽・強制呼出手技

咳嗽は，気道分泌物の排出には最も効果的な方法だが，前述したように嚥下障害患者では効果が不十分なことが多い．咳嗽効果が不十分な場合は，その原因が吸気量の不足か，声門閉鎖の問題か，呼出力の低下かなど，咳嗽のどの過程に問題があるのかをまず評価することが重要である．それによりどの部分を強化すべきか，またどの部分を介助すべきかが明らかになる．

介助方法は，咳嗽時に胸郭を圧迫して呼出力を補うが，前胸部に施行するのが最も効果的である．加えて，圧迫のタイミングは，咳嗽を行う直前の大きな吸気または息こらえを合図に，やや早めに施行するとよい．また，分泌物を末梢へ吸い込ませないためにゆっくりとした吸気を行うことが望ましい．

強制呼出手技はFETまたはハフィングともいわれ，中・低肺気量位で，声門を開いたまま強い呼出を数回行う方法である（⇨p.42）．この方法は，咳嗽を行う前の補助手段として，上気道まで分泌物を移動させるための有効な手段として用いられる．また，咳嗽よりも疲労が少ないことも利点として挙げられ，咳嗽と同等の効果が期待できるために嚥下障害患者では特に有用な代用方法となる．

上記方法でも，意識障害などにより自己喀出が不可能な場合は，吸引による分泌物の除去を考慮する．吸引は患者にとって負担のかかる方法であるため，経鼻的な気管内吸引などは最終手段と考え，口腔からの吸引チューブの刺激による咳嗽の誘発や，上気道に貯留する分泌物の除去を目的とした施行に止めるべきである．気管切開患者においても吸引のみに頼るのではなく，可能な限り分泌物を吸引チューブの届くところまで十分に移動させ，吸引の効率を高めるよう努力する．

2 排痰手技を併用した体位ドレナージ（体位排痰法）

分泌物が末梢気道に貯留している場合，その部位が上になるような体位をとり，重力を利用し，さらには排痰手技を用いて分泌物の移動を促す必要がある．不顕性誤嚥の場合，病変は左右を問わず背側下肺野が多い．そのため，体位としては腹臥位が推奨されるのだが，対象となる患者群では腹臥位は困難であり，実際には障害部位が上となる前傾側臥位か完全側臥位にて代用する．分泌物の貯留部位が明確に特定できない場合は，貯留していると思われる側を上にする側臥位で代用する．分泌物が中枢気道まで上がってきたのを確認できたら，咳嗽や強制呼出手技，吸引などにより分泌物を排出する．

排痰手技に関しては，誤嚥をきたすような全身状態が低下している患者の場合，軽打法や振動法などは皮下出血や肋骨骨折，不整脈，低酸素血症などの合併症をきたすおそれがあるため，特に急性期では推奨されない．

最近では呼吸介助法（⇨p.92）またはスクイージング（squeezing）という方法が用いられている（⇨p.96）．分泌物の貯留部位に相当する胸壁上を呼気時に用手的に圧迫し，吸気時には圧迫を解放することを繰り返す方法である．痛みなど患者に与える侵襲が少なく，分泌物の移動・排出に有用といわれている．

3 その他

アクティブサイクル呼吸法（ACBT）を自己排痰法として指導することもできる[14]．アクティブサイクル呼吸法は，呼吸コントロール，胸郭拡張，FETの3つの手技を組み合わせて，その一連のサイクルを強く意識しながら排痰を試みる方法である（⇨p.56）．排痰の自己管理が必要な症例には，在宅での実施を目指した本法の指導が有用である．

また，嚥下障害患者は活動性が低下しており，廃用症候群の状態にあることが多い．ADLの自立度は嚥下障害と密接に関係しており，日常生活の活動性低下は誤嚥性肺炎を生じやすくするため，車椅子散歩や歩行練習などによる積極的な離床を行うのが望ましい．活動性の向上は換気を促すとともに気道の粘液線毛輸送能を改善し，分泌物貯留の予防や排出など呼吸機能にもよい影響を与える．

■おわりに

　以上，誤嚥に対する予防と対応について解説した．誤嚥はとかく厄介な症状と認識され，対応が困難なものと考えられているが，日頃の観察により誤嚥を未然にまたは早期に発見し，その原因を探り速やかに対応すれば十分対処は可能である．そのためには医師，看護師，言語聴覚士などの他職種とチームワークを組み，連携することが重要であることを最後に付け加えたい．

■文献

1) 才藤栄一：摂食・嚥下機能の中途障害への対応―1. 診断・評価. 金子芳洋, 千野直一 (監修)：摂食・嚥下リハビリテーション. pp146-151, 医歯薬出版, 1998
2) 板橋繁, 佐々木英忠：高齢者の肺炎―特に誤嚥性肺炎の機序と治療. 呼吸 19：363-373, 2000
3) 神津玲, 藤島一郎, 小島千枝子, 他：嚥下障害を合併する肺炎患者の臨床的特徴と嚥下リハビリテーションの成績. 日本呼吸管理学会誌 9：293-298, 2000
4) 薛克良, 藤島一郎：スクリーニングと精査, 評価. 聖隷三方原病院嚥下チーム (編)：嚥下障害ポケットマニュアル, 第2版. pp25-41, 医歯薬出版, 2003
5) 藤島一郎：すぐにできる摂食・嚥下障害のスクリーニング. 藤島一郎 (編)：ナースのための摂食・嚥下障害ガイドブック. pp42-48, 中央法規出版, 2005
6) 小口和代, 才藤栄一：嚥下障害スクリーニング法. 金子芳洋, 千野直一 (監修)：摂食・嚥下リハビリテーション. pp110-112, 医歯薬出版, 1998
7) 聖隷三方原病院嚥下チーム：誤嚥性肺炎のリスクマネージメントマニュアル. 聖隷三方原病院嚥下チーム (編)：嚥下障害ポケットマニュアル, 第2版. p198, 医歯薬出版, 2003
8) 神津玲, 平山友恵, 藤島一郎, 他：肺理学療法実施前の口腔ケアの適用が気道分泌物除去に及ぼす影響. 第10回日本摂食・嚥下リハビリテーション学会学術大会プログラム・抄録集, p95, 2004
9) 俵祐一, 神津玲, 朝井政治：体位排痰法―呼吸障害治療と合併症予防の対策として. 月刊ナーシング 23：40-47, 2003
10) Drakulovic MB, Torres A, Bauer TT, et al：Supine body position as a risk factor for nosocomial pneumonia in mechanically ventilated patients：A randomized trial. Lancet 354 (9193)：1851-1858, 1999
11) 神津玲, 藤島一郎：摂食・嚥下障害における理学療法の意義と方法. 金子芳洋, 千野直一 (監修)：摂食・嚥下リハビリテーション. pp197-203, 医歯薬出版, 1998
12) 俵祐一, 朝井政治：リスクと呼吸管理について理解する―呼吸理学療法. 藤島一郎 (編)：ナースのための摂食・嚥下障害ガイドブック. pp148-159, 中央法規出版, 2005
13) 佐野裕子, 黒澤一, 上月正博：口すぼめ呼吸における鼻咽頭閉鎖機構について. 第10回日本摂食・嚥下リハビリテーション学会学術大会プログラム抄録集, p174, 2004
14) 神津玲：排痰法. 磨田裕 (編)：n-Books 12：基礎から学ぶ呼吸療法. pp170-183, メヂカルフレンド社, 2001

第3部

疾患・障害別 呼吸理学療法手技

1. 慢性閉塞性肺疾患（COPD）—安定期
2. 慢性閉塞性肺疾患（COPD）—急性増悪時
3. 慢性閉塞性肺疾患（COPD）—難渋症例
4. 気管支喘息重症発作
5. 肺結核後遺症
6. 気管支拡張症
7. 間質性肺炎
8. 筋ジストロフィー
9. 筋萎縮性側索硬化症（ALS）
10. 脳性麻痺
11. 呼吸器外科術後
12. 上腹部外科術後
13. 消化器外科術後—食道癌
14. 心臓外科術後
15. 熱傷
16. 頸髄損傷
17. 脳神経外科術後の肺合併症
18. 脳血管障害—急性期
19. 肺移植
20. 生体肝移植
21. 新生児呼吸障害
22. 多発外傷
23. 重症肺炎による急性呼吸窮迫症候群（ARDS）

症例1　慢性閉塞性肺疾患（COPD）―安定期

呼吸理学療法実施のポイント

慢性閉塞性肺疾患（chronic obstructive pulmonary disease；COPD）に対する呼吸リハビリテーションで最も推奨されているのは下肢を中心とした運動療法であり，エビデンスも確立されている．しかし，運動療法は呼吸困難のためなかなか実施できないことがある．そのため，呼吸理学療法手技ではコンディショニング目的で導入し，徐々に運動療法に移行するのが望ましいとされている．コンディショニングは呼吸困難を軽減させ効率的な運動療法を展開するために重要である．しかし，コンディショニングとしての手技は経験的に行われているのが現状である．今後，エビデンスに関しての十分な検証が必要である．

症例

69歳男性，COPD．身長：160 cm，体重：53.0 kg，BMI：20.7，MRC息切れスケール：グレード3，GOLDの重症度分類：ステージⅢ．

現病歴

3年前より階段昇降時や労作時に呼吸困難を自覚するようになり，2年前にCOPDの診断を受け薬物療法が開始された．その後労作時の呼吸困難は徐々に強くなり，ゴミ出しや近所を歩く程度でも出現するようになった．主治医より呼吸リハビリテーションを勧められ，呼吸理学療法が開始された．

経過・呼吸理学療法の実施内容

患者は労作時の呼吸困難があり，特に速く歩いたときや階段を昇るときの呼吸困難が強いと訴えていた．屋内での日常生活は自立レベルであったが，屋外での活動は避ける傾向にあった．

安静時呼吸数は18回/分で，呼吸パターンは胸式と腹式の混合性で，吸気時には斜角筋，胸鎖乳突筋などの吸気筋群の緊張が認められた．また，胸郭の可動性および柔軟性もやや低下していた．

入院時の動脈血液ガスは，pH 7.374，$PaCO_2$ 41.4 Torr，PaO_2 83.0 Torr，HCO_3^- 23.6 mmol/l であった．呼吸機能検査では，肺活量（VC）3.70 l，%肺活量（%VC）115.5%，1秒率（$FEV_{1.0}$）35.9%で，呼吸筋力はP_{Imax} -47.7 cmH_2O，P_{Emax} 98.5 cmH_2Oであった．運動耐容能と修正Borgスケール（BS）による呼吸困難は，6分間歩行試験（6MWT）では480 mでBS 4，シャトル・ウォーキング試験（SWT）では350 mでBS 8であった．健康関連QOL（HRQoL）の指標であるChronic Respiratory Disease Questionnaire（CRQ）は，totalで95点，itemでは呼吸困難（Dyspnea）が低く13点であった．

以上より問題点として，吸気時の呼吸補助筋群の緊張，混合性の呼吸パターン，胸郭の可動性・柔軟性の低下，吸気筋力低下，労作時（特に速歩や階段昇降）の呼吸困難が挙げられた．

呼吸理学療法プログラムは，呼吸補助筋群の筋緊張の抑制と，リラクセーションを目的とした呼吸介助法，呼吸パターンの改善を目的とした横隔膜呼吸と口すぼめ呼吸，胸郭の可動性・柔軟性の改善を目的とした呼吸筋ストレッチ体操，吸気筋力増強を目的としたTHRESHOLD®による呼吸筋トレーニング，および労作時の呼吸困難の軽減を目的とした運動療法（上肢エルゴメータ，鉄アレイを用いた上肢筋トレーニング，自転車エルゴメータ，重錘バンドを用いた下肢筋トレーニング，歩行，階段昇降）を行った．

呼吸理学療法の施行中にはパルスオキシメータで経皮的動脈血酸素飽和度（SpO_2）を測定した．本症例の安静時SpO_2は96～98%で，上肢筋トレーニング，下肢筋トレーニング，歩行，階段昇降などの運動療法中には低下を認めたが85%を下回ることはなく，運動終了後にはすみやかに95%程度まで回復した．

2週間の呼吸理学療法の施行後（退院時）には，運動中に会話をしていても呼吸困難はみられず，笑顔が多くみられるようになった．各種データでは，pH 7.409，$PaCO_2$ 39.7 Torr，PaO_2 85.2 Torr，HCO_3^- 24.6 mmol/l で，VC 3.71 l，%VC 115.9%，$FEV_{1.0}$ 39.8%であった．P_{Imax} -68.0 cmH_2O，

PEmax 101.0 cmH₂O で，特に吸気筋力が増強した．6 MWT は 578 m で BS 4，SWT が 420 m で BS 6 と運動耐容能延長と呼吸困難の軽減傾向を認めた．患者は呼吸教室に参加し，ホームエクササイズ，日常生活活動（ADL）の指導を受けて自宅退院となった．

退院後はホームエクササイズとして指導した 30 分以上の歩行，口すぼめ呼吸，横隔膜呼吸，呼吸筋ストレッチ体操，THRESHOLD® による呼吸筋トレーニングが継続して行われていた．退院 2 週間後の外来受診時には，VC 3.82 l，%VC 120.1%，FEV$_{1.0}$ 37.6%，PImax －69.7 cmH₂O，PEmax 106.7 cmH₂O，6 MWT は 568 m で BS 4，SWT が 440 m で BS 5 と呼吸機能，呼吸筋力，運動耐容能および呼吸困難は維持向上しており，良好にコントロールされていた．また，CRQ は 21 点変化し total 116 点と HRQoL の向上を認めた．item では Dyspnea が 24 点と最も改善しており，11 点変化していた．

解説

COPD 患者では呼吸困難の増加に不活動を伴い，deconditioning を形成する悪循環（図 3-1）が存在する．呼吸困難により日常の活動が不活発になるといわゆる廃用症候群の悪循環を断ち切るためには運動療法が重要である[1]．Evidence based medicine（EBM）の観点からも運動療法は最も効果的な種目として位置づけられている[2]．しかし，運動療法を実際に施行する際には，呼吸困難のため，運動療法を導入できなかったり，継続できなかったりすることも多い．そのため，呼吸困難の軽減に効果的に働くコンディショニング作りとしての呼吸理学療法手技の併用が有効となる．

COPD の特徴的な所見である呼気閉塞現象は，残気量，残気率の増加をきたし，全肺気量を増大させ，肺の過膨張の原因となる．肺過膨張は，横隔膜を押し下げ平坦化し，横隔膜の運動を制限する．動きが制限された横隔膜は吸気筋として十分に働くことができなくなり，ほかの吸気筋群が動員されることになる．これら吸気補助筋群は過緊張となり，胸郭運動に関係なく持続的な張力が発生する．これが呼吸相に逆転して，胸壁筋紡錘からの求心性刺激となって呼吸困難が作られる[3]．

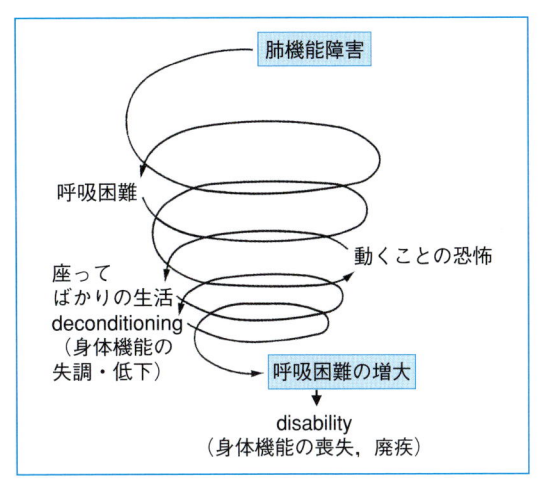

図 3-1 呼吸困難のらせん状悪循環

したがって，呼吸困難の改善には，呼吸補助筋群の緊張を抑制し，気道の虚脱を防ぎ，肺過膨張を改善させ，吸気筋力を増強することがポイントとなる[4]．呼吸補助筋群の緊張を抑制し，リラクセーションを図るための呼吸介助手技，気道の虚脱を防ぎ，呼気を緩徐化した口すぼめ呼吸と横隔膜呼吸，胸郭の柔軟性や肺過膨張の改善を期待した呼吸筋ストレッチ体操などは，呼吸困難の軽減に効果的に働く．これらのコンディショニングとしての呼吸理学療法は，呼吸リハビリテーションの中核である全身持久力，四肢・体幹筋力および呼吸筋を増強するための運動療法を効率的に行うことを可能とし，運動耐容能を向上させ，さらに ADL や QOL の改善に寄与する．

文献

1) 日本呼吸管理学会呼吸リハビリテーションガイドライン作成委員会，他（編）：呼吸リハビリテーションマニュアル—運動療法．pp1-6，照林社，2003
2) 日本呼吸器学会 COPD ガイドライン第 2 版作成委員会：COPD（慢性閉塞性肺疾患）診断と治療のためのガイドライン，第 2 版．pp77-84，メディカルレビュー社，2004
3) Sibuya M, et al：Effect of chest wall vibration on dyspnea in patients with chronic respiratory disease. Am J Respir Crit Care Med 149：1235-1240, 1994
4) 高橋仁美，他：肺気量増加—閉塞性換気障害．田中一正，他（編）・本間生夫（監）：呼吸運動療法の理論と技術，pp184-208，メジカルビュー社，2003

症例 2　慢性閉塞性肺疾患(COPD)―急性増悪時

呼吸理学療法実施のポイント

慢性呼吸不全症例は感染や心不全を契機に急性増悪をきたす．これにより，酸素療法，非侵襲的陽圧換気（NPPV）療法や気管挿管下での人工呼吸管理が必要となる場合もある．理学療法実施にあたっては急性増悪の誘因に対する治療が行われていることを前提とする．急性増悪直後は体位ドレナージ，ポジショニング，呼吸介助法を利用しての気道分泌物除去，換気血流比不均等分布の改善を図り，状態が改善傾向となれば，可及的早期から離床，運動療法を実施し，ADLと運動耐容能の低下予防に努めることが重要である．

症例

82歳男性，COPD，慢性膿胸，急性気管支炎．

現病歴

COPDにて在宅酸素療法が導入され，当院外来通院中であった（MRC息切れスケール：グレード5，GOLDの重症度分類：ステージⅣ）．数日前から感冒症状を呈し，当院受診，呼吸器センター内科入院となった．入院時検査所見は，白血球数 15,530/μl，CRP 0.5 mg/dl，動脈血液ガス（ABG）は酸素 1.5 l/分吸入下にて pH 7.355，$PaCO_2$ 57.4 Torr，PaO_2 53.0 Torr，HCO_3^- 32.0 mmol/l であった．

胸部画像所見では，安定期より両側肺野の透過性亢進ならびに過膨張とともに，左右下肺に陳旧性の胸膜炎を示唆する変化を認めた（図3-2）．入院時では，明らかな肺炎像は認めなかったが，安定期と比較して軽度の心胸郭比拡大(50%)を認めた．

経過・呼吸理学療法の実施内容

入院当初は抗菌薬および利尿薬による薬物療法で感冒症状，ならびに心不全症状の改善を認めたが，第11病日に感染症状が悪化し，排痰目的にて呼吸理学療法が開始となった．呼吸音は断続性ラ音が両側背部にて吸気中期から終末期にかけて聴取された．気道分泌物は粘稠な膿性痰であり，自己喀出は困難であった．

PTは<u>体位ドレナージ</u>と<u>呼吸介助法，咳嗽介助</u>にて排痰に努めた．しかし，第14病日に意識レベルが低下し，ABGにて pH 7.328，$PaCO_2$ 81.7 Torr，PaO_2 71.0 Torr，HCO_3^- 42.8 mmol/l と $PaCO_2$ の上昇を認めた．一時意識状態は回復したものの，翌日には，pH 7.323，$PaCO_2$ 73.6 Torr，PaO_2 53.7 Torr，HCO_3^- 38.1 mmol/l と改善を認めず，NPPV療法を開始した．初期設定は，Spontaneous/Timedモード（S/Tモード），吸気圧（IPAP）8 cmH₂O，呼気圧（EPAP）4 cmH₂O，バックアップ換気 12回/分，吸入気酸素濃度（FiO₂）0.25 にて開始した．

導入直後より，<u>呼吸介助法</u>にて20分ほど患者と機械との同調性を高めたところ，<u>数回の分泌物</u>

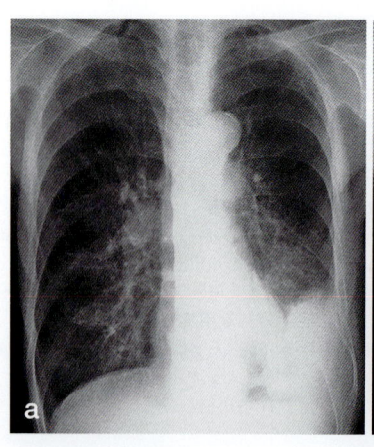

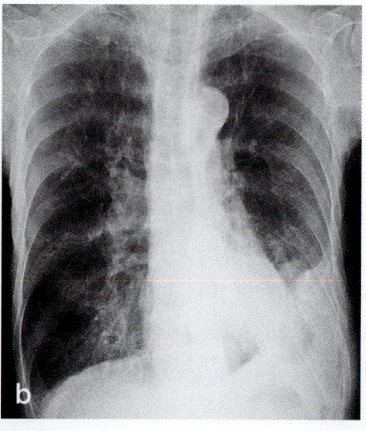

図 3-2　胸部X線像
a．安定期
b．入院時

喀出の後に同期は良好となり，IPAP 10 cmH$_2$O，EPAP 5 cmH$_2$O，F$_I$O$_2$ 0.3 へと変更した．その結果，1 回換気量は 250〜300 ml，酸素飽和度は 90％を維持でき，ABG も pH 7.383，PaCO$_2$ 67.7 Torr，PaO$_2$ 56.4 Torr，HCO$_3^-$ 40.3 mmol/l と改善を認めた．翌日以降も NPPV と排痰を中心とした理学療法を実施した．また，分泌物の粘稠度を低下させ，喀出を容易にする目的で積極的に吸入療法を併用し，咳嗽を行う際には咳嗽介助を併用した．理学療法は 1 回 20 分程度の短時間で，分泌物の多い時期には 1 日 3〜4 回，呼吸状態が改善してからは 1 日 1〜2 回の頻度で介入し，気道分泌物の排出に努めた．その後は呼吸および全身状態も安定した．離床および日常生活活動（ADL）の拡大に努め，入院前の屋内歩行自立レベルを維持して退院となった．

解説

慢性呼吸不全の急性増悪とは，代償機転により比較的安定状態にある呼吸不全が，何らかの誘因によって急激に悪化し，急性呼吸不全状態に陥ることと定義される[1]．その治療は，薬物療法（誘因対策），全身管理，酸素療法，栄養管理，理学療法が挙げられる．さらに呼吸状態が悪化した場合には，気道確保，機械的人工呼吸管理（NPPV を含めて）が必要となる[2]．治療目標は，あくまで安定期の値を目標にすべきで，生理的正常値を求める必要はない[3]．

近年，呼吸不全の増悪が進行する場合，NPPV を実施する頻度が増加している．COPD の急性増悪時の NPPV の使用は気管挿管の回避に有用で，予後や帰結を改善する効果が証明されている[4]．NPPV の実施にあたっては，患者と機械との同調性を高めることが重要となる．マスクの選択と装着の調整，呼吸介助法によるリラクセーション，呼吸コントロールなど理学療法が介入できる点も多く，円滑な離床につなげるためにも早期より介入していくべきである．また，感染増悪の場合，気道分泌物の貯留が NPPV との同調を阻害する因子となるため，気道分泌物の排出を目的とした理学療法の意義は大きい．本症例でも，入院後，抗菌薬による誘因治療に並行して，両側側臥位による体位ドレナージと呼吸介助法にて排痰を実施

表 3-1　理学療法を行う際の注意点・ポイント

1）排痰
・分泌物の移動促進：吸入療法の併用
・分泌物貯留の防止：頻回に評価を行い，必要に応じて排痰を実施
・自己喀出の援助：強制呼出手技の指導，咳嗽介助の併用
・口腔内乾燥の軽減を目的とした少量の飲水，うがい，口腔ケア
・排痰実施の目安：異常呼吸音の聴取，湿性咳嗽を認める場合に実施し，分泌物喀出の後に異常呼吸音や分泌物の貯留を原因とする胸壁の振動（rattling）の消失を確認して終了
2）離床
・離床開始の目安：炎症反応の改善，SpO$_2$ も含めたバイタルサインの安定化
・目標：入院前の ADL への回復
・介入方法：座位，立位より開始．開始当初はモニタリング下にて実施

した．しかし，分泌物は粘稠で，咳嗽力も不十分であったため，吸入療法の併用や短時間，複数回の介入で分泌物の喀出に努めた．また，NPPV 導入時より積極的に介入したことにより，その効果を早期から得ることができた．

急性増悪時における理学療法は，誘因が感染の場合では気道清浄化が中心となる．しかし，急性増悪を乗り切っても，呼吸困難の悪化や筋力，ADL の低下を呈しやすいため，病状が改善するとともに，速やかに離床，ADL の拡大を図っていくことが不可欠である．慢性呼吸不全症例は常に状態が安定しているわけではなく，理学療法士が介入する場合は，病態を見極めながら，継続的かつ適切な介入を進めていく必要がある．

呼吸理学療法を行う際の注意点とポイントを**表 3-1** に示す．

■文献

1) 宮城征四郎：慢性呼吸不全の急性増悪．集中治療 5：1005-1012，1993
2) 神津玲：慢性呼吸不全の急性増悪時．宮川哲夫（編）：理学療法 MOOK 4　呼吸理学療法．pp277-285，三輪書店，1999
3) 木村謙太郎：慢性肺疾患の急性増悪．天羽敬祐（編）：集中治療医学大系Ⅲ．pp67-76，朝倉書店，1988
4) American Association for Respiratory Care, Consensus Conference：Noninvasive positive airway pressure ventilation. Respir Care 42：364-369，1995

症例3　慢性閉塞性肺疾患（COPD）―難渋症例

呼吸理学療法実施のポイント

① 呼吸困難が著明な重度のCOPDに対する理学療法は，コンディショニングでその呼吸困難や恐怖感を最小限にしたあとに，低負荷の運動療法から行うとよい．
② 動作と呼吸コントロールを中心としたADLトレーニングは，呼吸困難をコントロールし活動量を改善させる方法として効果的である．
③ 重度のCOPD患者に呼吸方法を指導する場合，横隔膜呼吸の習得が困難であり，試みて効果的でないときは口すぼめ呼吸や深呼吸などを用いた呼吸方法を指導すべきである．
④ 動作時の呼吸困難に対する恐怖感も強いので，呼吸困難時の呼吸コントロールの指導が必須である．

症例
71歳男性，COPD．

現病歴
10年ほど前から動作時の呼吸困難を自覚，COPDと診断され，呼吸不全の増悪により5年前から在宅酸素療法（home oxygen therapy；HOT）が導入される．その後感染を何度か繰り返し，肺性心などの合併症を伴いながらも在宅で生活していたが，徐々に呼吸困難が増悪したため主治医の指示により1年ほど前から週1〜2回の割合で訪問リハが開始となる．

訪問リハ開始時からMRC息切れスケールにてグレード5と動作時の呼吸困難は著明で，O_2 1.0 l/分投与下での連続歩行は約1分，酸素飽和度（SpO_2）も96%から85%と低下していた（修正Borgスケール7）．約2か月の訪問リハ継続後，呼吸リハ目的で約3週間T病院に入院．入院時の安静時血液ガス（O_2 0.75 l/分）はpH 7.334，PaO_2 85.9 Torr，$PaCO_2$ 66.8 Torr，HCO_3^- 35.6 mmol/lとⅡ型呼吸不全であり，肺機能検査でもVC 2.44 l，%VC 75.8%，$FEV_{1.0}$ 0.40 l，$FEV_{1.0}$% 21.5%とGOLDの重症度分類にてステージⅣ，最重症であった．退院後，週2回の訪問リハ再開．屋外歩行などを取り入れ外出回数も増えていたものの，再び感染増悪を起こし再入院．約1か月入院したがほとんどリハも行わないまま退院し，週1回の割合で再度訪問リハ開始となる．

経過・呼吸理学療法の実施内容
会話でも呼吸困難がある状態（MRC息切れグレード5）で，食欲もなく体重も減少していた（55→51 kg）．日常生活では，トイレ以外は居間で座っているか寝ているため廃用性の筋力低下が著しく，トイレまでどうにか移動できるもののSpO_2は96%から90%（修正Borgスケール7）と低下した．ADLでの呼吸困難は入浴時が最も強く，入浴は主介護者である妻の介助で行っていた．呼吸パターンはリズム不整の上部胸式呼吸で，頸部周囲筋の収縮・肥大著明，ビア樽状肺，胸郭の可動性も低下していた．聴診音は全肺野で呼吸音が低下しており，動作後軽度の喘鳴が聴取できた．

体調や呼吸困難の状態に合わせ以下の理学療法を行っていった．

① コンディショニング：動作時の呼吸困難が著明であるため，理学療法はコンディショニングに重点を置き行った．リラクセーションが可能な姿勢で，頸部周囲筋のマッサージやストレッチ，呼吸介助法などで呼吸を整えた．呼吸法は横隔膜呼吸法も試みたが，横隔膜の平坦化（図3-3）があり習得困難であったため，口すぼめ呼吸法を中心に指導した．

② ADLトレーニング：動作での呼吸困難を減少させるため，起き上がり，立ち上がり時などのADL動作で動作と呼吸を合わせることと，ゆっくりと動くこと，休みを取り入れることなどの指導を行った．入浴動作を中心としたADL動作の指導[1]は家族を含め行った．同時に呼吸困難時にパニックにならないように，呼吸困難発生時の呼吸調整（口すぼめ呼吸と深呼吸，姿勢）も指導した．

③ 運動療法：運動による呼吸困難に対する恐怖感もあるため，上下肢の筋力トレーニングは，

症例3 慢性閉塞性肺疾患（COPD）— 難渋症例

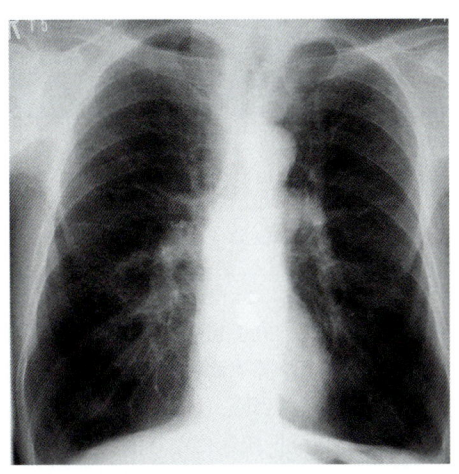

図 3-3 胸部 X 線像

臥位にて錘りを用いた低負荷での筋力トレーニングから開始し，体調に合わせ徐々に負荷を上げていった．運動の種類はできるだけ ADL 動作に即した運動（上肢挙上，立ち上がり，歩行練習，踏み台昇降）を取り入れた．その他，胸郭の可動域練習である呼吸体操を指導し，自主トレーニングとして継続してもらった．

④ 環境整備：現在まで本人の希望により布団であったが，呼吸困難の緩和のためベッドの利用を勧め，トイレ，廊下などに手すりの設置を行った．

⑤ その他：本患者は感染しやすく，それにより症状が増悪する可能性があるため，本人だけでなく家族に対しても感染の予防・早期発見などの患者指導を繰り返し行った．

屋内での生活が中心であるものの，呼吸困難に対する恐怖感が減少してきたため，低負荷での運動は毎日続けるようになり徐々に離床時間は長くなった．また病態の進行などにより呼吸困難の増悪はみられたが，動作時の呼吸コントロールや呼吸困難時の呼吸法を繰り返し指導したことから，訪問リハ開始時の日常生活動作はどうにか維持できていた．時折感染，食欲不振，消化器症状などみられたものの，早めに受診するようになり約2年間在宅生活は継続できた．

解説

重度な COPD 患者であるほど呼吸困難が強く，呼吸困難に対する恐怖感もあるため，コンディショニングであるリラクセーションや呼吸コントロール，呼吸困難時の呼吸法の指導などを行い，恐怖感を最小限にして効果的な運動療法を行う必要がある[2]．本症例も長期に呼吸困難が継続している状態であったため，ストレッチやマッサージ，呼吸介助法などのリラクセーションで呼吸を整えた後に低負荷の運動療法から始めた．また ADL 動作での呼吸困難が活動量を制限しているため，動作と呼吸を合わせることと，ゆっくりと動くこと，休みを取り入れることなどの ADL トレーニングにより，できるだけ呼吸困難を少なくして，活動量を改善することが望まれる．

重度の COPD 患者に呼吸法を指導する場合は，肺の過膨張が進行し横隔膜呼吸の習得が困難であることがあるため，試みて効果的でないときは口すぼめ呼吸や深呼吸などを用いた方法を指導すべきである．加えて，動作時の呼吸困難に対する恐怖感も強いので，姿勢と口すぼめ呼吸・深呼吸を用いた呼吸法を指導することも必須のプログラムかと思われる．また本症例のような重度の COPD 患者に対する運動療法は，高負荷での運動は呼吸困難のため好まない場合が多いので，ADL 動作に即した低負荷の運動から始めて高負荷の運動へと進めたほうがよい．

重度の COPD 患者や在宅で理学療法を進める場合，慢性呼吸不全に対する一般的な理学療法として示される呼吸トレーニングや運動療法が教科書的に進められない場合が多い．しかし，動作時の呼吸困難のため活動性が乏しく廃用症候群となってしまう患者も多いため，動作時の呼吸困難をコントロールし，できるだけ早く効果的な運動療法へと進めることが重要と思われる．

文献

1) 北川知佳, 他：在宅における呼吸リハビリテーション. 日本在宅医学会誌 4 (2)：47-52, 2003
2) 日本呼吸管理学会呼吸リハビリテーションガイドライン作成委員会, 他（編）：呼吸リハビリテーションマニュアル—運動療法. pp1-5, 照林社, 2003

症例4　気管支喘息重症発作

呼吸理学療法実施のポイント

気管支喘息発作では著しい呼出障害が生じる．これに対し徒手による胸郭外胸部圧迫法（ECC）が有効である．自発呼吸が残存している場合は，呼吸パターンに合わせて呼気時に胸郭を圧迫する．吸気時に圧迫を緩め，胸郭の弾性を利用した自然な吸気を促す．吸気を意識させず，状況に応じて酸素療法，吸入療法を併用する．

症例

7歳男性，気管支喘息重症発作．

現病歴

小児喘息の診断にて，近医外来通院中であった．未明より，気管支喘息重症発作による呼吸困難が出現し，自宅にて吸入療法を2回施行．しかし症状の改善が得られず，同日午前6時30分，E病院に搬入された．搬入時 SpO$_2$ 70%，HR 160拍/分，呼吸数40回/分の努力性呼吸，喘鳴，口唇および四肢末梢のチアノーゼ，意識レベルの低下がみられた．直ちにマスクにて酸素投与 10 l/分，アミノフィリンおよびステロイド投与，吸入療法を施行．SpO$_2$ が97%まで改善したが，徐々に意識状態にも低下がみられたため，同日12時30分，気管挿管施行．その後気管内洗浄，吸入麻酔などの処置を行ったが，PaCO$_2$ 140 Torr まで上昇したため，人工呼吸管理目的に同日16時30分，当院救急部に搬送された．

経過・呼吸理学療法の実施内容

当院転送時の動脈血液ガス（ABG）は，100% O$_2$ 投与下にて pH 7.116，PaCO$_2$ 66.4 Torr，PaO$_2$ 474.6 Torr，HCO$_3^-$ 20.5 mmol/l．搬入時の胸部X線の所見では重度な肺過膨張が認められ，心臓は圧迫され狭小化していた（図 3-4a）．搬送直後の16時32分，心肺停止状態になり，直ちに心臓マッサージ施行，加えてエピネフリン投与により，同35分に心拍再開．再開後の ABG は pH 6.841，PaCO$_2$ 130.7 Torr，PaO$_2$ 40.1 Torr，HCO$_3^-$ 21.1 mmol/l と重度の換気障害，酸素化障害を呈していた．

その後の処置として，吸入麻酔薬，ステロイド，アミノフィリンの投与に並行し，蘇生バッグによる強制換気と胸郭外胸部圧迫法（ECC）を開始した（図 3-5）．ECC開始時，胸郭の可動性は著しく低下しており，5分後に再び心肺停止．再度心臓マッサージおよびエピネフリン投与を行い，心拍が再開した時点でECCも再開し約40分継続した．その後の ABG は pH 7.112，PaCO$_2$ 56.7 Torr，PaO$_2$ 522.1 Torr，HCO$_3^-$ 17.3 mmol/l と著明な改善が得られ，人工呼吸管理となった．人工呼吸器の設定は，FIO$_2$ 0.75，SIMVモードで，呼吸回数20回/分，pressure support 22 cmH$_2$O であっ

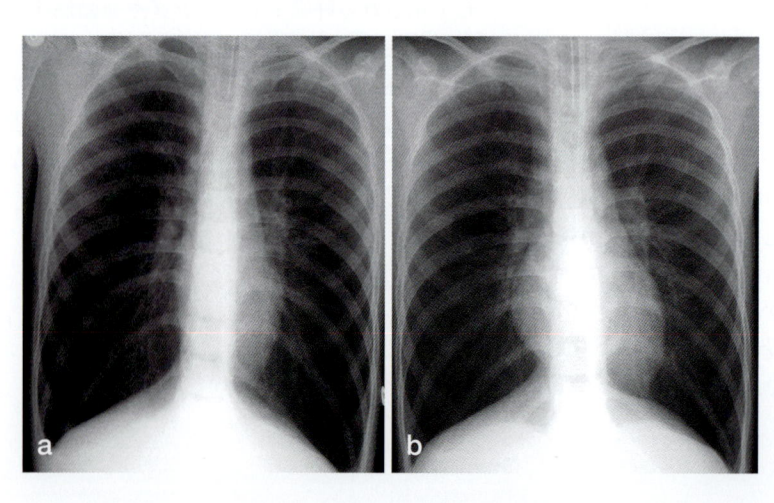

図 3-4　胸部X線像
a．搬入時
b．ECC施行後

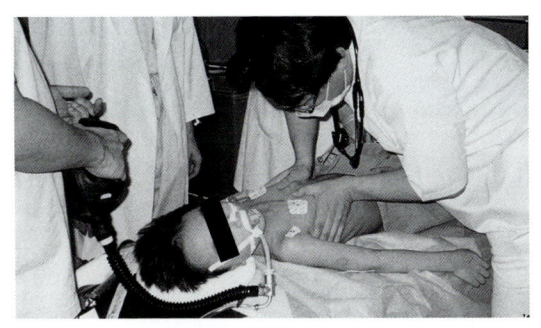

図 3-5　ECC 施行時の様子

表 3-2　気管支喘息発作時の対応

1）圧迫は，上部は前方より，下部は側方より行う．
2）指示を理解できる場合は，口すぼめ呼吸を併用する．
3）吸気時に圧迫を緩め，胸郭の弾性を利用した自然な吸気を促す．
4）吸気を意識させない．
5）状況に応じて酸素療法，吸入療法を施行する．
6）自発呼吸の残存している場合は，呼吸パターンに合わせ呼気時に胸郭を圧迫する．

た．この時点での胸部 X 線を図 3-4b に示す．

　人工呼吸管理となった後も発作は継続し，HR は 200 拍/分台が続いた．酸素化は徐々に改善し，同日 19 時 30 分に FIO_2 0.6 に変更．しかし，両肺の喘鳴は継続しており，吸入療法と ECC を頻繁に実施した．またその後も ABG は不安定な状況が続き，呼吸器の設定や鎮静を主治医がそのつど細かく調整する状況が続いた．

　第 2，3 病日も継続して吸入療法，ECC を施行．第 3 病日には ABG が $PaCO_2$ 37.4 Torr，PaO_2 122.6 Torr と酸素化，換気ともに改善し，SIMV モードから CPAP モードで FIO_2 0.5，pressure support 16 cmH$_2$O，PEEP 2 cmH$_2$O へと変更した．

　その後さらに酸素化，換気ともに改善し，第 6 病日人工呼吸器より離脱，抜管した．抜管直後の ABG は，鼻カニューレ酸素 4 l/分投与下で $PaCO_2$ 40.1 Torr，PaO_2 72 Torr であった．抜管後は自己排痰が困難であり，吸入と ECC を看護師とともに 1 日 3 回程度，1 回約 10 分間施行した．また，母親にも，吸入下での ECC を指導した．

　その後，ABG は良好であったため，第 7 病日に酸素投与終了となった．酸素投与終了後も喘鳴は続いていたため，吸入と呼吸理学療法，母親への指導は継続した．

　第 8 病日にも喘鳴は残存していたが，離床目的にて病棟内の歩行を開始．第 9 病日には喘鳴はほぼ消失し，自己排痰も可能となった．

　その後，呼吸を含めた全身状態は良好となり，活動性も向上，第 18 病日に自宅退院となった．

解説

　気管支喘息重症発作時の特徴は，気管支のスパズムや粘膜の浮腫，気道内分泌物の急速な増加により，呼気時により強い気管支の狭窄を引き起こす呼出障害が挙げられる．この障害により肺は過膨張となり，最悪の場合は低酸素血症による死亡につながる．

　そこで Fisher ら[1]は喘息発作搬送時の対応として ECC を報告した．この方法は，過膨張の状態となった胸郭を徒手的に圧迫し，強制的な呼気の介助を施行するものである．最近では，救急車による搬送中のプレホスピタルケアとして，救急救命士がこの方法を導入し，心肺停止や死亡率を減少させるといった良好な結果が得られている[2]．今回の症例の場合も，当院搬入に合わせて理学療法士が待機し，積極的に ECC を導入したことにより救命につながったと考える．また，人工呼吸器離脱，抜管後も，吸入に合わせ ECC を行ったことが発作再発の防止に対して有効に作用した．

　気管支喘息発作時の対応についてその留意点を表 3-2 に示す．

　また，気管支喘息発作は病院外で起こることが多く，病院到着前に死亡する場合が多い．ECC は特別な道具を必要とせず，簡便な手技であるため，発作時の対応として家族へ指導することは，小発作からの進行を最小限にとどめるために重要であると考える．今回の症例も，抜管後より積極的に母親への指導を行い，退院までに習得することができた．今後，医療従事者のみならず，救命措置の一手技として，ECC の普及が望まれる．

■文献

1) Fisher MM, Bowey CJ, Hadd-Hudson K：External chest compression in acute asthma：A preliminary study. Crit Care Med 17：686-687, 1989
2) 秋本豊次：喘息重積発作. 宮川哲夫, 黒川幸雄（編）：理学療法 MOOK 4　呼吸理学療法. pp214-219, 三輪書店, 1999

症例 5　肺結核後遺症

呼吸理学療法実施のポイント

① 肺結核後遺症（胸郭形成術後）の場合，COPDと異なり，胸膜癒着，肋椎関節の可動性低下，肋骨切除，脊柱側彎などによる胸郭変形と可動性の低下を伴っていることが多く，胸郭へのアプローチが重要である．
② 胸郭へのアプローチ法には，呼吸筋ストレッチ体操，シルベスター法などの徒手胸郭伸張法，呼吸介助法などがある．
③ これらの呼吸理学療法手技を実施する場合には，胸郭運動の方向性，拡張性，左右差などを視診，触診により詳細に観察すること，胸郭偏位運動を考慮することが重要である．

症例

74歳男性，肺結核後遺症（右胸郭形成術後）．

現病歴

肺炎（図3-6）を契機に急性増悪をきたし，当院に入院し人工呼吸（器）管理となった．

経過・呼吸理学療法の実施内容

入院直後から呼吸理学療法を開始した．人工呼吸器管理中は，多量の気道内分泌物を認めたため気道クリアランスを中心とする呼吸理学療法を実施した．気道クリアランスには，**体位ドレナージ**，**呼吸介助法**，**咳嗽介助**などを用いた．入院から2週目には肺炎も改善し，3週目には人工呼吸器から離脱，4週目以降はリハビリ室での理学療法が可能となった．呼吸理学療法のプログラムは，① 気道分泌物を除去する排痰法を継続するとともに，胸郭の可動性低下を認めたため，② **呼吸筋ストレッチ体操**，**肋骨捻転**，**シルベスター法**などの**胸郭可動域練習**を実施した．また，筋力低下，歩行障害を認めたため，③ 上肢，下肢の筋力トレーニング，④ 廊下歩行，トレッドミルを用いた歩行練習を行った．

呼吸状態，全身状態は安定し，入院から51日目に気管カニューレを抜去し，154日目に非侵襲的陽圧換気療法導入下で自宅退院となった．

解説

肺結核後遺症（胸郭形成術後）の患者は肺容量の低下，肺・胸郭のコンプライアンス低下のため，感染症を併発すると容易に換気不全を招来し低酸素血症，高炭酸ガス血症に陥りやすい．本症例の場合も肺炎発症時，PaO_2 34 Torr，$PaCO_2$ 101 Torrと重度の低酸素血症とCO_2ナルコーシスを認めた．

図3-6　胸部X線所見
左肺全体の透過性低下と浸潤影を認める．

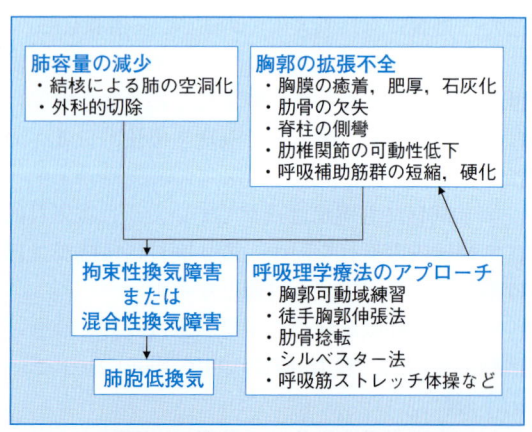

図3-7　肺結核後遺症の呼吸機能障害の特徴と呼吸理学療法手技

- 肺容量の減少
  ・結核による肺の空洞化
  ・外科的切除
- 胸郭の拡張不全
  ・胸膜の癒着，肥厚，石灰化
  ・肋骨の欠失
  ・脊柱の側彎
  ・肋椎関節の可動性低下
  ・呼吸補助筋群の短縮，硬化
- 拘束性換気障害または混合性換気障害
- 肺胞低換気
- 呼吸理学療法のアプローチ
  ・胸郭可動域練習
  ・徒手胸郭伸張法
  ・肋骨捻転
  ・シルベスター法
  ・呼吸筋ストレッチ体操など

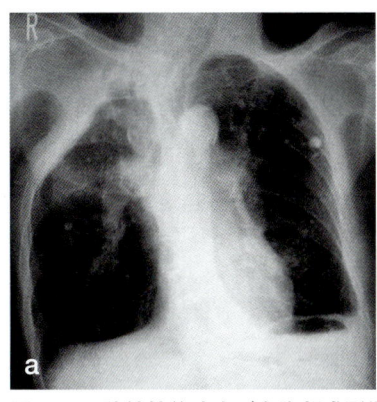

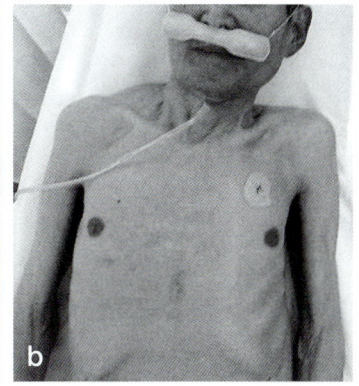

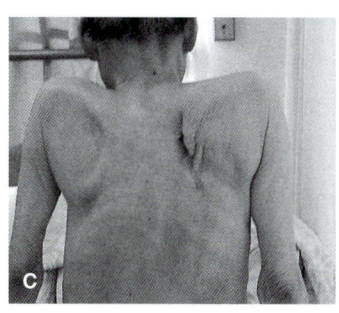

図 3-8 肺結核後遺症（右胸郭成形術後）の胸部所見（83歳，男性）
a．**胸部X線所見** 右の上位肋骨は欠失し，気管は右方に変位している．脊柱も右に凸の変形がある．両側の上，中肺野に粒状から小結節性の陰影を散在性に認める．右の下肺野には一部，透過性の亢進がある．
b．**前胸部所見** 鎖骨直下の右上胸部は陥凹している．胸郭運動は左側優位の著しい偏位運動であり，拡張のタイミングにも左右差がある．
c．**背部所見** 脊柱の側彎，右肩の挙上，右肩甲骨内縁の皮膚・軟部組織の陥入を認める．

感染症による急性増悪時に多量の喀痰を認める場合には，無気肺の合併や感染症の悪化を予防するために気道クリアランスが重要となる．本症例の場合，人工呼吸器管理中であることを考慮し，呼吸理学療法手技として患者負担が少なく酸素化の改善も期待できる呼吸介助法を主に実施した．また，肺結核後遺症（胸郭形成術後）の場合，COPDと異なり胸郭の変形，可動性の低下を伴っていることが多いことから，理学療法において胸郭へのアプローチが重要となる（図3-7参照）．胸郭可動域練習には，呼吸筋ストレッチ体操，シルベスター法，肋骨捻転法，呼吸介助法などがある．これらの手技を併用した呼吸理学療法によって肺機能，胸郭可動域の改善を認めたとする報告[1]もある．

当該患者に呼吸介助法などの呼吸理学療法手技を実施する場合には，次の2点に留意する必要がある（図3-8に別症例であるが胸郭運動の特徴について示した）．

① 胸郭運動を視診，触診により注意深く観察し，その特徴を分析すること．術側の肺実質，肋骨は切除され胸郭運動は低下しており，胸郭の拡張性，拡張のタイミングに左右差が存在することが多い（図3-8）．気管の変位，胸膜炎の既往，代償性の気腫化，ブラの存在なども胸郭偏位運動を助長する要因であり，胸郭運動を詳細に観察する必要がある．

② 胸郭偏位運動を考慮した手技を実施すること．両側の胸郭に同時に手技を実施する場合には，一側の胸郭に圧が偏り患者に不快感を与えないよう両手掌の圧を調整する必要がある．左右一側ずつ実施する一側胸郭介助法を用いてもよい．

また，安定期にはこれらの呼吸理学療法手技とともに骨格筋トレーニング，歩行・自転車エルゴメータなどの運動療法が重要であり，肺結核後遺症の場合もCOPDとほぼ同等のプログラムで運動能力，健康関連QOL（HRQoL）が改善することが報告[2,3]されている．重症例では，右心負荷が強く肺性心を合併することが多く，心電図，心エコーなどによる心機能評価にも留意する必要がある．

■**文献**
1) 菅原慶勇, 高橋仁美, 他：胸郭変形により拘束性障害を呈する慢性呼吸不全患者に対する包括的呼吸リハビリテーションの効果. 日呼管誌 10：258-264, 2000
2) Ando M, Mori A, Esaki H, et al：The effect of pulmonary rehabilitation in patients with post-tuberculosis lung disorder. Chest 23：1988-1995, 2003
3) 多田敦彦, 松本寛, 他：肺結核後遺症患者における呼吸リハビリテーションの臨床効果. 日呼吸誌 40：275-281, 2002

症例6　気管支拡張症

呼吸理学療法実施のポイント

喀痰量増加を伴う気管支拡張症において気道クリアランスは，呼吸困難の軽減および円滑な運動療法を行う上で重要である．特に気道分泌物貯留によって呼吸困難，低酸素血症が著しい重症患者の場合，気道クリアランスは最優先され，呼吸介助法を併用した体位ドレナージが行われる．理学療法プログラム進行にしたがって，気道クリアランスはアクティブサイクル呼吸法（ACBT）などを自己排痰法として指導し，在宅でのセルフケアに備える．さらに運動療法を中心としたプログラムへ移行し，運動耐容能および活動性の向上を図ることが重要である．

症例

55歳女性，気管支拡張症．

現病歴

20年ほど前，自然気胸にて入院，気管支拡張症と診断される．その後，年に数回急性増悪のため入院するようになり，仕事が続けられなくなった．この頃より息苦しさが出現し，日常生活に支障をきたしていた．10年後には在宅酸素療法（HOT）導入となり，流量は 1.0 l/分であったが，次第に流量は増え，導入から8年後には 3.5 l/分となった．その2年後，保健所の保健師より呼吸リハビリテーション（以下，呼吸リハ）を勧められ，同年入院にて呼吸リハを実施した．

経過・理学療法の実施内容

入院当初，患者は更衣や十数 m の歩行ですら強い呼吸困難を訴えていた．また多量の気道分泌物による頻回な痰の喀出や咳に悩まされていた．動脈血液ガス（ABG）は O_2 3.5 l/分吸入下で PaO_2 63 Torr，$PaCO_2$ 82 Torr と著しい高炭酸ガス血症を呈し，肺機能検査においても重篤な肺機能低下を認めた（表3-3）．また6分間歩行試験（6MWT）について歩行距離は 120 m，SpO_2 は85%まで低下した．6MWT は日常の歩行速度に近い歩行であったにもかかわらず低酸素血症を呈し，途中呼吸困難による休息が必要であった．このことから，日常生活上の活動性が著しく制限されていることが予想された．また ADL 評価（千住らの ADL スコア一部）[1]のスコアが低値であることも日常生活活動の著しい制限，呼吸困難の増強を裏づけている（表3-3）．

理学療法は入院日から開始し，14週間を要した．開始当初は**呼吸介助法**を併用した**体位ドレナージ**を主に行った．そのほか**口すぼめ呼吸，横隔膜呼吸法，呼吸筋ストレッチ**を行った．排痰法は理学療法開始から1週間，理学療法士による呼吸介助法を併用した体位ドレナージを行い，その後**アクティブサイクル呼吸法（ACBT）**を指導し，3週目には ACBT による自己排痰法へと移行した．1回の排痰法実施で約 25～45 ml の膿性痰が喀出された．運動療法は理学療法開始から4日目に上下肢筋力トレーニングを開始，さらに14日目には歩行のインターバルトレーニングを開始し

表 3-3　各評価の経時的変化

		入院時	1か月目	2か月目	退院時
1）動脈血液ガス分析 （酸素 3.5 l/分吸入下）	PaO_2（Torr） $PaCO_2$（Torr）	63 82	73 73		74* 55*
2）肺機能検査	VC（ml） $FEV_{1.0}$（ml）	760 380	1,160 460	1,080 460	1,300 490
3）6分間歩行試験	歩行距離（m）	120	294	320	302
4）ADL 評価 （千住らの ADL スコア一部）	動作速度（点） 息切れ感（点）	9/30 10/30	14/30 15/30	18/30 14/30	21/30 22/30

*酸素 2.0 l/分吸入下

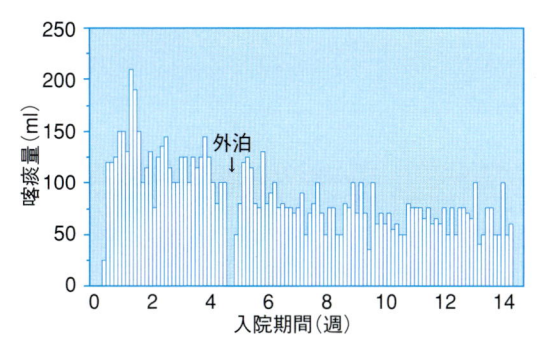

図 3-9　1日当たりの喀痰量

た．負荷強度，頻度，運動持続時間は呼吸困難，疲労など症状に応じて増加した．

本症例に対しては理学療法のほか薬物療法をはじめとする標準的な治療，食事療法，患者教育が行われ，多職種による包括的呼吸リハが取り組まれた．

経過については**表 3-3** に示す．呼吸理学療法開始当初は，呼吸困難が強く，積極的に運動療法を行うことができないため，排痰法を中心に進めた．排痰は中葉・舌区・両側下葉の痰貯留に対し行ったが，低酸素血症，呼吸困難が著しく，頭低位がとれないため体位ドレナージを修正した排痰体位に呼吸介助法を併用して行った．また在宅でのセルフケアを視野に入れ，ACBT にて自己排痰が行えるよう指導した．その後，定期的に痰を喀出することで1日当たりの喀痰量は 125 ml から呼吸理学療法 5 週目には 86 ml，退院時には 68 ml へと減少し（**図 3-9**），夜間の咳，喀痰による睡眠の妨げも少なくなった．また ABG，肺機能は改善し，退院時には安静時酸素流量が 2.0 l/分 へと軽減された．運動耐容能についても 6 MWT の歩行距離は著明に改善し，自由歩行での歩行持続時間は約 3 分であったものが 20 分へと大幅に延長した．それに伴い日常における活動性も向上し，日常労作の呼吸困難感は軽減した．

14 週間の理学療法をはじめとする包括的呼吸リハ実施により運動耐容能，身体活動性は改善，自己管理能力が向上し，在宅での療養が可能と判断され，退院となった．

解説

気管支拡張症は非可逆的な気管支の拡張を伴い，気管支壁には広範囲な炎症性破壊，慢性炎症，分泌物増加，線毛の消失がみられる．感染症を繰り返し，呼吸困難の増強，全身状態の悪化，呼吸不全へと陥ることも少なくない．また症状は慢性の咳と喀痰量の増加であり，1日に喀痰量が 100〜200 ml になる．肺への分泌物貯留は気管支閉塞による呼吸仕事量の増加，ガス交換能低下を引き起こし，呼吸困難，低酸素血症を伴う．また再び感染を起こす危険性が高くなる．そのため多量の喀痰を伴う気管支拡張症においては，薬物療法に加え，排痰法の実施が重要となる．

しかし，従来から行われている体位ドレナージは，呼吸困難や低酸素血症など重症患者にとって負担が大きく困難なことがしばしばみられる．そのためできるだけ負担をかけないことを念頭に呼吸介助法を体位ドレナージに併用した．神津ら[2]は体位排痰法にスクイージングを併用したところ，スクイージングが換気補助の役割を果たし，排痰中の患者の呼吸困難を抑えることができたことを報告している．呼吸介助法も同様に換気補助の役割が期待でき，呼吸介助法を用いた体位ドレナージによって排痰中の呼吸困難や低酸素血症を抑えることができたと思われる．

また退院後の在宅療養を考慮し，ACBT を自己排痰法として指導した．ACBT は簡便な上，患者への負担が比較的少ないことから臨床的に有用な排痰法である．Cecins らは気管支拡張症患者を対象に簡便な気道クリアランスの方法として ACBT の有効性を報告している[3]．

■文献

1) 千住秀明：呼吸リハビリテーション入門，第 3 版．p66，神陵文庫，1997
2) 神津玲，他：慢性呼吸不全患者へのスクウィージングを用いた体位ドレナージによるケアの実際．看護技術 45：67-72，1999
3) Cecins NM, Jenkins SC, Pengelley J et al：The active cycle of breathing techniques：To tip or not to tip? Respir Med 93：660-665, 1999

症例7　間質性肺炎

呼吸理学療法実施のポイント

　　間質性肺炎に対する呼吸リハビリテーション（呼吸リハ）は確立していないが，他の慢性呼吸不全と同様にディコンディショニングの改善が期待されている．呼吸リハは運動療法を中心に行われ，運動処方は患者個別に設定すべきである．間質性肺炎の特徴として運動時低酸素血症が起こりやすく，低酸素血症を認めた場合には運動時に十分な流量の酸素吸入が重要であろう．また咳嗽の増加や呼吸困難が著明に増強する場合には休息を入れて行うインターバルトレーニングを考慮していく必要がある．

症例

64歳男性，間質性肺炎．

現病歴

　5年前からMRCグレード2の呼吸困難を自覚し，大学病院にて，間質性肺炎と診断された．3年前に当院にて胸腔鏡下肺生検を施行し特発性肺線維症と診断され，ステロイド薬と免疫抑制薬が導入となった．半年ほど前より徐々に労作時呼吸困難が増強してきたため，外来にて呼吸リハプログラムの導入となった．

経過・呼吸理学療法の実施内容

　呼吸リハプログラム導入時の身体所見は，BMI 26.3，MRC息切れグレード3，乾性咳嗽が多く，両側下肺野に捻髪音を聴取した．胸部X線写真は両側下肺野主体に粒状網状影を認め，胸部CT写真では両側下肺野背側に蜂窩肺所見を伴う線状影を認めた（図3-10）．肺機能検査では拘束性障害と肺拡散能の低下を認めた．薬物療法は経口ステロイド，免疫抑制薬などが投与されていた．家族構成はひとり暮らしであり，家事や買物などをすべて行っていたが，労作時呼吸困難増強に伴い活動範囲が制限されていた．

　呼吸リハにおける評価項目は，肺機能検査，呼吸困難（Baseline Dyspnea Index；BDI），6分間歩行試験（6MWT），呼吸筋力（最大吸気筋力；PImax，最大呼気筋力；PEmax）．ADL（千住ら），健康関連QOL（HRQoL）〔St. George's respiratory questionnaire（SGRQ）；西村浩一訳，許可を得て使用〕とした．

　問題点として労作時呼吸困難，運動耐容能の低下，ADLや活動性の低下が挙げられ，それに対し呼吸理学療法を施行した．プログラムの頻度は週

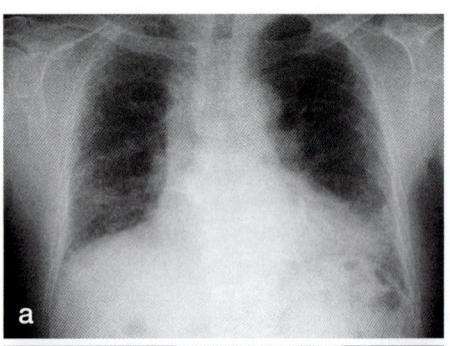

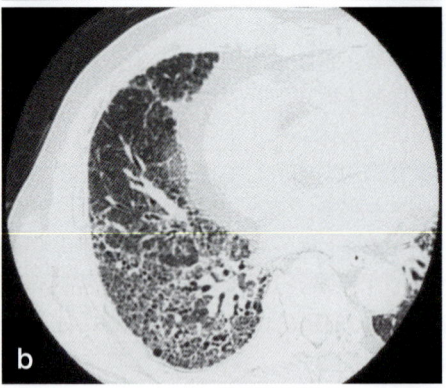

図3-10　胸部X線写真(a)と胸部CT写真(b)

2回・10週間で，内容は持久力トレーニングおよび上下肢筋力トレーニングやTHRESHOLD®による呼吸筋トレーニングからなる運動療法を主軸とし，呼吸練習などのコンディショニングも行った．THRESHOLD®はPImaxの30％（19 cmH$_2$O）の負荷強度で設定し，15分/回で2回/日を目標とした．持久力トレーニングはトレッドミルを用い，運動強度は最大予測心拍数の80％を目標とし，快適歩行スピードにて傾斜の増加により運動負荷量を調整した．運動持続時間は20分を目標とした．

表 3-4 呼吸リハビリテーションの結果

	導入前	終了時	終了後1年
1）肺機能検査			
VC（l）	1.64	1.65	1.39
%VC（%）	51.6	52.4	44.7
$FEV_{1.0}$%（%）	82.0	81.2	84.7
%DLco（%）	65.5	62.4	51.2
2）BDI	7	7	7
3）6MWT（room air）			
距離（m）	370	410	392
最低 SpO_2（%）	85	80	63
4）呼吸筋力			
P_{Emax}（cmH_2O）	78.9	83.2	78.4
P_{Imax}（cmH_2O）	62.9	85.0	60.9
5）ADL	89	88	70
6）SGRQ：Total	67.5	62.7	72.7

持久力トレーニング時に SpO_2 80%と著明な低酸素血症を認めたため，酸素投与（6l/分）を行った．酸素投与により運動時呼吸困難は修正 Borg スケール5から2と改善を認めた．呼吸リハプログラムにて運動耐容能，呼吸筋力，HRQoL の改善を認めた（表 3-4）．呼吸困難と ADL に変化を認めなかったが，外出機会の増加や自宅での活動範囲の拡大を認めた．肺機能検査は変化を認めなかった．

呼吸リハプログラム終了後は週1回の頻度にて呼吸リハ通院を継続した．継続的な運動療法を行うために，安静時での酸素投与は必要なかったが，労作時2l，持久力トレーニング時6lの在宅酸素療法（HOT）が処方された．呼吸リハ通院時には，自宅にて HOT を使用し運動療法を継続するよう指導も行った．4か月経過した頃より運動時の咳嗽が多くなり連続歩行距離も短くなったため，咳嗽時には休息しインターバルにて持久力トレーニングを継続した．その後の評価では前値と比べ肺機能検査で%VC，%DLco が低下したにもかかわらず，6MWT の改善は維持され，呼吸困難，呼吸筋力の悪化はみられなかった（表 3-4）．ADL は HOT 導入により低下を認めた．

解説

間質性肺炎とは，肺胞隔壁を炎症・線維化病変の基本的な場とする疾患の総称であり，含まれる疾患数はきわめて多い．特発性肺線維症は原因不明の間質性肺炎の中で最も頻度の高い疾患である．通常，慢性かつ進行性の経過をたどり，不可逆性の高度の線維化および蜂窩肺形成をきたし，発症からの中間生存期間は3〜5年と報告される予後不良の疾患である[1]．

間質性肺炎に対する呼吸リハの有効性の検討は少なく[2]，方法論も確立していない．今回，間質性肺炎患者に対し COPD と同様の呼吸リハプログラムを導入した結果，運動耐容能，呼吸筋力，HRQoL の改善を認め，呼吸リハの有用性が示された．一方，呼吸機能や呼吸困難の改善効果を認めず，COPD に対する呼吸リハの効果とは違う結果もあった．また，呼吸練習により咳嗽を誘発することもあり，間質性肺炎に対するコンディショニングの適応も検討する必要があると思われた．

間質性肺炎の特徴として労作時の高度な呼吸困難と著明な低酸素血症が起こりやすく，このため呼吸リハ施行時には運動強度を保つことが困難な場合がある．このことに対し，労作時や運動時には COPD に通常適応する流量よりも高い流量の酸素を吸入させることが重要である．在宅における呼吸リハ継続のために HOT を導入し，酸素流量は労作時と持久力トレーニング時の2段階に分け設定し指導した．HOT の導入により持久力トレーニングの継続が可能であったため，1年経過時に運動耐容能の維持や呼吸困難の悪化を防止することができたと考える．

間質性肺炎，とりわけ特発性肺線維症は進行性に悪化する経過をたどるため，呼吸リハプログラムが導入されていないことが多い．しかし，呼吸リハプログラムにより運動耐容能，ADL，HRQoL の改善は期待でき，短期的効果のみならず症例によっては長期的な維持が可能な場合もある．

■文献
1) 谷口博之，他：間質性肺炎の予後．臨床医 24：44-47, 1998
2) Foster S, Thomas HM 3rd：Pulmonary rehabilitation in lung disease other than chronic obstructive pulmonary disease. Am Rev Respir Dis 141：601-604, 1990

症例8　筋ジストロフィー

呼吸理学療法実施のポイント

適切な肺胞換気量を維持するために，低下した呼吸筋力や咳嗽力（咳の機能）を補う徒手や器械による咳嗽介助を導入し，上気道のクリアランス維持と肺や胸郭の可動性維持に努める．非侵襲的陽圧換気（NPPV）療法を活用したQOLの向上のための環境設定や支援を行い，急な窒息や誤嚥による気管挿管や気管切開を回避する．

症例

19歳男性，Duchenne型筋ジストロフィー（DMD）．

現病歴

5歳時に易転倒性のため近医受診し，DMDの臨床診断を受ける．10歳時歩行消失．16歳時は電動車椅子を使用．19歳時9月初旬，呼吸困難にて近医に在宅酸素療法さらに非侵襲的陽圧換気（NPPV）療法を勧められる．同年9月21日発熱にて投薬治療を受けていたが，トイレ移動時に呼吸困難，動悸，チアノーゼが出現し心肺停止．某市立病院ICUに入院，心肺蘇生が施行される．9月27日，大葉性肺炎により気管切開の適応となったが，NPPV療法導入の可否について当院へ搬送される．入院時，経鼻挿管にて人工呼吸器使用．

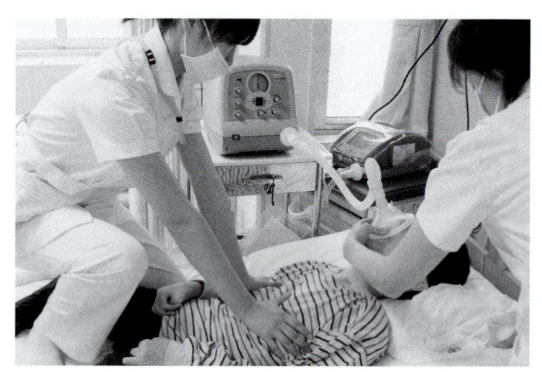

図3-11　MI-Eの使用

経過・呼吸理学療法の実施内容

10月1日に一度抜管するが，翌日，右肺中下葉大葉性肺炎および無気肺となり動脈血液ガス所見が悪化．CT撮影を行い，右中下葉，背側に強い浸潤像および無気肺を認め再挿管．肺胞の再拡張と分泌物喀出を目的に，左前傾側臥位と腹臥位にてスクイージング，振動法を併用した体位ドレナージを1日2～3回行った．

10月30日，2度目のCT撮影にて軽快するも，依然右下葉後肺底区の陰影が消えず，喀痰量少なく，患者の疲労感も増大したため，mechanical in-exsufflator（MI-E：商品名はカフアシスト®）の積極的な使用を開始した．MI-Eは体位ドレナージ，スクイージング，振動法により分泌物を気管中枢側まで移動させたのち，気管カニューレに回路を接続し，陽圧＋40 cmH$_2$O，陰圧－40 cmH$_2$Oにて使用した（図3-11）．咳嗽介助をMI-Eと併用すると効果的であった．患者への負担も少なかったことから，病棟スタッフによるMI-Eの単独使用も行い，排痰回数，喀痰量も多くなった．

11月20日に抜管するが，長期間の挿管による喉咽頭機能低下から，抜管直後，咳嗽力の指標である咳の最大流量（cough peak flow；CPF）を評価すると，測定不能なほど低下していた．自力による咳が困難で，咳嗽介助を行っても分泌物の喀出が困難となったが，フェイスマスクでのMI-Eによる排痰をSpO$_2$低下時に頻回に使用しながら気道を確保することで，鼻マスクによるNPPVでの換気補助に移行した．翌日にはNPPV装着時でCPF 170 l/分，咳嗽指導により，1週間後には235 l/分まで回復し，上気道の確保が可能になった．

12月18日，CT撮影にて右肺浸潤像，無気肺の改善を確認し，呼吸理学療法終了．4日，MI-E使用による在宅人工呼吸療法（HMV）となり退院した．

退院後は，当院への短期入院や在宅訪問により検査，再評価を行った．短期入院時にはCPFや最

表 3-5　神経筋疾患の呼吸ハビリテーション

1）肺活量，咳の最大流量（CPF），酸素飽和度（SpO_2），経皮炭酸ガス分圧（$PtcCO_2$）または呼気終末炭酸ガス分圧（$PetCO_2$）を定期的に測定．進行性疾患や肺活量低下例では定期的に（年1回程度）睡眠時呼吸モニター（SpO_2，可能なら炭酸ガス分圧も）を行う．
2）肺活量が 2,000 ml 以下（または％肺活量＜50％）になったら，救急蘇生バッグとマウスピースや鼻マスク・口マスクを用いて強制吸気による息溜め（エア・スタッキング）を行い，最大強制吸気量（MIC）を測定．
3）CPF が 270 *l*/分以下に低下したら，徒手または器機による咳嗽介助を習得．
4）風邪をひいたときには，SpO_2＞95％を維持するように終日までの NPPV と咳嗽介助を行う．SpO_2＞95％を維持できないときは，病院を受診．
5）気管挿管を要した場合は，酸素を付加しなくても SpO_2 が 95％以上を維持し，高二酸化炭素血症を認めなくなってから，抜管．抜管の際に一時的に NPPV へ移行することがある．抜管後に睡眠時 NPPV を中止してしばらくすると症状や高二酸化炭素血症が増悪する例や，肺炎や急性呼吸不全増悪を繰り返す例では，長期 NPPV を適応を考慮．
6）慢性肺胞低換気症状を認める場合や，定期的な昼間や睡眠時の呼吸モニターにより，$PtcCO_2$ または $PetCO_2≧45$ Torr，あるいは SpO_2＞90％が 5 分以上続くか全モニター時間の 10％以上であれば，夜間の NPPV を行う．必要に応じて昼間にも NPPV を徐々に追加．
7）咳嗽介助での CPF＜160 *l*/分や，気道確保が困難（嚥下機能低下や慢性的な誤嚥，分泌物過多）である場合は，風邪のときや気管切開を考慮するときにインフォームドコンセントを行って気管挿管．

大強制吸気量（maximum insufflation capacity：MIC）の測定を行い，自己喀痰能力を定期的に評価し，指導した．翌年の短期入院時，CPF はセラピストの徒手的な咳嗽介助により 235 *l*/分と有効な値に達するものの，自力咳嗽では 155 *l*/分と自己喀痰能力は低かった．介助者の徒手介助では一定して CPF の有効値が得られないため，MI-E を介助者が使用しやすいよう，オートマチックモードの設定を行うとともに，介助者へ排痰法を指導するためビデオ撮影を行った．また，肺活量（600 ml）と MIC（750 ml）の格差が少なく，肺の伸張性が低下しているため，微小無気肺の改善と発生予防，胸郭の可動性の維持を目的に，NPPV による 1 回換気量を数回吸い込み，息溜め（エア・スタッキング）を行う深呼吸療法を指導した結果，さらに翌年には，肺活量は 620 ml と変化がなかったが，MIC は 1,760 ml まで増加した．以後，感染による急性増悪や肺炎による入院もなく，在宅生活を継続している．

解説

神経疾患における上気道の分泌物喀出能力の評価には 12 歳以上では CPF がよい指標になる．％VC が 50％以下になる頃から定期的に測定し，低下している場合には徒手による咳嗽介助や MI-E などの導入指導を行う（**表 3-5**）[2]．換気不全に関しては適切な人工呼吸療法が行われていなければ，種々の呼吸理学療法手技も単に呼吸筋疲労を増加させるのみで効果が少ない．

近年，神経筋疾患呼吸管理の第 1 選択とされる鼻マスクやマウスピースによる NPPV は，排痰能力と上気道クリアランス維持が，換気補助の効果に影響する大きな要因であるため，気道を確保し換気を維持することが重要になる[4]．気管挿管抜管時には，喉咽頭機能の低下から一時的に咳嗽不能になり，気道確保困難から再挿管となる場合が少なくない．徒手的介助での排痰が困難な場合は器械的な排痰を併用することにより NPPV へ移行することができる[1〜4]．

NPPV が適応となる疾患では，できるだけ気管切開を避けることで，活動性や QOL を維持しやすく，気管内吸引やカニューレの交換などの医療的ケアと活動に伴う特別な配慮を軽減させ，介助量やマンパワーの軽減，ひいては在宅人工呼吸療法や社会参加などの選択肢を広げることができる[3]．

■**文献**

1) Bach JR（大澤真木子監訳）：神経筋疾患の評価とマネジメント．診断と治療社，1999
2) 日本呼吸器学会 NPPV ガイドライン作成委員会：NPPV（非侵襲的陽圧換気療法）ガイドライン．南江堂，2006
3) 石川悠加：神経筋疾患のための非侵襲的人工呼吸療法ケアマニュアル．日本プランニングセンター，2004
4) American Thoracic Society Documents：Respiratory care of the patient with Duchenne muscular dystrophy. ATS consensus Statement. Am J Respir Crit Care Med 107, 2004

症例9 筋萎縮性側索硬化症（ALS）

呼吸理学療法実施のポイント

ALSでは病状の多彩さから，個々の進行過程をしっかりと把握することが大切である．いずれのタイプであっても，気管切開をして人工呼吸器を装着したからといって離脱できないことはない．チーム医療の中でしっかりとリスク管理を行い短時間でも離脱できればQOLは高くなる．それが困難でも加圧バッグを介護者が使えれば同様のQOLを保障できる．四肢ROM練習，体位ドレナージ，呼吸介助法，徒手［的］肺過膨張手技，リフト移乗介助法，意思伝達装置指導などをADLの一部として取り込んだ生活プランニングが目標となる．

症例

47歳男性，筋萎縮性側索硬化症（ALS）．

現病歴

10年前よりこむらがえりが多くなり，翌年両上肢の筋力低下を自覚，当院を受診し精査の結果ALSと診断され経過観察中であった．入院の前年より寝返りができなくなりADL全介助となる．入院前月より座位姿勢で呼吸困難を感じていたが，当日はさらに強い呼吸困難があり救急車にて当院搬送となる．搬入時，BP 114/82 mmHg，HR 100拍/分，BT 37.2℃，室内気で$PaCO_2$ 47.0 Torr，PaO_2 90.5 Torr 意識清明であった．胸部X線では異常なく，腹部X線では麻痺性イレウス状態であった．

入院後も呼吸困難が強く，入院8日後に気管切開術を施行した．安静時の呼吸困難は低下したが，体動にて呼吸困難が強くなるため，本人の希望で入院19日後に人工呼吸器を装着した．翌日より呼吸困難は消失し，理学療法により車椅子に移動，またリフトを使ってポータブルトイレの使用も可能となった．入院2か月半を経て人工呼吸器を30分以上外して車椅子に乗っていても呼吸困難は生じなくなった．入院3か月後，自宅療養を目的に地元の基幹病院に転院し，その1か月後，在宅退院となった．腹部症状は精査したが異常なく，入院2か月で自然軽快した．

経過・呼吸理学療法の実施内容

当院搬入時，室内気で$PaCO_2$ 47.0 Torr，PaO_2 90.5 Torrであったが，8日後の気管切開術後では$PaCO_2$ 44.8 Torr，PaO_2 77.5 Torrと変化はなかった．19日後の人工呼吸器装着後，室内気で$PaCO_2$ 28.1 Torr，PaO_2 104.1 Torrと改善がみられた．

緊急入院翌日，ベッドサイドから呼吸理学療法を施行した．初期評価において弱い自発呼吸が観察できたものの，胸郭は拡張位のまま動かず主たる呼吸補助筋は弱化し，腹部の膨らみも少なかった．医師の指示により可動域確保と分泌物除去を目的に胸郭可動域練習と体位ドレナージを行った．気管切開直後には出血により分泌物の粘性が上がるため頻回に訪問した．また，離床を目的に座位保持を行ったが，呼吸困難を呈し，本人の希望により人工呼吸器装着となった．

呼吸器装着後の体位ドレナージは蛇管の結露が逆流し，気管内に水分を押し戻しかねないので，事前に水抜きをする必要がある．水抜きの後は必ずウォータートラップをしっかりと絞め，気道内圧をチェックした．側臥位にする際には蛇管を外し，体位変換後，再装着したほうが連結管の捻れにより気管切開部を刺激しないので，患者の不安を招くことがなかった．

呼吸器装着2週目より，呼吸器から短時間離脱する練習を開始した．このとき酸素飽和度計による監視下で，呼吸介助を併用しながら自発呼吸を誘導した（図3-12）．自発呼吸を確認した上でギャッジアップ姿勢をとり，30分以上離脱できた状態になってから，リクライニング式車椅子へリフトにて移乗する練習を加えた．

当初，気切カニューレに人工鼻を装着したが，吸気時の抵抗が増加するため拒否するようになり，最低限の清潔を保つためにガーゼの前垂れを当てがった．車椅子で散歩に出るようになると床からの振動で排痰を促すことになるので，事前に

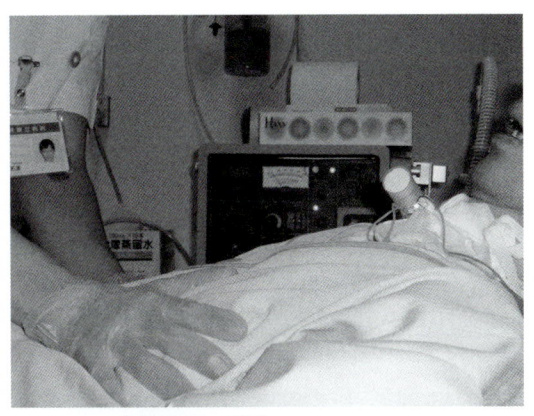

図 3-12 自発呼吸の誘導
呼吸介助を併用しながら短時間呼吸器からの離脱をめざす．図の症例では，蛇管を外し人工鼻を装着している．数分であっても呼吸器を外せると在宅での介護軽減につながる．

時間をかけてドレナージを行った．また，離脱による呼吸困難や酸素飽和度の低下，パニックに対する処置として徒手肺過膨張手技を行い，散歩にはいつもアンビュバッグを携行した．在宅用人工呼吸器の選択（車椅子移動を考慮して電池で動くタイプ）については，入院中に一般病棟で装着しているものをそのまま在宅へ移行した．

在宅に向け，吸引器（屋外でも吸引できる AC/DC 両用タイプ）と人工呼吸器台の付いたティルト・リクライニング両用車椅子を障害者手帳による日常生活用具として申請した．実際の在宅療養システムづくりに向けて，かかりつけ医を探し，難病支援センターやケアマネージャーを交えたケア会議を開催し，理学療法士は担当する訪問看護師や訪問理学療法士に呼吸理学療法内容を引き継いだ．また，退院後，本人の強い希望でデイケアを再開，その場面でも呼吸理学療法が継続されている．

■解説
　ALS 患者の呼吸障害の特徴は，拘束性換気障害である．四肢の筋力低下と同時にゆっくりと呼吸筋力が低下する．本症例は，緊急入院時，腹部症状を呈していた．これは排便時の座位姿勢が呼吸困難を生じ，そのことで排便を控えるようになり，固くなった腹部が弱くなった呼吸運動を阻害するという悪循環に陥っていたものと推測される．入院時はそれほど高い $PaCO_2$ を示していなかったが，強度の呼吸困難を呈し，反対に人工呼吸器装着後は腹部症状が自然軽快している．以上により，人工呼吸器を装着した後でも短時間であれば離脱を目的とした呼吸練習を行えると判断した．ADLを考えれば，ポータブルトイレや車椅子，浴槽への移乗と，短時間でも離脱できれば介護者の負担が軽くなり，さらに日常生活の活性化が呼吸機能を維持することにつながる．

　一方，気管切開術後や人工呼吸器装着直後は，患者が排痰に固執しやすく，不安も強いため，いつでも痰を取ってもらえる意思伝達方法を設けるなどの環境設定が大切になる．

　本症例では，入院以前よりパソコンによる意思伝達装置を使用していた．入院同日にはそのパソコンとナースコールをつなぐ器具を追加設定し，いかなる場合でも確実に看護師を呼び吸引できるよう環境設定を行った．

■文献
1) Hodgkin JE : Care of ventilator-assisted individual in the home in alternative community site. In : Pulmonary Rehabilitation, 2nd ed. pp359-391, J.B. Lippincott, Philadelphia, 1994
2) Frownfelter DL : Care of the patient with an artificial airway. In : Chest Physical Therapy and Pulmonary Rehabilitation. pp729-745, Year Book, Chicago, 1987
3) Irwin S : Physical rehabilitation of the ventilator-dependent patient. In : Cardiopulmonary Rehabilitation. pp292-304, Mosby, St. Louis, 1985

症例 10　脳性麻痺

呼吸理学療法実施のポイント

脳性麻痺者（児）が呼吸障害を引き起こす要因は多岐にわたる．そのため個々の症例の特徴を把握した上での治療手技が必要となる．呼吸理学療法の過剰な刺激は筋緊張亢進を引き起こし，呼吸パターンの悪化を招くことがあるため，全身の緊張が亢進しないようリラクセーションを行った上で，刺激が過剰にならないように注意しながら治療手技を実施する必要がある．また理学療法士が介入できる時間は短いため，主たる療育者にもその手技を指導し，呼吸機能の維持・向上に努めることが重要である．

症例

14歳女性，脳性麻痺（痙直型四肢麻痺），重度精神遅滞，てんかん，胃食道逆流症．

現病歴

在胎38週，出生体重2,370gにて出生．生下時，仮死あり（Apgar score 3点）．出生同日，低血糖，DICなどによりT病院集中治療室に49日間入室．生後2か月より理学療法が開始された．乳幼児期からてんかん発作があり，3〜9歳までの6年間，某大学病院にてんかん発作コントロール目的にて入院．13〜14歳までの1年間，Tリハビリテーションセンターに入所．その後自宅退院するも，自宅での医療ケア困難のために当センターに再入所となった．

経過

入所時より拘縮，変形予防のため理学療法開始．その後，誤嚥などによる呼吸器感染症を頻回に発症するようになり，呼吸理学療法が追加となった．

臨床症状

後頸部短縮，右体幹短縮，脊柱左凸C字状側彎（Cobb角82度），左肋骨後方隆起，両肩甲帯挙上・後退，両肘関節屈曲，骨盤左回旋，両下肢windswept deformity（風に吹かれた股関節），両膝関節屈曲の非対称性の姿勢で変形・拘縮を伴っていた（図3-13）．両肩甲帯挙上・後退により胸郭は横径が長く，扁平状であった．呼吸は鼻呼吸中心で胸式優位の呼吸パターンである．胸郭の拡張性には左右差が認められ，吸気時にはシーソー呼吸が認められた．

不快時には後頸部が過剰に緊張し，全身の緊張パターンへと波及した．腰方形筋の過緊張は脊柱が極度に側彎していたため，体幹は固定化された

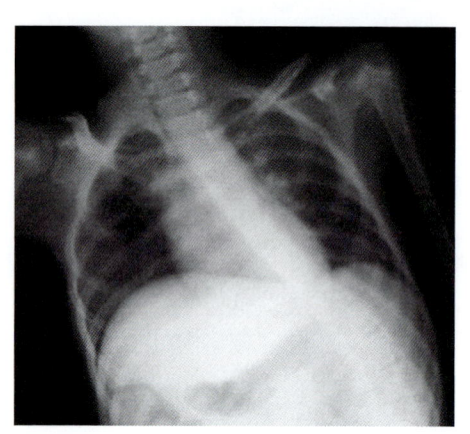

図3-13　X線像

非生理的な運動を引き起こしやすかった．これらにより，全身の緊張パターンをより助長させていた．顎関節は未発達な小顎と舌骨上筋群の過緊張のため下顎は後方偏位し，前方への可動性が制限されていた．痰貯留時や不快時などには頭頸部過伸展と屈曲パターンが増悪して，下顎後退と舌根沈下が生じ，中咽頭を狭窄する閉塞性換気障害を示した．気道分泌物貯留に伴い喘鳴が出現し，左右上胸部前面でラ音振盪を触知することができる．

理学療法の実施内容

理学所見から痰の貯留している部位，または換気量が低下している部位が最高位になるように体位ドレナージを実施した．また同時にクッション，タオルなどを使用して床面と身体の接地面積を多くし，全身の筋緊張の緩和を図った．ドレナージ後は唾液や気道分泌物が気管，肺に流入していないか，下顎後退，舌根沈下などにより気道閉塞が起きていないか，全身の緊張は亢進していないかを確認した．呼吸介助法は換気量増大，分泌物排

出促進，胸郭可動性の増大を目的に，患者（児）の呼吸に合わせて行った．その他にも脊椎・胸郭変形に対して胸郭拡張性・柔軟性の維持・改善を目的とした徒手胸郭伸張法や，良姿位が保てるよう座位保持装置，ポジショニングマットの作製を行った．また病棟の看護師，介護者に体位変換・ポジショニング・呼吸介助法の指導を行った．

解説

脳性麻痺者（児）における死因の第1位は呼吸器疾患によるものであり，その数は過半数を超えている．脳性麻痺者（児）では一度呼吸器感染症に罹患すると，容易に重症化，慢性化しやすい．このような状態の中で，運動・発達機能のみではなく，生命維持機能としての呼吸機能を維持・向上させること，また呼吸器合併症を未然に防ぐことはきわめて重要である．

脳性麻痺者（児）の呼吸障害は，大きく分けると上中気道の問題（舌根沈下・下顎後退による気道の閉塞，気道分泌物の亢進，唾液貯留，肺炎，無気肺など），胸郭の問題（呼吸筋麻痺，筋緊張亢進による呼吸運動の制限，強度の胸郭・脊柱の変形など），中枢性の問題（大脳レベルでの低換気，睡眠時無呼吸症候群，抗けいれん薬・その他使用薬剤による呼吸中枢の抑制など）がある．しかし，それぞれが単独で呼吸器合併症に影響することは少なく，重症者であればその原因は複合していることがほとんどである．

脳性麻痺者（児）における呼吸理学療法の基本的手技は他の疾患と同様であるが，脳性麻痺者（児）の場合，上記したように種々の問題が複合している場合が多く，個々の症例の特徴を理解した上での治療手技が必要となる．体位ドレナージでは，痰貯留部が重力に対し最高位になるような体位をとると同時に，呼吸筋の正常な活動が妨げられないよう，気道の攣縮を抑え，弛緩を促進させるための特別な体位が必要である[1]．特に胸郭・脊柱の変形が重度な場合には，クッション，枕などを多く用い，床面と身体の接触面積を広くし，全身の筋緊張が亢進しないようリラックスできる姿位をとる．また同時に頭・頸部・下顎のコントロールを行い，気道の閉塞や唾液，気道分泌物の誤嚥にも十分注意する．特に仰臥位では誤嚥を起こしやすく，気道も閉塞しやすいため側臥位，もしくは腹臥位が望ましい．さらには頭部を少し下げた頭低位でのポジショニングが好ましい（図3-14）．排痰手技としての軽打法，振動法など非生理的な手技は患者（児）の筋緊張亢進を引き起こし，呼吸障害を助長させる危険性が高いため避けるべきである．呼吸介助法は胸郭の動きに合わせて，呼気時に胸郭を圧迫し，呼気量を増大させ，次の吸気時に相対的に胸郭拡張量を増大させて換気を改善する目的で行う．脳性麻痺者（児）では個々の症例においてその胸郭運動は左右，上下非対称である場合がほとんどのため，呼吸介助法はなるべく一側胸郭ごと，さらには上部胸郭・下部胸郭ごとに分けて行うのが望ましい．同様に，過剰な刺激は筋緊張亢進を引き起こし，呼吸パターンの悪化を招くため，刺激の少ない，生理的呼吸運動を介助する方法を選択する．今後，成長し思春期になると胸郭・脊柱の変形が進行する危険性は高く，さらなる胸郭呼吸運動を阻害する因子をもつため，将来の胸郭・脊柱の変形にも十分考慮しなければならない．

以上，脳性麻痺者（児）に対する呼吸理学療法手技について述べてきたが，長い時間（と期間）を考えると理学療法士が行う量には限度があり，医師を中心とし，看護師，介護者を含めたチームアプローチが必須となる．

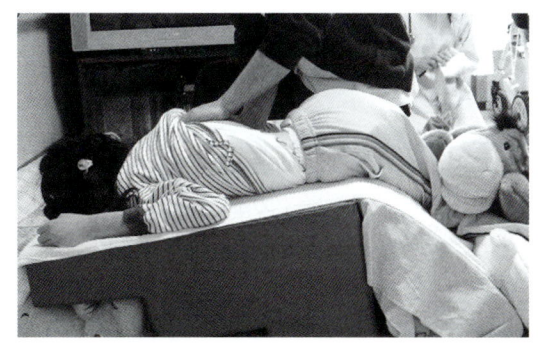

図3-14 腹臥位でのポジショニングと呼吸介助手技

文献

1) Mackenzie CF, et al（石田博厚監訳）：胸部理学療法：ICUにおける理論と実際．pp231-260，総合医学社，1991

症例 11　呼吸器外科術後

呼吸理学療法実施のポイント

呼吸器外科術後の呼吸理学療法の主たる目的は，術後の肺合併症予防と残存肺の再拡張の促進，そして術前生活への早期回復である．そのためには，術創部の疼痛コントロールと早期離床が最も重要である．加えて呼吸理学療法手技の併用は術側・術周囲の残存肺のエアエントリーの改善や気道クリアランスの促進が可能であり術後管理を容易にするために有用である．

症例

78歳男性，原発性肺癌，COPD（159 cm，44 kg）．

現病歴

咳嗽を自覚し，近医を受診．胸部X線にて右上肺部に結節性陰影を指摘され，肺癌疑いで当院呼吸器内科に入院した．精査の結果，右 S^2 に 2.8×2.0 cm の原発性肺癌（TNM分類；$T_1N_0M_0$，Stage IA）と診断され，手術の方針となった．しかし，長期の喫煙歴のため喀痰量が多く，肺気腫により呼吸機能低下〔FVC 2.70 l（90.3％），$FEV_{1.0}$ 1.13 l（59.3％），pH 7.413，$PaCO_2$ 40.4 Torr，PaO_2 91.4 Torr，HCO_3^- 25.3 mmol/l〕を認めた．そこで一時退院し，1か月後の手術予定となった．手術までの準備期間中は，禁煙，抗コリン薬の吸入，入院時に習得した呼吸体操，器具を用いた吸気筋トレーニングおよび腹筋の筋力トレーニングを行い，手術に備えた．

再入院時には，呼吸機能の改善は認めるものの〔FVC 2.98 l（99.3％），$FEV_{1.0}$ 1.34 l（69.0％）〕，喀痰量は依然多く，咳嗽は浅い傾向であった．自己喀痰方法の再指導，術後の疼痛コントロール，早期離床などについての術前指導の後，胸腔鏡補助下右上葉切除術，縦隔リンパ節郭清を行った．術創部は第4肋間に沿って前方腋窩切開にて約10 cmであった．

経過・呼吸理学療法の実施内容

本症例における術前，術後の胸部X線像を図3-15に示した．術後の疼痛コントロールは良好であったものの，喀痰量が非常に多く，術後の呼吸機能低下のために自己喀痰能力が低下していた．胸部X線上，右中葉の無気肺を頻回に生じ，残存肺の拡張が不良であった．中枢気道に貯留した痰の喀出は，咳嗽介助，ハフィング，ガーグリングにてなんとか可能であったが，末梢気道には痰が残存する傾向であった．そのため，ネブライザーと併用して，痰を中枢気道に移動させる体位ドレナージ，スクイージングや振動呼気陽圧療法を用いての呼気陽圧訓練器を用いた気道クリアランスを，自己喀痰能力の向上が認められるまで継続した．また，残存肺の再拡張目的に右上部・下部胸郭の徒手胸郭拡張法に加えて呼吸体操，インセンティブスパイロメトリを用いた肺容量拡大を目的とする器具を用いた呼吸法を実施し，エアエントリーが増加する機会をより多く確保するよう配慮

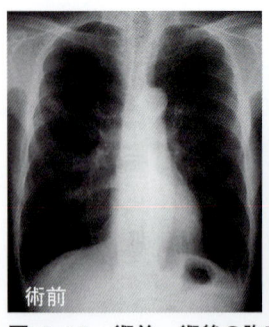

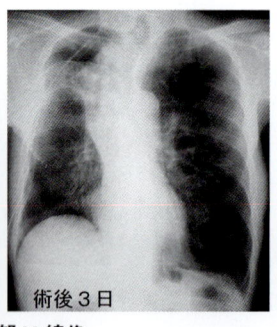

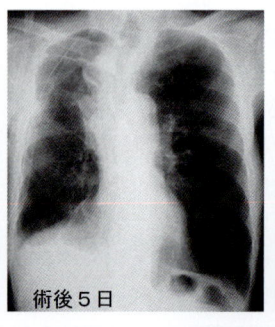

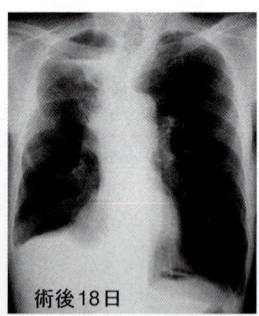

図 3-15　術前，術後の胸部X線像
術前　　術後3日　　術後5日　　術後18日

した．

術後1～3日目までは，浅速呼吸，上部胸式呼吸からシーソー呼吸に加え，著明な疲労感と息切れ感など呼吸筋疲労所見を呈していた．その間の離床トレーニングは，端座位から立位までにとどめ，身体予備力の温存に努めた．その後，呼吸筋疲労所見の軽減を認め，酸素吸入下での低負荷，高頻度の歩行トレーニングを開始した．

術後5日目頃より自己喀痰が可能となりはじめたため，介入頻度や徒手胸郭拡張法，スクイージングなどの呼吸理学療法手技を減量して経過をみた．離床トレーニングは，歩行トレーニングを段階的に増量し，それに伴って活動範囲の拡大を図った．

術後7日目以降は，喀痰も容易となり，酸素吸入下での運動療法中心のトレーニングを継続した．運動誘発性低酸素血症の残存により長期入院となるも，酸素療法は不要となり，自宅退院に至った〔pH 7.412, $PaCO_2$ 43.7 Torr, PaO_2 70.0 Torr, HCO_3^- 27.3 mmol/l〕．

解説

胸部外科の中でも肺実質に直接侵襲を加える肺切除術は，術後の肺機能に与える影響が大きく，肺合併症の併発率が高い[1]．そこで呼吸器外科領域における呼吸理学療法は，術後の肺合併症予防，残存肺の再拡張促進が目的となる[2]．そのためにはエアエントリーの改善が重要である．特に呼吸器外科では，術側・術周囲の残存肺は，疼痛・肺容量の減少などにより呼吸運動の制限が生じ，エアエントリーの低下を示しやすい．そのため肺の拡張が得られにくく，無気肺などの肺合併症を生じることが多い．また上葉切除術後は，残存肺の拡張に伴って気管支の上方への屈曲変位を生じやすく，無気肺の発生率が高い[3]．呼吸器外科術後では，それらの部位のエアエントリーを選択的に増加させることが可能である胸郭拡張法は，重要な手技の1つとされている．そして，残存肺の肺気量を増加させる機会をより多く確保するために，呼吸理学療法の介入時以外にも，トレーニング方法が比較的簡便な呼吸体操，インセンティブスパイロメトリを用いた肺容量拡張法などを自主トレーニングとして活用することが望ましい．

術後は，創部の疼痛や呼吸機能の低下により力強い咳嗽が困難となり，喀痰能力の低下を生じやすい．そのため喀痰においてもスクイージング・咳嗽介助・ハッフィングなどの呼吸理学療法手技を必要とする場合がある．特に，患者自身や医療スタッフによる術創部の保護を基本としたハッフィングなどの強制呼出手技やガーグリング，咳嗽介助は，疼痛を最小限に抑えることが可能であり，術前より習得しておきたいテクニックである．また，本症例のように術後呼吸筋疲労が著明な場合には，多大な努力を要して喀痰を行うよりも，咳嗽介助を有効に活用して，呼吸仕事量の軽減，呼吸・身体予備能力の温存に努めるべきである．

スーフル®，アカペラ®などの呼気陽圧療法は，痰の移動，エアエントリー改善の双方に効果があり，痰量が多い症例には呼吸器外科術後でも活用可能である．ただし，肺漏が強い時期や皮下気腫の増強時には，過度の呼気陽圧療法や強い深吸気には配慮が必要である．

術後の早期離床トレーニングは，呼吸器外科後においても重要である．離床に伴う直立姿勢は，呼気流速や呼気筋力が発揮しやすい姿勢であり，喀痰が容易となりやすい[4]．肺再拡張の促進，心肺・骨格筋機能の低下予防効果とともに術後の早期離床の誘導は，喀痰の促進目的としても推奨されるべき手段である．

■文献

1) 豊田章宏，他：外科手術前後の呼吸リハビリテーションと肺機能の経時的変化．リハ医学 38：769-774, 2001
2) 長田博昭，他：呼吸器疾患のリハビリテーション．三好邦達（監修）：早期リハビリテーションマニュアル．pp186-231, 三輪書店，1995
3) 田端俊治，他：75歳以上高齢者肺癌肺切除例の術後喀痰喀出障害の発生予防における硬膜外麻酔の効果．胸部外科 49：347-350, 1996
4) Badr C, Elkins MR, Ellis ER：The effect of body position on maximal expiratory pressure and flow. Aust J Physiother 48：95-102, 2002

症例 12　上腹部外科術後

呼吸理学療法実施のポイント

　上腹部外科術後の症例の横隔膜機能は非常に低下している．特に後肺底区の換気が低下し，呼吸器合併症を発生しやすい部位となる．この部位に対しての呼吸介助法などによる換気の促進が重要である．さらに，後肺底区の胸郭の圧迫を取り除く側臥位や前方へ傾けた側臥位などで行うことが望ましい．

　術後の実施には疼痛管理が重要である．これが不十分であると，十分な咳嗽が不可能となって喀痰困難や体位変換，早期離床の遅れを引き起こし，呼吸器合併症の危険性が高くなる．

　疼痛が起こると恐怖心も強くなり，患者の協力が得られにくくなるため，可能な限り鎮痛を行ってから開始したほうがよい．

症例

79歳男性，胃癌．

現病歴

　食欲不振，嘔吐を自覚するようになり，近医受診．精査の目的のため当院に紹介入院．胃中部小彎付近に肉眼分類Ⅱb＋Ⅱcの胃癌が認められ，開腹下胃全摘術の方針となった．50年の喫煙歴があり，肺機能はVC 3.53 l，%VC 114%，$FEV_{1.0}$ 2.02 l，$FEV_{1.0}$% 58%であった．

経過・呼吸理学療法の実施内容

　術前1か月前より禁煙，2週間前より看護師の指導によりインセンティブスパイロメトリによる器具を用いた呼吸法が開始された．呼吸理学療法は術前2日前から開始となった．プログラム内容としては，オリエンテーション，横隔膜呼吸（深呼吸練習），アクティブサイクル呼吸法（ACBT）[1]，ハフィングの指導を行った．術後を想定した体位変換や気道分泌物除去，換気改善をする目的で呼吸介助法のデモンストレーションを実施した．また，排痰困難時に理学療法士による咳嗽介助や，自分で術創を保護しながらの咳嗽練習を行った．

　術後第1病日より呼吸理学療法を再開．マスクによる酸素投与（5 l/分）にてSpO₂ 94%であった．呼吸状態は胸式呼吸パターン，呼吸数25回/分と頻呼吸を認めた．聴診上，呼吸音は全肺野で減弱し，特に左後肺底区領域で著明であった．胸部X線写真上，右横隔膜の軽度挙上，左下肺野の含気が低下していた．術創の疼痛の訴えも強かった．末梢気道での痰の存在と換気不良が考えられたため，吸入療法を併用しながら，痰を中枢気道に移

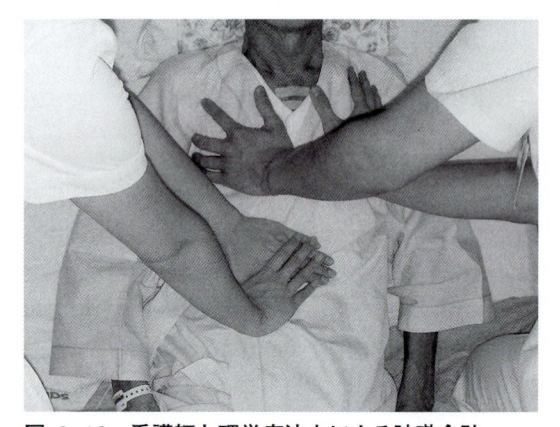

図 3-16　看護師と理学療法士による咳嗽介助

動させる目的と換気の改善を目的として，右側臥位の体位ドレナージ肢位をとり，呼吸介助法を実施した．創部の疼痛が強く，ハフィングや咳嗽が不十分であったため，看護師が創部を保護し理学療法士が咳嗽介助を行った（図3-16）．肢位は疼痛のため半側臥位あるいはギャッジ座位（軽度挙上）しか行えなかった．また，横隔膜呼吸や深呼吸も疼痛のため十分に行えなかったが，可能な範囲で行うように促した．その後，痛みのコントロールのために塩酸ブプレノルフィン皮下注などの鎮痛処置が施された．

　術後2日目より，疼痛が軽減され，ギャッジ座位も可能となった．喀痰は粘性が強く困難であったため，吸入療法を併用しながら体位ドレナージ肢位にて呼吸介助法を実施した．また，自己排痰を促す目的でアクティブサイクル呼吸法（ACBT）[1]による排痰も実施した．換気を促進する目的で横

隔膜呼吸を試みたが，困難であったため深呼吸を行わせた．

術後3日目より，下肢の筋力強化練習や端座位練習を患者の痛みや疲労などの自覚症状を確認し，SpO$_2$・HRをパルスオキシメータにて把握しながら離床，運動療法も併せて開始した．

術後4日目より，ベッドサイド立位や足踏み開始．

術後5日目には病室内歩行へと積極的に離床を進めた．喀痰は自己喀出が可能となり，経過とともに喀出量も減少していった．

術後6日目以降は呼吸器合併症の予防目的での理学療法は終了した．しかし，本症例は高齢であり，術前からすでに活動性低下をきたしていたことから，全身運動調整を目的とした運動療法に移行した．

解説

上腹部手術が呼吸機能に与える影響は，① 術後消化管の膨化による腹圧上昇とそれに伴う横隔膜の挙上，② 横隔膜の挙上により起こる胸郭コンプライアンスの低下，③ 気道分泌物の貯留，④ 疼痛による V$_T$ の低下と咳嗽力の低下，⑤ 全身麻酔の影響や術中姿勢による機能的残気量の低下などが挙げられる[2]．特に横隔膜の運動が障害されることにより肺底部の換気が不良となり，無気肺や肺炎などの術後肺合併症が引き起こされる．

術前の呼吸理学療法は，まず患者に周術期の合併症や呼吸理学療法の目的を説明し必要性を認識してもらうことである．術後覚醒して横隔膜呼吸や深呼吸を実施することや，疼痛があっても可能な限り体位変換すること，座位をとってもらうことなど，患者の協力が不可欠である．

Aliらは術後当日の VC は術前の-60%，FRC は術前の-10%（術後1日目で最低の-30%）の値となることを報告している[3]．このような条件の中，手術による横隔膜の機能低下もあり，肺底区の換気が不良となりやすい．この換気の改善を目的として，換気不良の部位を上（または胸郭の圧迫を取り除く体位）にし，下部胸郭に対して呼吸介助法を実施する．また，気道内分泌物の貯留が認められる場合には，聴診などにより部位を確認し，体位ドレナージ肢位をとりながらの呼吸介助法，咳嗽介助が必要である．意識レベルが清明で深呼吸が可能であれば，ACBTによる排痰法を用いてもよい．換気の改善を目的に横隔膜呼吸や深呼吸を指導するが，横隔膜の機能が低下し，不可能な場合は無理に横隔膜呼吸を指導する必要はない．

術後は廃用症候群を予防するために積極的に離床を進める．また，体位により呼吸機能は異なり，立位→ファーラー位→仰臥位と姿勢を変えると，VCとFRC，さらに肺のコンプライアンスが減少する[4]．このことから，離床を進めることにより呼吸機能の改善や呼吸器合併症の予防にもつながる．

■文献

1) 高橋哲也，他：呼吸器系・循環器系障害に対する最近の理学療法―欧豪でのアプローチを中心に．理学療法 16：284-292，1999
2) 山下康次：上腹部外科術前術後．宮川哲夫，黒川幸雄（編）：理学療法MOOK 4 呼吸理学療法．pp177-186，三輪書店，1999
3) Ali J, Weisel RD, Layug AB, et al：Consequences of postoperative alterations in respiratory mechanics. Am J Surg 128：376-382, 1974
4) 今泉均，他：重症患者における体位と良肢位．集中治療 3（2）：65-71，1991

症例13　消化器外科術後―食道癌

呼吸理学療法実施のポイント

食道癌の根治術では，開胸・開腹操作および病態によっては頸部リンパ節郭清が施行され，術後は反回神経麻痺を起こしやすく咳嗽反射が障害され自力での排痰が困難となりやすい．また，必然的に手術領域が広範囲に及ぶため，術後のベッド上における活動性に制約が生じ離床の遅れが懸念される．離床を促進するため，全身活動時の低酸素血症への注意が必要となるが，適切な酸素摂取が可能となるよう局所の肺胞換気をも適切に維持することが肝要となる．呼吸器合併症を予防できれば早期離床が実現可能であり，早期離床の実現により呼吸器合併症の危険性も減少する．

症例

57歳男性，食道癌（Ⅱc+Ⅱa），中下部食道癌，右開胸下部食道切除術・胆嚢摘出術．合併症：高血圧．喫煙歴有（ブリンクマン指数　600）．

現病歴

胃部不快感による胃内視鏡検査にて上記の診断あり，精査・手術目的にて入院となる．診断時，特に自覚症状はなかった．造影CTより明らかな転移は認められなかった．

手術目的にて当院消化器外科へ入院となる．術前検査において，肺機能はFVC 4.23l（121.6%），FEV$_{1.0}$ 3.23l（76.4%）と異常所見は認めなかった．

経過・呼吸理学療法の実施内容

手術時間は5時間40分，上腹部正中切開術と右開胸術が施行された．手術肢位は仰臥位と左側臥位，出血量は209gであった．手術後に抜管されICU管理となった．

術当日の動脈血液ガス値は酸素5l（マスク）投与下でpH 7.340，PaCO$_2$ 44.1 Torr，PaO$_2$ 231.7 Torr，HCO$_3^-$ 22.6 mmol/lであった．ICUにおける看護計画では呼吸管理・血圧コントロールと循環動態管理・感染症予防が実施され，ポジショニングと輸液管理が行われた．以後，38℃の発熱を認めたものの循環動態は良好であった．

術後1日目，創部痛のため胸郭の拡張性は乏しく上部胸式優位の呼吸パターンであった．そのため，右（術側）下葉の呼吸音が減弱しているが，胸部X線写真では明らかな無気肺の所見はなかった．

右下葉の換気改善と排痰促進を目的として，以下の理学療法を実施した．①左側臥位から前傾臥位を中心の体位呼吸療法，②吸気促進のための呼吸介助法，③咳嗽に合わせて呼気を介助する咳嗽介助．

呼吸音は気管支伝達音とラ音が聴取され，次いで咳嗽反射が誘発された．意識状態は清明であった．その後，再度訪床するが自力排痰が可能となっていた．

術後2日目にICU退室となり，一般病棟へと転棟した．一般病棟では転棟直後より立位まで許可され，術後3日目より病棟内歩行を開始した．このときの動脈血液ガス値は自然吸気下でpH 7.435，PaCO$_2$ 37.7 Torr，PaO$_2$ 86.8 Torr，HCO$_3^-$ 24.7 mmol/lであった．

術後7日目より水分摂取開始，術後8日目から全粥食が開始となった．特にむせなどの所見は認めなかった．

術後11日目の理学療法所見は，創部痛のため胸郭の拡張性は乏しく上部胸式優位の呼吸パターンであり，呼吸音は側部から背内側にかけて減弱していたが術直後に比べ回復傾向にあった．

その後，無気肺の予防と胸郭拡張性の拡大を目的として，以下の理学療法プログラムを施行した．①換気改善と無気肺再発予防のための左側臥位での呼吸介助法，②自力排痰促進のためのアクティブサイクル呼吸法（ACBT），③関節可動域運動，④筋力維持のための筋力強化練習．

呼吸介助法については，左側臥位でのアプローチを中心に行った（図3-17）．左側臥位においても右側胸部の拡張性は乏しく，呼吸音も減弱していた．呼吸介助法の後は肺胞呼吸音が聴取された．右胸部にはトロッカーカテーテルが留置してお

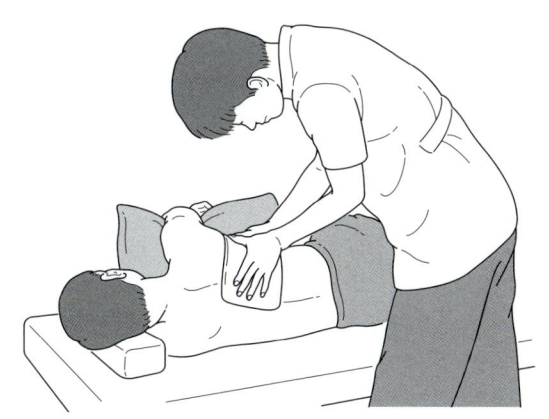

図 3-17　開胸側を上にした側臥位での呼吸介助手技

り，その部位に時々痛みを生じていた．術後 14 日目にはトロッカーカテーテルも抜去され，疼痛は軽減した．外出・外泊を繰り返し，特に問題なく理学療法を終了した．

解説

食道癌根治術後の患者は，術前から栄養状態が悪く全身衰弱を伴うこと，開胸・開腹操作が加えられることなどから，術後換気障害の危険性が高いとされている．また，食道癌切除後の再建方法によっては術後経過を左右することもある．

本症例は病巣部位や癌の進行度合いから，食道再建は胃管や腸などによる再建方法はとらず胃端側吻合となったため，術後経過も良好であった．

開胸手術は左側臥位で行われることが多く，術中は下側となる左肺の換気低下が起こりやすい．術後は逆に，開胸操作とその創部痛による胸郭可動性低下と呼吸運動抑制から，右肺に換気低下による無気肺などの呼吸器合併症が生じやすい．本症例も一過性に呼吸音聴取下にて換気の低下を認めたが，胸部 X 線所見，動脈血液ガス値などでは術後呼吸器合併症の発生を認めず，経過は良好となった．

■**文献**

1) 眞渕敏：急性期における呼吸理学療法．兵庫医科大学呼吸リハビリテーション研究会(編)：最新包括的呼吸リハビリテーション．pp 85-103，メディカ出版，2003
2) 大澤智恵子：食道癌手術．MB Med Reha 41：51-60，2004

症例14　心臓外科術後

呼吸理学療法実施のポイント

　心臓外科術後の呼吸理学療法は早期離床が基本である．無気肺予防には胸骨正中切開をしっかり保護しながら，アクティブサイクル呼吸法（ACBT）を併用し，効率よく咳嗽を行わせることが重要である．心不全が遷延し，尿量減少や肺うっ血が認められる場合は，酸素化改善を目的に各種呼吸理学療法手技を駆使するよりも，利尿を進め，さらにベッドアップにて換気血流不均衡の是正や機能的残気量の改善を図ることがより効果的である．心臓外科手術後の呼吸機能や呼吸器合併症に及ぼすインセンティブスパイロメトリのエビデンスは認められていない．

症例

64歳男性，不安定狭心症．

現病歴

　労作時に胸部圧迫感を感じ，近医受診．左冠動脈前下行枝に対して経皮的冠動脈形成術を施行．1年後，再び胸痛が生じ，冠動脈造影にて，左主幹部90％，左前下行枝75％，左回旋枝99％の狭窄があり，大動脈バルーンパンピング（IABP）を挿入して当院へ搬入された．4日後，胸骨正中切開術にて冠動脈バイパス術（2枝）が施行された．

経過・呼吸理学療法の実施内容

　体外循環時間81分，大動脈遮断時間38分，麻酔時間358分にて手術終了し，IABP装着のままICUへ帰室（IABPは翌日抜去）．動脈血液ガス値不良のため，手術後2日目まで人工呼吸器管理を要した．人工呼吸器抜管後，血行動態の安定を確認して呼吸理学療法を開始．

　開始時の酸素投与量はマスク8 l/分で，SpO₂は92％．中心静脈圧が高く，尿量は少なめで，胸部X線上では心胸郭比拡大，肺うっ血像，肺血管影増強，両側横隔膜の挙上が認められた（図3-18a）．聴診では背側肺で呼吸音が減弱し，肺雑音も聴取できた．頸部～肩甲帯を中心に全身を過緊張させて過呼吸傾向であったが，呼吸困難は訴えず創部痛もなかった．仰臥位よりベッドアップするとSpO₂は90〜95％へ改善した．**呼吸介助法**を用いて背側肺の拡張を促し，**アクティブサイクル呼吸法（ACBT）**にて痰の喀出を行った．**呼吸数を無理に減少させることはしなかった**が，その後も継続的に肺の拡張と咳嗽を促した．

　利尿状態と全身過緊張の改善，活動量の増加に

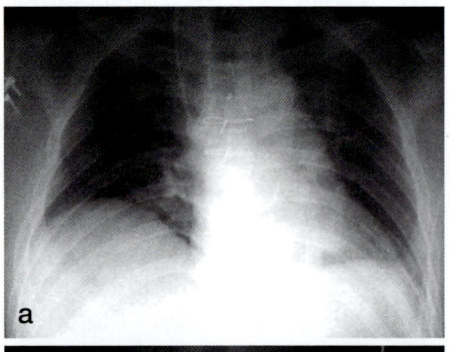

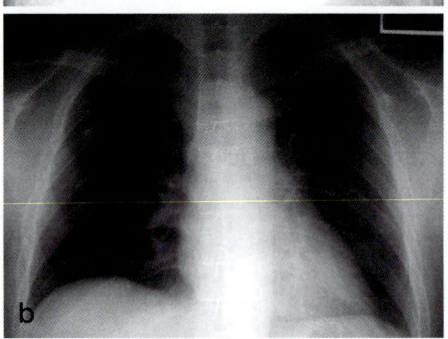

図3-18　胸部X線像
a．呼吸理学療法介入前
b．呼吸理学療法介入後

伴い徐々に呼吸状態も改善し，手術後10日目で酸素投与が終了，手術後35日目に退院となった．各経過を**表3-6**に示す．

解説

　近年，体外循環時間の短縮化や，少量クエン酸フェンタニルの使用による手術後早期覚醒が可能になったこと，人工呼吸器管理時間の短縮化（問題がなければ手術当日に抜管），手術の低侵襲化（体外循環装置を用いない方法），心筋保護液の改

表 3-6 経過

	手術後1日目	手術後2日目	手術後3日目	手術後5日目	手術後7日目
酸素投与量（l/分）	FiO_2 70	8〜10（マスク）	5〜8（マスク）	3（カニューラ）	1（カニューラ）
PaO_2（Torr）	92.3	77.4	—	—	—
SpO_2（％）	97.5	91〜95	93〜95	96〜98	96〜98
呼吸回数（回/分）	12	20〜30	15〜20	15〜20	15〜20
中心静脈圧（Torr）	11	≦17	12	—	—
利尿薬使用状況	1/4×1	1/4×3	1/2×5	—	—
総バランス	−2	＋784	−190	−275	−452
喀痰回数（回/日）	10（吸引）	6（喀痰）	4	2	—
ヘモグロビン量（g/dl）	9.9	9.1	9.6	10.5	10.0
カテコラミン量（γ）	DOA：4	DOA：4	DOA：3	DOA：2	—
	DOB：2	—	—	—	—
血圧の安定性	低めで安定	低めで安定	安定	安定	安定
安静時心拍数（拍/分）	85（ペーシング）	80〜100	80〜90	75〜90	75〜90
リハビリ進行状況	床上	ベッドアップ	起立	30 m 廊下歩行	100 m 廊下歩行

善，などにより，心臓外科手術後の呼吸器合併症の発症は少なくなってきている．術後管理の進歩により早期離床が可能になっていることも呼吸器合併症の減少要因と考えられる．しかし，一度無気肺などの呼吸器合併症を発症すると，胸骨正中切開創や手術後心機能が低下している状態での呼吸理学療法手技は，その適応が非常に難しくなる．そのため術後早期は可能な限り呼吸器合併症の発症を予防することが最も重要な目的となる．今回の症例では背側の下肺野の換気と気道クリアランスを促したほか，全身のリラクセーションにて酸素消費量を減少させ，ベッドアップや胸郭モビライゼーションにて換気血流不均衡の是正や機能的残気量の改善を図った．

心臓外科手術では，手術中から手術後一定期間，患者は仰臥位を強いられるため，機能的残気量が低下し，背側肺に換気の少ない肺胞気道系が増え，背側の換気血流比の低下が生じやすい状態にある．そのため，手術後の呼吸理学療法は，人工呼吸器装着中であればポジショニング，体位ドレナージ，リラクセーション，徒手肺過膨張手技，吸引を，人工呼吸器抜管後は体位変換やモビライゼーション，深呼吸や呼吸介助法による肺の局所の換気改善，ACBTによる気道クリアランスが中心に行われる．なお，心臓外科手術後のインセンティブスパイロメトリの効果は認められていない[1,2]．

手術後早期は，体動や精神的ストレスなどにより循環動態の変化や不整脈などを容易にきたしやすいため，呼吸理学療法は慎重に行われるべきであるし，必要以上の呼吸理学療法手技の使用は控えるべきである．胸骨正中切開創部の疼痛などにより効果的な咳ができないときは，バストバンドや Heart Hugger®（General Cardiac Technology 社製，USA）を適宜使用することが勧められる．

文献

1) 高橋哲也，他：心臓外科手術後の肺活量の回復について—経時的変化とインセンティブスパイロメータの効果．理学療法学 30：335-342, 2003
2) Crowe JM, Bradley CA：The effectiveness of incentive spirometry with physical therapy for high-risk patients after coronary artery bypass surgery. Phys Ther 77：260-268, 1997
3) 高橋哲也，Sue Jenkins，他：冠動脈バイパス術後に呼吸理学療法は必要か？—早期呼吸理学療法導入の効果．理学療法学 28：31-37, 2001

症例 15　熱傷

呼吸理学療法実施のポイント

究極の侵襲モデルに挙げられる重症熱傷では，循環動態の維持や感染防止を目的とする治療のため体位に制約を受けることも多く，また胸部への呼吸理学療法手技に際しては胸部や背部に創面（特に植皮部の生着確認まで，および採皮部）がある場合に相対的禁忌となることが多い．さらに気道熱傷の有無は気管支鏡所見も含めて確認する必要があり，全身管理の中でこれらに留意して呼吸理学療法の目的と方法を吟味すべきである．

症例

29歳女性，熱傷（Ⅲ度70％，Ⅱd5％）．

現病歴

自宅のガス爆発により，四肢と体幹後面および顔面に熱傷を負った．より高度の治療を目的にヘリコプターで当院熱傷センターへ転院した．気道熱傷は明らかではなく，肺野にも明らかな所見はなかったが，顔面に高度の浮腫を認めたために経鼻挿管と，上下肢の減張切開が施されていた．即日初回の壊死組織除去，植皮術が行われた．熱傷専用ベッドにて管理し，翌日の動脈血液ガス値（ABG）は，吸入気酸素濃度（FiO_2）35％，呼気終末陽圧（PEEP）8 cmH_2O，従量式1回換気量500 ml 16回毎分のSIMVの条件にて，pH 7.422，$PaCO_2$ 40.1 Torr，PaO_2 190 Torr，HCO_3^- 25.6 mmol/l，最大気道内圧（PAP）は27 cmH_2O であった．

経過・呼吸理学療法の実施内容

気管支鏡（BF）にて気道内の状態を確認の上，ガーゼ上からスプリンギング，呼吸介助法を行った．Ⅲ度熱傷の背部は軟部組織の弾力と伸張性が著明に低下していた．呼吸理学療法手技を加えると1回換気量は最大約800 mlまで増加し，動的コンプライアンスは 26.3 ml/cmH_2O から 42.1 ml/cmH_2O に増加した．その後全身管理下に数回の壊死組織除去，植皮術を行い熱傷創面の約70％を閉鎖したが，受傷から6週後に胸部X線写真およびCT像上，広範な肺炎像と右上葉部分に気腫形成を伴う肺の虚脱を認め（図3-19, 20），ABG上 FiO_2 0.6 にて pH 7.408，$PaCO_2$ 43.5 Torr，PaO_2 71.3 Torr，HCO_3^- 26.9 mmol/l，PaO_2/FiO_2比は119となり，急速に酸素化能が低下した．呼吸補助筋群を動員した頻呼吸が顕著で右側の胸郭運動は低下していた．画像評価から右肺への呼吸理学療法手技は効果に乏しい上，侵襲が大きく禁忌と考えられた．ポジショニングによる酸素化の改善を狙い，今回は比較的ガス交換能の保たれる左肺への血流が優位となることを理由に左側臥位を選

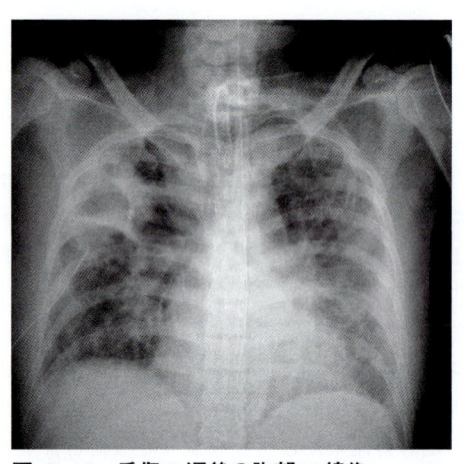

図 3-19　受傷6週後の胸部X線像

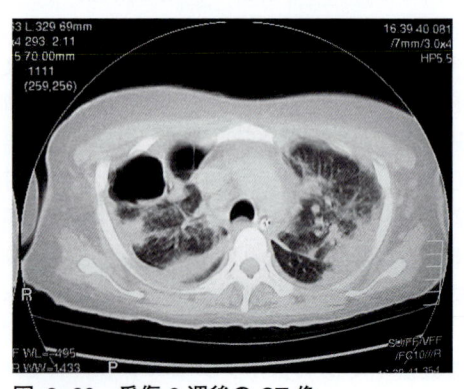

図 3-20　受傷6週後のCT像

択した．しかし左肺にも胸水が貯留し十分な肺胞換気が得られないため，呼吸理学療法手技を追加した．体位変換前後の血圧は 110/70 mmHg 程度で変化なく，体位変換後の ABG は FiO_2 0.8，pH 7.410，$PaCO_2$ 41.1 Torr，PaO_2 224 Torr，HCO_3^- 25.4 mmol/l で，PaO_2/FiO_2 比は 280 に復し，呼吸補助筋群の活動は減少した．

解説

重症熱傷は全身の炎症性反応，感染症などにより多臓器不全に陥りやすいきわめて重篤な病態であり，同時に二次的な瘢痕拘縮を生じることからも，理学療法の適応となる障害像をもつ．気道熱傷は，一酸化炭素の吸入によるヘモグロビン酸化能の低下，粘膜への機械的化学的損傷などにより呼吸障害を呈する．熱傷の中でも特記すべき病態である．熱傷を負った気道粘膜は受傷から数日にかけて壊死組織が剥落してくるため，盲目的に呼吸理学療法を適応することは粘膜塊による窒息を危惧し推奨できない．このため BF 所見は必須の情報である．一方で十分な排痰は二次的な肺炎を予防する観点から重要である．気道熱傷の合併は肺炎の合併率と生命予後に影響するが，非合併例であっても免疫能の低下から bacterial translocation などが高率に生じるため，人工呼吸器関連肺炎（ventilator associated pneumonia；VAP）を含めた肺炎が発生しやすく，さらに，胸水の貯留や肺水腫も生じやすい．また，体圧を分散し体温を保ち，浸出液の吸収を行う熱傷専用のフローティングベッドで管理され，血液透析療法もしばしば用いられるため，体位も仰臥位が多くなる．一方，胸部の深達性熱傷により胸郭のコンプライアンスが低下するため，初療段階の減張切開は効果的だが，呼吸理学療法手技は潰瘍面や植皮直後の創部に剪断力を加えることが相対的禁忌となり，また創に当てられた厚いガーゼなどの被覆材料によっても物理的に制限される．本症例では入院当初に気道熱傷の有無を確認の上，粘稠な痰の排出ならびに胸郭運動とコンプライアンスの評価を目的に呼吸理学療法手技を用いたが，背部への積極的な施術は推奨せず，植皮術後ならびに他の部位への植皮に用いるために採皮を行った後の数日は上記の理由により胸部への呼吸理学療法手技を禁忌とした．

本例は経過中に急速に呼吸不全が進行し，敗血症性ショックが顕在化した．この時点では呼吸理学療法はあくまでも支持療法の一環であり，多角的に行われる他の治療が効果をもたらすまでの時間，残存する肺機能をいかに保つかが求められている．局所所見や手技のもたらす目先の効果にとらわれず，長期的な全身治療戦略の中での呼吸理学療法の位置づけと役割を明確にすることが重要である．

文献

1) 亙理克治：気道熱傷．宮川哲夫，黒川幸雄（編）：理学療法 MOOK 4 呼吸理学療法．pp221-225，三輪書店，1999

症例 16　頸髄損傷

呼吸理学療法実施のポイント

　急性期の頸髄損傷では呼吸運動の障害に加え，多量の痰が分泌されることから呼吸管理に難渋する例も多い．排痰法では呼気筋の麻痺による咳嗽力低下が問題となる．咳嗽時のポイントとして通常の呼吸介助法に加えて腹部を圧迫し，呼気流速を高めるようサポートすると効果的である．無気肺の改善に難渋する場合には徒手肺過膨張手技とスプリンギングの併用も考慮する．

症例

　68歳男性，第5/6頸椎脱臼による頸髄損傷．

現病歴

　登山中の転落事故にて受傷．来院時，C5レベル以下の完全麻痺を認めるも，横隔膜の収縮良好，呼吸状態良好．

経過・呼吸理学療法の実施内容

　第2病日まで呼吸状態は安定していたが，第3病日，痰の増加とシーソー呼吸，呼吸困難出現．胸部X線写真で左下肺野の無気肺を認め，呼吸理学療法開始．開始時，痰は多量であったが，頸部安静により体位変換は不可であった．そのため，仰臥位で呼吸介助法や徒手胸郭伸張法を行い，換気改善と排痰を促した．大容量ネブライザーによる酸素投与および吸入療法を行った．中枢気道まで痰の移動を促した後，咳嗽介助と気管内吸引を併用し，多量の痰を排出した．しかし，第9病日には右全肺野の無気肺から呼吸停止をきたし，緊急挿管，人工呼吸管理となる（図3-21a）．

　呼吸器設定は FiO_2 0.5，SIMV 500 ml×8回，PEEP 3 cmH_2O であった．挿管後も右呼吸音は消失したままで，換気は健側肺のみに優位に流入していた．同日の PaO_2 も54.5 Torrと依然，低酸素血症が続いた．それに対しては，健側胸郭を呼気位に保つ一方，虚脱肺には積極的にスプリンギングを用いて呼吸器からの送気が無気肺側へ流入するよう努めた．また，呼気時には振動法を併用した呼吸介助法を行い，痰の移動を促した．これらを1日3〜5回施行するとともに，看護部門と連携し，継続的な気道浄化に努めた．第12病日に

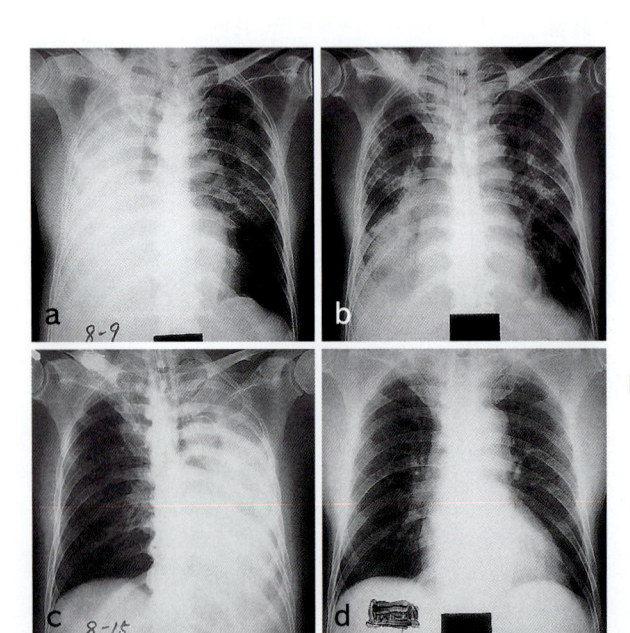

図 3-21　症例の経過（C5/6脱臼による頸髄損傷）
a．第9病日：新たに右全肺野に無気肺出現
b．第12病日：右上葉で無気肺改善
c．第15病日：右無気肺改善するも，左無気肺出現
d．第29病日：左右無気肺改善傾向，呼吸安定化

は胸部 X 線像で右上葉無気肺の改善を認めた（図 3-21b）．積極的アプローチにもかかわらず，第 15 病日には今度は左全肺野の無気肺が発生したが（図 3-21c），第 18 病日には無気肺は改善した．その後，ウィーニングを進め，第 27 病日には CPAP へ，第 33 病日には抜管に成功し，呼吸状態は安定した（図 3-21d）．

解説

本症例のように無気肺を繰り返す場合，SpO_2 の変動や聴診，胸郭の立ち上がりなどの理学所見が重要となる．人工呼吸管理下であれば，気道内圧や肺コンプライアンスの経時的変化も痰の閉塞や無気肺を知る上で有用である．呼吸状態の変調を早期にとらえ，迅速に対応することが求められる．

1 頸髄損傷における呼吸障害

C5 レベル以下では，横隔膜と頸部の吸気補助筋は残存するが，呼気筋麻痺による予備呼気量，強制呼出力の低下を生じる．その結果，痰の喀出が困難となり，容易に気道閉塞や無気肺を生じる．また，交感神経の遮断から副交感神経優位となり，痰量は増加する．さらに，頸部安静から仰臥位を強いられることで，下側肺障害をきたしやすい．

2 頸髄損傷における呼吸理学療法の実際

❶ 排痰法

頸髄損傷では，痰の喀出力低下が大きな問題となる．呼吸介助法単独では十分な呼気流速が得られないことも多く，その場合は吸引操作による咳嗽反射に合わせ，咳嗽介助を行う．その際，呼気筋の収縮を補う形で胸腹部を同時圧迫し，胸腔・腹腔内圧を高め，痰喀出を促す．吸引時は迷走神経反射による徐脈に注意する．

❷ 体位管理

頸部の安定が得られれば，完全側臥位，前傾側臥位などの積極的な体位管理を行う．急性期は血管反応性低下から容易に血圧低下をきたすので，常に循環動態をモニターする．腸蠕動の低下で腹部ガスが多い例や肥満傾向の症例では，ギャッジアップ座位をとり，腹圧を逃がすことで換気量の増加をみることもある．

❸ 人工呼吸管理下の呼吸理学療法

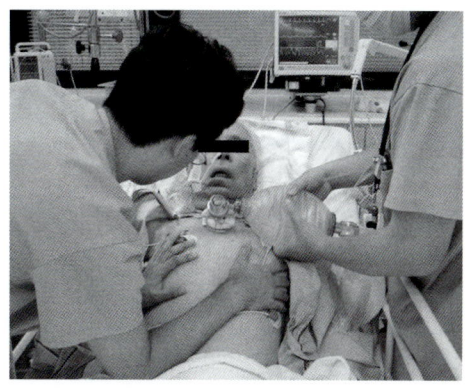

人工呼吸中には，呼吸器モードにも配慮する．

図 3-22 呼吸理学療法の実際
徒手肺過膨張手技と呼吸介助の併用（前腕でも腹部圧迫し，呼気を介助している）．

従量式設定では換気量が規定され，無気肺部に呼吸介助法を施行しても健側肺優位の不均等換気の是正が困難な場合がある．痰の移動，虚脱肺の改善が困難な場合は徒手肺過膨張手技と呼吸介助法の併用が有効なことがある．吸気時にバッグを押すタイミングとスプリンギングを同調させ，痰の閉塞部位よりも末梢に外気を取り込むよう試みる．吸気終末には一瞬のポーズを置き，肺の再拡張を促す．呼気時には急激にバッグ圧を開放し，同時に胸腹部の圧迫を行い，呼気流速を高めて痰の移動を促す（図 3-22）．一側性無気肺などで健側肺が優位に拡張する場合，健側胸郭を呼気位に固定して施行するとよい[1]．この手技では肺の圧損傷に注意する．

❹ その他

不動や循環障害から生じる肺塞栓予防に，下肢運動を行う．状態が安定すれば，車椅子座位などの早期離床に努める．環境や視野を変えることは患者の動機づけや心理面上大切であり，同時に呼吸機能の維持にも重要である．

文献

1) 土田真司，他：急性期呼吸不全に対する呼吸理学療法の効果―人工呼吸器管理を要した頸髄損傷 2 症例．理学療法学 26：171-177，1999

症例 17　脳神経外科術後の肺合併症

呼吸理学療法実施のポイント

　痰の移動には換気が重要であり，換気を増大させることで肺線毛は運動促進と呼気流速増大が期待できる[1]．脳血管障害急性期では，外減圧術が行われる場合があり，姿勢また枕による直接的圧迫による頭蓋内圧増大がない排痰体位をとることが重要である．粘稠性の痰がある場合，clinical opening pressure を超えてその末梢へと換気を果たすためには，速い吸気が必要であり，また痰を移動させるには呼気流速を高めることが重要である．速い吸気を実現するにはスプリンギングが有効であり，呼気流速を高めるスクイージングを実施する[2]ことで気道分泌物の移動を促す．ただし胸腔内圧を変化させるこうした手技は頭蓋内圧にも影響するため，モニタリングの値や患者のバイタルサインに関して注意が必要である[3]．

症例

　72歳男性，くも膜下出血，出血性脳梗塞，肺炎．

現病歴

　14時頃突然気分が不快となり，意識障害が出現して救急搬入される．初診時意識レベル JCS Ⅲ-200，CT上くも膜下出血（Hunt & Kosnik Grade 4，Fisher 4）を認める．右中大脳動脈瘤に対して同日クリッピング術が施行され，脳槽ドレーンが留置された．第2病日には人工呼吸器を離脱し，理学療法開始となる．

経過・呼吸理学療法の実施内容

　理学療法開始当初は JCS Ⅰ-3 で，四肢の動きもみられた．しかし第3病日に左上肢に運動麻痺が出現し，CTにて右側頭葉に梗塞巣がみられ，その後も徐々に梗塞巣と脳浮腫は拡大した．保存的治療を行っていたが，意識障害は進行．第8病日 JCS Ⅱ-20 となり，脳動脈造影でも右中大脳動脈・前大脳動脈のスパズムを認め，CTにて出血性梗塞を確認．緊急に右側頭葉外減圧術が実施され，頭蓋内圧モニタリング開始．人工呼吸器管理となり，術後は鎮静の上，低体温療法が行われた．その後，頭蓋内圧は 7〜13 mmHg，最高気道内圧は 17〜23 cmH$_2$O を推移し，CVP も 6〜15 cmH$_2$O，人工呼吸器は SIMV モード，V$_T$ 500 ml，RR 12〜15 回/分，FiO$_2$ 0.45，PEEP 5 cmH$_2$O，PS 8 cmH$_2$O でコントロールされ，ABG は pH 7.32〜7.36，PaCO$_2$ 38.4〜44.0 Torr，PaO$_2$ 90.5〜151 Torr，HCO$_3^-$ 21.5〜27.1 mmol/l となっていたが，外減圧術術前より呼吸音聴診にて聞かれた副雑音が

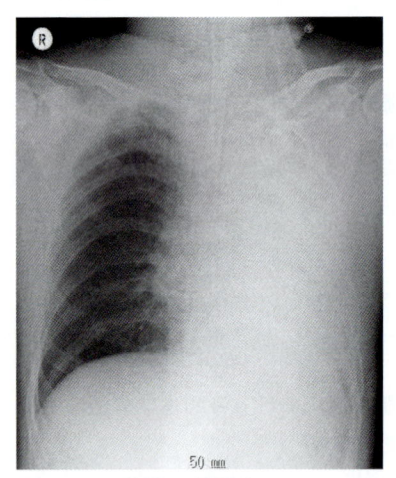

図 3-23　胸部 X 線写真

徐々に増悪するとともに粘稠性の痰も増加し，復温開始となる第14病日に左無気肺を生じた（図3-23）．そこで，呼吸理学療法中に許容される頭蓋内圧の上限値と，許可される体位をまず医師に確認した．次に，呼吸理学療法基本手技として，左肺末梢へのエアエントリー向上を目的としたスプリンギングと，気道分泌物を中枢側へ移動させることを目的としたスクイージングを実施した．その際，理学療法士は全身状態を評価するとともに，呼吸音聴診により目的とする肺区画をまず決め，開頭部位に配慮しながら許可される体位の中で体位ドレナージを行い，上述した基本手技を吸入療法のタイミングと合わせて実践し，アプローチ終了時には看護師によって気管内吸引が実施された．具体的には，頭蓋内圧増加によって脳灌流

圧を低下させないよう，頭蓋内圧 20 mmHg 以下の範囲で，人工呼吸器の強制換気とタイミングを合わせてアプローチを行った．第 21 病日鎮静および低体温療法は終了，頭蓋内圧モニタリング中止となり，第 22 病日に人工呼吸器から離脱した．第 30 病日には酸素離脱し，肺機能は回復した．

理学療法の視点：リスク管理（頭蓋内圧亢進）に配慮した呼吸理学療法の実践

特に救急・集中治療領域では，気道内分泌物の除去によって肺合併症を予防し，人工呼吸器からの離脱を早めて早期離床を図ることが重要なポイントとなる．しかし脳血管障害急性期では，著明な頭蓋内圧亢進時に外減圧術が施行されるだけでなく，鎮静の上，低体温療法が選択され，人工呼吸器管理となる場合がある．代謝を抑え脳のダメージを最小限にするには有効な方法であるが，免疫機能も低下するばかりでなく肺線毛細胞による自浄作用も無効となるため，呼吸器感染症発生の危険が非常に高い．そこで，必要ならば症例に応じた中止基準を決め，許される体位を確認するとともに，外減圧部を決して圧迫しないよう注意を払い，かつ脳灌流圧を下げすぎないよう留意しながら，呼吸理学療法手技を実践することが重要となる．粘稠性の痰は吸入療法の薬理作用を利用することで排痰させやすくなる．ポイントは，患者にできるだけ負担をかけずに期待できる効果を引き出すことである．

解説

当院では 1 年間に，一般病棟から回復期病棟へ転棟した脳血管障害患者 200 例中 46 例（23％）に肺炎の診断を付す結果となっており，積極的な対応強化が課題である．一般に，高齢者の肺炎では不顕性誤嚥の存在が難治化の大きな要因と考えられている[4]．口腔ケアが予防の基本であり，継続的な実施によって咽頭細菌数は減少し[5]，肺炎発生率は低くなる[6]と報告されている．また脳血管障害患者では嚥下障害の合併が高率で[7]，急性期に意識障害を伴う場合は部位にかかわらず必ず嚥下障害を伴う[8]とされる．

大脳病変や小脳病変では圧迫により，脳幹部病変では上行性脳幹網様体賦活系や視床下部賦活系の機能障害により意識障害が生じる[9]．また呼吸中枢と嚥下中枢はともに延髄網様体に存在し，意識を保つ網様体と密接な神経連絡があるので，意識障害を呈する状況においては特に呼吸器感染症の予防が重要となる．

急性期を脱し栄養管理が進む過程において，経管栄養が選択された場合は特に問題である．経管栄養チューブ留置による侵害刺激により閾値が上昇し咳嗽反射は抑制され，咽頭喉頭部の運動も時として直接的に制限されることとなる．そして肺炎の危険が増すばかりでなく，経口摂取を行わないことで嚥下に必要な機能が急速に衰えたり，また大切な義歯が合わなくなってしまうなど，種々の弊害を生じる可能性が高くなる．

したがって脳神経外科領域における，呼吸理学療法は，呼吸以外にも栄養，摂食嚥下，口腔衛生などに関しても一連の流れの中で論じられるべきであり，これらに対して看護師を含めたチームアプローチを行うことが大切である．その上で，こうした呼吸理学療法基本手技を実践すれば，十分な効果が期待できるはずであると考えている．

文献

1) 宮川哲夫：呼吸理学療法．沼田克雄（監）：入門・呼吸療法．pp147-190, 克誠堂出版, 1993
2) 鵜澤吉宏, 山口泰成：排痰手技の換気力学的検討．理学療法学 25：221-224, 1998
3) 鵜澤吉宏：排痰法．宮川哲夫, 黒川幸雄（編）：理学療法 MOOK4 呼吸理学療法．pp130-139, 三輪書店, 1999
4) 中田紘一郎, 他：高齢者の呼吸器感染症．綜合臨牀 46：2699-2704, 1997
5) 弘田克彦, 他：プロフェッショナル・オーラル・ヘルス・ケアを受けた高齢者の咽頭細菌数の変動．日本老年医会誌 34：125-129, 1997
6) 米山武蔵, 他：要介護高齢者に対する口腔衛生の誤嚥性肺炎予防効果に関する研究．日歯医学会誌 20：58-68, 2001
7) Barer DH：The natural history and functional consequences of dysphasia after hemispheric stroke. J Neurol Phychiatry 52：236-241, 1989
8) 藤島一郎：脳血管障害後の嚥下リハビリテーションの実際．MB ENT 9：31-37, 2002
9) 前田秀博：意識障害．PT ジャーナル 37：35-39, 2003

症例 18　脳血管障害—急性期

呼吸理学療法実施のポイント

脳血管障害患者は急性期においてさまざまな合併症を呈し，その中でも呼吸器合併症発症率は高い．積極的なリハビリテーションが実施可能な回復期から慢性期にかけてもこれらの問題が残存する場合がある．したがって，呼吸器合併症を有している脳血管障害患者では可及的早期に呼吸器合併症を解決させ，積極的なリハビリテーションに移行できるよう進めていかなければならない．

症例

60歳男性，左視床出血（脳室穿破），右小脳出血．合併症：呼吸不全，意識障害，右片麻痺．

現病歴

国道で自動車を運転中，側道植樹帯に衝突（自損事故）．当院へ救急搬送．来院時，意識レベルはGCS（Glasgow Coma Scale）にて1-1-2であった．自発呼吸は保たれており，room airにてSpO$_2$ 97%をキープしていた．次第に意識レベル，自発呼吸が低下したため，挿管，人工呼吸管理となる．緊急CTにて左視床出血φ4 cm（脳室内穿破），右小脳出血を認め，同日穿頭脳室ドレナージ施行となる．術後の呼吸管理は人工呼吸器を使用し，ASB（assisted spontaneous breathing：自発呼吸，圧支持換気）モード，FiO$_2$ 0.6，PEEP 3 cmH$_2$O，PS 5 cmH$_2$Oであった．翌日からICUにて呼吸理学療法開始となる．入院から8日後，気管切開を実施．その後徐々に人工呼吸器からの離脱を図り，入院11日後に人工呼吸器離脱，人工鼻（O$_2$＝5 l/分）のみとなる．入院から14日後，ICUから一般病棟へ転棟となる．

経過・呼吸理学療法の実施内容

転棟時の状況を述べる．酸素療法は人工鼻 O$_2$＝3 l/分．SpO$_2$は99%をキープ．動脈血液ガスはpH 7.442，PaCO$_2$ 37.1 Torr，PaO$_2$ 129.3 Torr，HCO$_3^-$ 25.4 mmol/lであった．意識レベルはGCSにて3-T（気管切開）-5であった．呼吸機能は呼吸数20回/分，呼吸パターンは胸式優位であり浅表性であった．呼吸音は両側下側肺胞呼吸音は減弱しており，胸壁正中部（気管支部）では水泡音が聴取できた．分泌物は多く頻回な吸引を要し，白色粘稠様であった．胸部X線所見では左側上・下葉ともに透過性は低下しており，右横隔膜の挙上が認められた．脳室ドレナージがあるため，病棟看護師にドレナージのクランプを依頼し，体位ドレナージや呼吸介助法を施行した．

一般病棟転棟6日後room airトライアルにてpH 7.387，PaCO$_2$ 32.0 Torr，PaO$_2$ 91.2 Torr，HCO$_3^-$ 18.8 mmol/lの数値を示したため，日中room airとなった．

一般病棟転棟8日後脳室ドレナージ抜去となる．一般病棟転棟2週間後，理学療法場面では血圧計，パルスオキシメータにて血圧，脈拍，SpO$_2$を確認しながら徐々にベッドアップ，座位保持練習を追加することとなった．意識レベルはGCSにて4-T（気管切開）-6であり，病棟転棟時と比べ向上した．呼吸機能面は呼吸数，呼吸パターン，呼吸音ともに著明な変化はないものの，咳嗽能力は（喀出力，回数ともに）向上し，中枢気道まで分泌物を排出することが可能となる．しかし，分泌物は多く頻回に吸引を要する状態であった．座位時の血圧，SpO$_2$は変動がなかったものの，2～3分で呼吸数と脈拍数は上昇した．身体機能面では右上下肢の完全麻痺を呈しており，ベッド上起居動作（寝返り～起き上がりまでの一連の動作）は全介助であり，静的座位保持も困難であった．

一般病棟転棟1か月後，呼吸機能面では呼吸数，呼吸パターンともに大きな変化はないものの，両下側肺胞音の聴取が可能となった．分泌物は減少し，日中を通しての吸引は減少した．基本動作では寝返りや起き上がりといったベッド上起居動作の介助量が減少し，静的座位保持能力も向上した．座位時の呼吸数，脈拍数ともに安静時と比べ変化なく頻呼吸，頻脈はみられなかった．胸部X線所見では左側上・下葉の透過性は改善され，右横隔膜の下制も認められた．

解説

　脳血管障害患者は呼吸器合併症を起こす危険性が高く，Davenportらは急性脳血管障害患者607人中70人（12％）に呼吸器系の感染症が認められたと報告している[1]．HilkerらはNICU（neurological intensive care unit）において急性脳血管障害患者126人中26人（21％）に肺炎が認められたと報告している[2]．一方，人工呼吸器の使用について Stephan らは，急性脳血管障害患者510人中52人（10％）に人工呼吸器管理を行ったと報告している[3]．

　本症例は入院直後から自発呼吸が低下して呼吸不全に陥り，人工呼吸器管理となった．人工呼吸器管理後は徐々に人工呼吸器からの離脱を図り，人工呼吸器離脱後，一般病棟へ転棟となった．転棟後は病棟看護師にドレナージのクランプを依頼し，体位ドレナージや呼吸介助法を施行した．StillerはICUにおいて脳血管障害患者に対し理学療法を実施する際には頭蓋内圧や脳灌流圧をモニタリングするべきであると報告している[4]．本症例は転棟直後，脳室ドレナージを行っていたため，頭蓋内圧や脳灌流圧の変化は非常に重要となる．しかし，病棟ではリアルタイムでの頭蓋内圧や脳灌流圧のモニタリングを行っていない．そのため，意識レベルや眼球運動，血圧，脈拍といったバイタルサインを指標とする必要がある．特に血圧の上昇は頭蓋内圧の亢進に関連するため，非常に重要である．自動血圧計は患者の状態を追いながら，経時的な計測が可能なため，病棟で使用する機会が多い．

　Narainらは慢性片麻痺患者に対し，座位，立ち上がり，立位での呼吸数，1回換気量，分時換気量，酸素摂取量，二酸化炭素排出量の変化を報告している．座位と比較すると，立ち上がり，立位時はすべての項目で増大していた．慢性片麻痺患者では単純な動作でも酸素需要の増大が認められるとしている[5]．

　本症例は脳室ドレナージ抜去後から徐々に離床を行うこととなった．安静時と座位時を比較すると血圧，SpO_2ともに変動はなかったものの，呼吸数や脈拍数は上昇し，体動に伴う酸素需要の増大が考えられた．長期間の臥床を伴うと，呼吸機能，酸素運搬機能が低下する．そのため，われわれが単純と考える動作でも片麻痺患者にとっては過大な酸素を要求する結果となる．低酸素にならないためにも呼吸数，心拍数，SpO_2，血圧は欠かすことのできない評価項目といえる．またNarainらは考察の中で，リハビリテーションプログラムの成功は最適な呼吸機能の上に成り立つとしている．

　回復期から慢性期にかけては一般的に積極的なリハビリテーションが展開できる時期である．しかし，本症例のように呼吸器系の問題を抱える場合は最優先でこれらの問題を解決しなければならない．自動血圧計やパルスオキシメータは自動的に計測できる機器であり，理学療法実施中もモニタリングすることができるので推奨したい．

■文献

1) Davenport RJ, Dennis MS, Wellwood I, et al：Complications after acute stroke. Stroke 27：415-420, 1996
2) Hilker R, Poetter C, Findeisen N, et al：Nosocomial pneumonia after acute stroke：Implications for neurological intensive care medicine. Stroke 34：975-981, 2003
3) Stephan A, et al：Cost and outcome of mechanical ventilation for life：Threatening stroke. Stroke 31：2346-2353, 2000
4) Stiller K：Physiotherapy in intensive care. Chest 118：1801-1813, 2000
5) Narain S：Pulmonary function in hemiplegia. Int J Rehabil Res 25：57-59, 2002

症例 19　肺移植

呼吸理学療法実施のポイント

　肺移植では，原疾病（拘束性・閉塞性疾患，感染性疾患，肺血管疾患）や手術手技（片肺，両側片肺，脳死・生体ドナー）により術後の呼吸管理は一様ではない．術後には，切開部位と創部の疼痛，咳嗽反射の消失と粘液線毛クリアランスの減弱，ドナー臓器の潜在的傷害，ドナー臓器の大きさと胸郭サイズのマッチング，虚血再灌流障害による移植後早期肺水腫，急性拒絶反応や免疫抑制薬による副作用の可能性，肺動脈圧の管理，吻合部の状況，感染予防，移植前からの合併症や感染症に留意して呼吸理学療法を実施する．

症例

　30歳男性，多発性気腫性肺嚢胞症，気管支拡張症．

現病歴

　15歳頃より労作時呼吸困難が出現し，徐々に増悪した．肺炎と気胸を併発した際に，労作時呼吸困難がさらに増悪した．29歳のときに在宅酸素療法導入となった．導入2か月後に左肺炎を発症し，軽快後もMRC息切れスケールグレード5の呼吸困難が継続していた．在宅酸素療法導入から4か月後，地区肺移植検討会にて肺移植適応と判定，A病院へ緊急搬送され，術前理学療法が開始された．この際の動脈血液ガス（ABG）はpH 7.328，$PaCO_2$ 76.9 Torr，PaO_2 60.5 Torr，HCO_3^- 39.2 mmol/l であった．同月にA病院の先進医療審査会にて生体肺移植が承認され，翌月に両側生体肺移植手術が実施された．手術は経皮的心肺補助装置を用い，手術時間11時間37分を要した．胸骨横断両側第4肋間開胸下に，患者の両肺全摘後，実弟2人より左右の下葉が胸腔内に移植された．術前後の胸部X線像を図3-24に示す．

経過・呼吸理学療法の実施内容

　術後，再灌流障害による右肺水腫を合併したため，左右分離換気を術後第2日目まで行い，翌日より両肺換気へ移行した．人工呼吸器からの離脱に時間を要したため，術後6日目に右肺ブレブからの空気瘻のため再開胸を行った際，気管切開管理に移行した．$PaCO_2$は術前より60～70 Torr 台を継続していたため，初期は60 Torr 台で管理した．術後12日目に呼吸器外科の依頼により，ICU

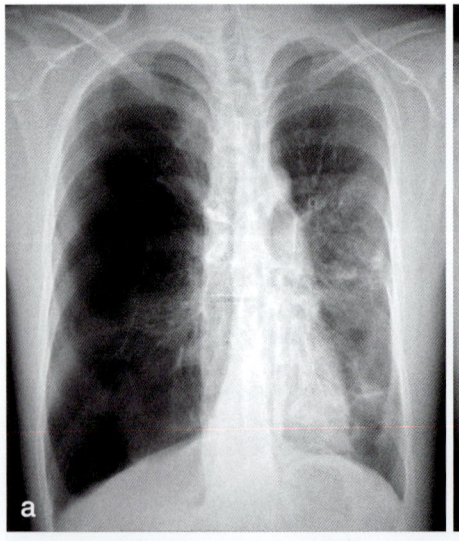

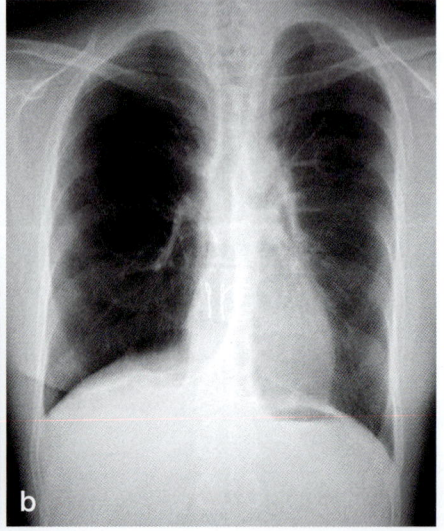

図 3-24　術前（a），後（b）の胸部X線像
移植後には，胸郭の過膨張と横隔膜の平低化が改善した．

クリーンルームにて理学療法を開始した．人工呼吸器は，F_{IO_2} 0.4，SIMV 10 回/分，PS 4 cmH$_2$O，PEEP 3 cmH$_2$O の設定で，V_T は 280 ml，ABG は pH 7.423，$PaCO_2$ 49.6 Torr，PaO_2 154.4 Torr，HCO_3^- 31.8 mmol/l であった．

仰臥位ないしはベッド 30 度ギャッジアップでは，著明な努力性の上部胸式呼吸であり，吸気時下位肋骨の開大は全くみられなかった．呼吸困難が非常に強く，この時点では他の肢位での維持は困難であった．そこで，下部胸式呼吸を促進し，一時的に呼吸数が 30 台から 20 台へ軽減できたが，吸気時下位肋骨の拡張は時々しかみられず，同部位の呼吸音も低下していた．

術後 13 日目には，下背側の呼吸介助法により，下部胸郭の拡張も安定してみられるようになり，V_T は 400 ml にまで改善した．上部胸式呼吸に遅れて，下部胸郭は拡張したが不十分であった．

術後第 15 日目には，人工呼吸器から離脱し，トラキマスクによる酸素投与（F_{IO_2} 0.4，13 l/分）となった．呼吸数が 30 台を継続したものの，両側側臥位への体位変換が可能となった．また，胸椎の伸展と下背側胸郭のコンプライアンス改善のために，胸郭モビライゼーションを行った後，スプリンギングなどの横隔膜呼吸への賦活を行った．その後，胸部 CT にて両側下肺野に無気肺が明らかとなり，この部位の排痰を 30 分以上の体位ドレナージとスクイージングにより実施した．

術後 24 日目の ABG（room air）は，pH 7.393，$PaCO_2$ 52.3 Torr，PaO_2 58.1 Torr，HCO_3^- 31.2 mmol/l であった．粘稠度の高い喀痰が多量に自己喀出できるようになり，徐々に画像上でも改善した．離床も進み，病棟内独歩が術後 55 日目に許可され，酸素療法は術後 56 日目に終了，術後 105 日で退院となった．

解説

術後人工呼吸管理の下，血行動態が安定していれば，原疾患，術前状態，術式，術中の移植肺の状態などを考慮して人工呼吸器の離脱を図ることになる．そのためには，NO ガスの減量中止，硬膜外チューブの留置，麻薬や鎮痛薬の減量が必要

表 3-7 移植後の呼吸理学療法の目的と到達目標

1) 人工呼吸器からの離脱
2) 酸素療法からの離脱
3) 移植肺の十分な拡張と胸部可動性の最適化
 　移植肺上の側臥位にて，移植肺の肺水腫減少，気道の重力によるドレナージ促進，術側への縦隔の移動減少，肺循環への好影響が期待できるが，反論もある[2]．
 　自己肺が気腫肺である場合，移植肺上の側臥位とし，自己肺の過膨張を抑制する必要がある場合もある．
4) 換気能力増大と呼吸パターンの是正
 　横隔膜機能の改善
 　片肺移植の場合，移植側片肺の呼吸パターンへの移行
 　呼吸補助筋群活動の抑制
5) 肺合併症の予防と治療
 　効果的な咳嗽の回復
 　気管支鏡では採取不可能な末梢気管支の痰貯留防止とその除去
 　無気肺・肺炎の予防と治療

である．術前に理学療法が十分にされている肺気腫症に対する両肺移植の場合には，離脱は早ければ術後 1 日目で，すぐに離床に移行できる．血行動態が安定していれば，合併症予防のための呼吸理学療法はまず定期的体位変換として導入される．

抜管後は，気道分泌物の喀出や新しい呼吸パターンでの適切な呼吸理学療法が必要となる．肺水腫，拒絶反応，感染症が存在する場合にはそれらの治療が優先されるが，その他の原因で抜管に成功しない場合は，新しい肺への適応を促進していくための呼吸練習を先行して抜管へ導く必要が生じる[1]．このように，移植肺はレシピエントの肺以外の機能にその回復が左右される．移植後の呼吸理学療法の目的と到達目標を表 3-7 に示す．

■文献

1) 松尾善美，他：生体肺葉移植術前後の理学療法—本邦二例目の両側生体肺葉移植術における経験．日本呼吸管理学会誌 10：370-375，2001
2) George EL, Hoffman LA, Boujoukos A, et al：Effect of positioning on oxygenation in single-lung transplant recipients. Am J Crit Care 11：66-75, 2002

症例 20　生体肝移植

呼吸理学療法実施のポイント

肝移植患者は術前より呼吸障害や合併症を呈する患者も少なくなく，呼吸理学療法は移植前より取り組む必要がある．移植後は下葉の換気不全，特に右下葉の無気肺は必発であり，可及的早期の離床が重要である．理学療法実施に際しては，肝血流の確認をはじめ，拒絶反応や感染徴候など移植後特有の合併症に注意しながら進める．

症例

4歳女児，先天性胆道閉鎖症．合併症：肝硬変，胆管炎，消化管出血，食道静脈瘤，門脈圧亢進症，脾腫．

現病歴

出生体重 3,146 g，正常分娩にて出産．出生後2週間目に黄疸，灰白色便を指摘される．生後46日目，総ビリルビン値が高値を示し，精査後，胆道閉鎖症と診断される．生後 64 日目に胆嚢外瘻術，胃瘻造設術施行．その後も度重なる逆行性胆管炎により入退院を繰り返す．1歳2か月，胆嚢腸吻合術，胃瘻閉鎖術を施行されるも依然として胆管炎を繰り返し，7か月後に再度挙上空腸瘻造設術，チューブ空腸瘻造設術施行．外胆嚢瘻を造設され，以後，胆管炎の治療を中心に経過観察中，4歳1か月時，出血傾向認め，その3か月後，外胆嚢瘻より大量出血．一時軽快するも，翌月，大量下血，黄疸，発熱により緊急入院．

経過・呼吸理学療法の実施内容（図 3-25）

移植前状態：身長 99.6 cm，体重 20.6 kg，成長発育障害なし．腹部周囲径は 72.5 cm で腹水顕著．嘔吐を繰り返し低栄養（総蛋白 5.8 g/dl，アルブミン量 2.9 g/dl）であった．消化管出血による下血，貧血を認めた．黄疸は全身性に顕著．動作は筋力低下もあり，バランスが悪く歩行も不安定．日常生活は自立するが，易疲労性を呈し活動性は著しく低下していた．入院後 22 日目に食道静脈瘤硬化療法が実施され，72 日目，生体部分肝移植（ドナー：父親）施行．

移植後経過：手術後 ICU 入室．人工呼吸管理下で第1病日より理学療法開始．意識は混濁，自発呼吸あり，上部胸式優位の呼吸パターンで横隔膜運動は減弱し，胸骨上窩に陥没を認めた．呼吸音

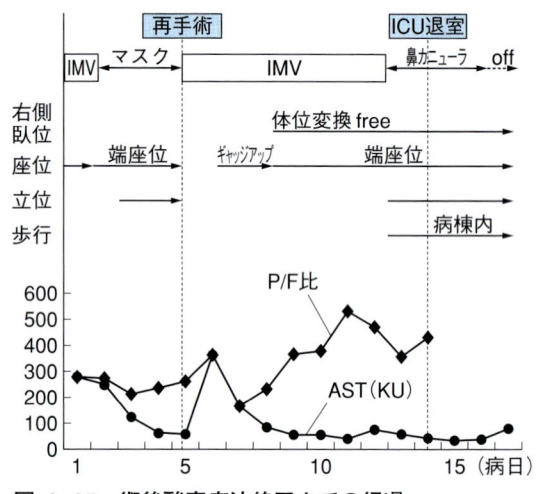

図 3-25　術後酸素療法終了までの経過

は左右下葉で著しく減弱し，左肺野は全体的に低下し，狭窄音を聴取．**呼吸介助法**によりパターンや呼吸音に変化が得られた．安静度はギャッジアップ 90 度許可．肝血流障害を避けるため右側臥位は禁忌．四肢は他動運動より開始．

第2病日，意識は清明で抜管されるが，黄白色粘稠痰多量で，咳嗽は減弱しており，排痰の際に呼吸介助法や呼気介助法を必要とした．両側に胸水が貯留し，左側肺は換気低下，右下葉は無気肺を認めた．より自発的な運動の促通のために深呼吸や四肢自動運動を開始．安静度は端座位まで許可．第3病日，立位開始．

第5病日，創部より小腸が突出し，緊急に創再縫合術および腹腔ドレナージ術が施行される．術後は左肺野の狭窄音がさらに顕著となり，喀痰貯留とともに胸骨上窩のリトラクションは増強．左肺野は主気管支レベルで頻回に閉塞傾向を呈し，無気肺と再拡張を繰り返す．

第 8 病日，右側臥位が許可され，以降，排痰が比較的容易となり肺合併症改善，第 12 病日抜管に至る．挿管中は自力での体交と座位保持にてモビライゼーションを行い，立位，歩行は抜管後より速やかに開始．

第 13 病日，ICU を退室し，その後，病棟にて酸素投与下で歩行練習を継続．第 17 病日，酸素投与終了．第 23 病日，病棟内歩行自立．以降も易疲労性による活動性低下のため，歩行を中心に全身調整運動を継続．第 40 病日，EB ウイルス感染．

第 70 病日に感染徴候の改善傾向を示すまで，理学療法はほぼ行えず．その後 2 週間プログラムを再開し，第 84 病日，理学療法終了．

解説

① 術前管理：肝移植患者はすでに末期の肝不全状態にあることがほとんどで，蛋白合成能低下による低栄養と門脈圧亢進症により腹水貯留を認める．腹水や肝・脾腫により横隔膜は挙上し，無気肺を形成する[1]．また，嘔吐を繰り返し，誤嚥性肺炎を術前に合併していることもある．さらに，肝肺症候群を合併する例では低酸素血症が顕著で，低栄養と相まって活動性低下，全身弱化を引き起こす．成長発育障害を呈する患児も少なくなく[2]，これらの点に注意し術前より全身的な理学療法に取り組むことが望ましい．

② 術後管理：術後早期離床は合併症を含むすべての病態の予後に影響するのは周知の事実である．肝移植後でも早期離床は重要で，死亡率を低下させることが報告されている[3]．また，術後は炎症による横隔膜運動抑制や圧迫，胸水貯留による下葉の換気不全が起こる．特に右下葉の無気肺は必発と考えてよい．この換気不全や呼吸筋活動の促通に対しモビライゼーションは重要であり，特に術後疼痛コントロール良好にもかかわらず深呼吸や咳嗽が減弱しているような症例ほど必要である．当院では通常，第 1 病日に抜管，第 2 病日で端座位，立位と進める．実施の際には肝血流が確保された条件で進めることが必須である．これは血流障害によりグラフトが機能不全に陥るためであり，ドプラエコーによる確認が必要となる．また，体位変換時も同様の注意を要する．

本症では仮閉腹時に肝血流低下を認め，皮膚のみの縫合閉鎖が余儀なくされ，理学療法施行中の圧迫による血流障害が危惧されたため，右側臥位は禁忌とされた．加えて，理学療法手技では呼吸介助法による腹部への加圧も考慮する必要がある．数日は順調に経過するも再手術後，呼吸管理に難渋した．この時点での改善のポイントはポジショニングであった．実際，右側臥位にすることにより，深呼吸や呼吸介助手技だけでは十分に得られなかった左肺の換気が速やかに改善し，P/F比から酸素化能の改善を認めた．再度抜管後は立位，歩行と問題なく実施し自立に至った．その後も，移植患者では動作獲得後も肝機能を確認しつつ運動を継続し，運動耐容能を改善させる必要がある．術後は免疫抑制療法が必要で，拒絶反応や感染徴候に注意しながら実施する．

拒絶反応はグラフト生着のいかんに最も高い比重を占める．感染症は免疫抑制により増悪が非常に速く，重篤な肺炎を引き起こす場合もある．加えて，移植後の腎機能障害もしばしばみられる合併症の 1 つであり注意を要する．そして，さまざまな要因により患者は非常に易疲労性に陥っており，自覚運動強度を常に確認し，過負荷に注意しなければならない．

■文献

1) 河原崎秀雄，他：小児における肝移植の現況．医学のあゆみ 206：660-664, 2003
2) 田中紘一，他：肝移植の適応と術前後の管理．小児外科 23：555-560, 1991
3) Ganschow R, Nolkemper D, Helmke K et al：Intensive care management after pediatric liver transplantation. Pediatric Trans 4：273-279, 2000
4) Jensen WA, Rose RM, Hammer SM, et al：Pulmonary complications of orthotopic liver transplantation. Transplantation 42：484-490, 1986

症例 21　新生児呼吸障害

呼吸理学療法実施のポイント

新生児，特に極低出生体重児は非常にストレスに弱い．そのため，呼吸理学療法の手技そのものがストレスにならないように配慮することが大切である．また新生児では，胸郭が柔らかく多呼吸・周期性呼吸であるという特徴をもつために，成人に対する手技をそのまま適応することは困難である．対象児の週数や体重により手技を選択し，新生児の呼吸の特徴に合わせてアレンジする必要がある．

症例

極低出生体重児，呼吸窮迫症候群，無呼吸発作，後天性肺炎，無気肺．

現病歴

在胎 29 週 1 日，1,290 g で出生し，呼吸窮迫症候群と診断された．直ちに人工呼吸管理を開始し，人工肺サーファクタント補充療法を行い high frequency oscillation（HFO）管理とした．日齢 5 に抜管し，日齢 25 まで経鼻持続陽圧呼吸（nasal CPAP）を施行した．日齢 29 に肺炎を合併し，抗菌薬治療により一時改善したが，日齢 34 に無呼吸発作が頻発し，CRP が再上昇した．それに伴い呼吸状態が悪化したため，日齢 38 に再挿管となった．5 日後の胸部 X 線写真で右上葉無気肺を認めた．

経過・呼吸理学療法の実施内容

極低出生体重児に対して換気改善目的に呼吸理学療法を行う場合は，揺すり法（図 3-26）を実施することを基本としている．しかし本症例では無気肺を合併していたため，無気肺部分の分泌物の動きや性状に変化を与えることを目的に，軽打法（図 3-27）を併用した．

無気肺が出現した当日に，右肺上葉部に軽打法を実施し，その直後に揺すり法を行った．実施後に右上葉を含む全肺野で換気音が改善し，TcPCO$_2$ は 49 Torr から 45 Torr へと低下した．翌日の胸部 X 線写真で無気肺消失を確認して，2 日後に抜管した．

解説

新生児期に呼吸障害を呈する疾患は多いが，すべての症例が呼吸理学療法の適応となるわけではない．手技を行うことによって換気改善を望むことができ，気道クリアランスを改善できるものが

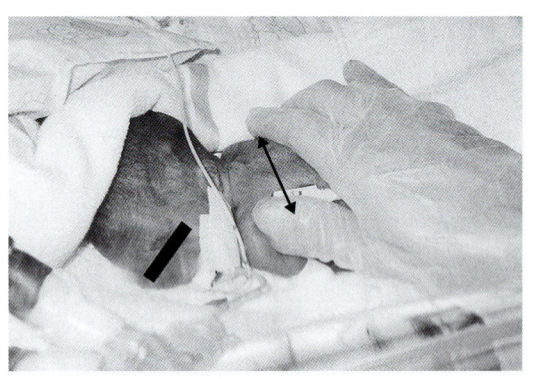

図 3-26　新生児に対する揺すり法
胸郭全体を片手で柔らかく包み込み，姿勢が崩れない程度の振幅（数 mm 程度），2〜5 Hz のスピードで吸気・呼気に関係なく揺する．

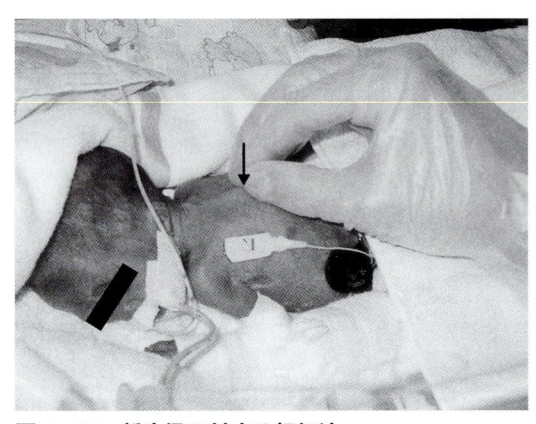

図 3-27　新生児に対する軽打法
第 2・3・4 指の指先〜指腹部を使い，1 分間に 40 回程度のスピードで，吸気・呼気に関係なく皮膚が少し動く程度のごく軽い力で叩く．

対象となる．例えば無気肺や胎便吸引症候群，慢性肺疾患などはよい適応であり，横隔膜ヘルニアも血行動態が安定している場合には適応となる．また長期呼吸管理や長期鎮静・筋弛緩を必要とす

る症例も，無気肺の予防や呼吸器感染症に対する対策として施行することが多い．極低出生体重児では禁忌とされることもあるが，施行時期を考慮すれば（生後72時間までは禁忌）適応になる．

新生児は呼吸労作の増加に耐えにくく，呼吸運動の大きさを変えることが困難である．また呼吸調節機能が未熟なため無呼吸に陥りやすい．そのため，呼吸理学療法の手技そのものがストレスにならないように操作の強さやタイミングなどに十分に配慮し，呼吸リズムを乱さない手技を選択する必要がある．胸郭は早産児であるほど柔らかく，胸郭からの呼吸介助などによって吸気を助けることは困難である．1回換気量の少なさを補うための多呼吸や，未熟性に伴う周期性呼吸も新生児の呼吸の特徴で，吸気または呼気に合わせる手技は困難である．そのため対象児の週数や体重により手技を選択し，新生児の呼吸の特徴に合わせた変法を使用することが望まれる．

実施時体重2,000 g未満の場合，ほとんどが早産児であり，胸郭が柔らかく呼吸数は50〜60回/分と多い．周期性呼吸でリズムも一定せず，容易に無呼吸に陥るため，実施できる手技が限定される．そのような症例では，揺すり法で換気改善効果が認められる[1,2]．基本として揺すり法を実施し，部分的な無気肺に対して軽打法を併用する．軽打法を単独で行うと1回換気量が減少する可能性があるため[1,2]，無気肺部分に対して軽打法を実施した後，換気改善のために揺すり法を実施する．他の手技は呼吸機能悪化を呈することがあるため，積極的には使用しない[1,2]．

実施時体重2,000 g以上の場合，早産児に比べて呼吸数は少なく30〜40回/分である．さらに術後無気肺への対応時などは，鎮静下呼吸管理中が多いために一定リズムとなっており，呼吸リズムに合わせる手技も可能である．そのような症例では呼吸介助法（図3-28）で換気改善効果が認め

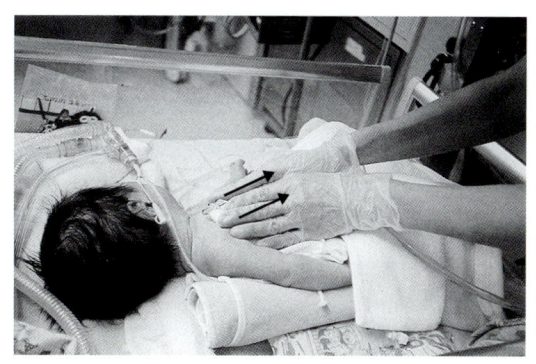

図3-28 呼吸介助法
すべての呼吸パターンに同調させると，呼気後の胸郭の戻りが悪く換気量が減少するため，2〜3呼吸に1回，胸郭がごくわずかに動く程度の力で介助する．

られる[1,2]．呼吸数や呼吸リズムを確認した上で呼吸介助法を実施し，部分的な無気肺には軽打法を併用する．軽打法実施により1回換気量を減少させることはないが，呼吸介助法により換気を改善させることで無気肺が改善しやすい．

近年，低出生体重児の呼吸管理においてnasal CPAPが積極的に行われるようになっている．それによって人工呼吸管理期間が短くなり，呼吸管理中および抜管後に無気肺を合併することが少なくなってきた．そのため極低出生体重児における無気肺に対する呼吸理学療法の必要性は減少している．一方で食道閉鎖や先天性腺腫様嚢胞症などの症例における術後の無気肺への対策として，また気管気管支軟化症などにおける長期鎮静に伴う無気肺や換気不良に対する対策としての呼吸理学療法が定着してきている．

■文献
1) 松波智郁，他：NICUにおける呼吸理学療法の実際．Neonatal Care 15：858-864，2002
2) 松波智郁，他：新生児・乳児に対する胸部理学療法，手技別効果の検討―換気モニターによる評価（第3報）．こども医療センター医学誌 33：219-224，2004

症例 22　多発外傷

呼吸理学療法実施のポイント

　多発外傷では治療期間の長期化に伴って，仰臥位での安静臥床期間も遷延しやすく，肺虚脱や気道分泌物貯留に起因する無気肺などの呼吸器合併症を発症しやすくなる．また，胸部外傷を合併すると，高率に呼吸不全をきたす．胸部外傷による呼吸不全の病態は，多発肋骨骨折による疼痛と肺挫傷による低酸素血症である．呼吸理学療法の役割は，無気肺や気道感染など呼吸器合併症の予防，加えて（発症後の）早期介入による重症化予防である．十分な除痛のもと，深吸気の補助，体位の利用などによる肺容量増大，気道分泌物の排出をサポートする．これらの効果が十分に期待できない場合は，肺容量拡張を目的とした呼吸療法関連器具の適応も積極的に検討する必要がある．

症例

　47歳男性，交通外傷による脾臓破裂，両側肺挫傷，左第5から10肋骨骨折，右鎖骨骨折，左第1腰椎横突起骨折，左脛骨果間隆起骨折，左足関節内果骨折．合併症：左上下葉無気肺，左膿胸．

経過・呼吸理学療法の実施内容

　搬入時の意識レベルは清明，高流量マスクにての酸素投与であった．上記の診断にて同日緊急で，試験開腹脾臓摘出術と左下腿減張切開術が施行された．術後は，気管挿管し，人工呼吸器で管理され，非麻酔性硬膜外麻酔が疼痛コントロールのために持続投与された．

　第4病日に左下葉無気肺を認め，改善を目的に第5病日より呼吸理学療法が開始となった．開始時の意識レベルは，GCS $E_1 V_t M_4$ で換気モードはSIMV 14回，PS 6 cmH$_2$O であった．左第5から10肋骨の多発肋骨骨折のために，呼吸理学療法は体位ドレナージと咳嗽介助を選択し，呼吸介助法は選択しなかった．その理由は，無気肺の部位が多発肋骨骨折部にあたり，呼吸介助法を施行することで，骨折部のずれによる激痛が発生し呼吸抑制をまねく可能性があるためである．さらに，吸気時には，骨折部の胸郭拡張が十分に見込まれないことが考えられたからである．

　実際に，無気肺部にあたる胸郭の動きは減少しており，非麻酔性硬膜外麻酔で疼痛のコントロールがなされていたが，骨折部の疼痛のために十分な咳嗽が困難であった．また，努力しても深呼吸は不十分であった．

　第6病日に人工呼吸器から離脱し，抜管後の呼吸管理は，高流量マスクにて酸素投与（F$_{IO_2}$ 0.5, 10 l）された．呼吸理学療法は，深呼吸を追加し，可能な限り早期離床を進めて行った．

　第8病日に高流量マスクでの酸素投与下（F$_{IO_2}$ 0.7, 10 l）で，動脈血液ガスが pH 7.452，PaCO$_2$ 35.5 Torr，PaO$_2$ 81 Torr となり，低酸素血症と診断された．さらに，譫妄状態が顕著で，呼吸状態も不安定なため人工呼吸器で管理となった．この低酸素血症の原因は，ヘモグロビンの低下（Hb 6.6）と無気肺が改善しないことによる肺内シャントの増加などが誘因と考えられた．

　その後も，人工呼吸器管理が継続され，呼吸理学療法は体位ドレナージと咳嗽介助を継続し，第11病日に左下葉の無気肺は改善した．

　第15病日，左足関節内果骨折に対して観血的整復固定術（ORIF）が施行された．術翌日の胸部X線所見で，左上葉の膿胸と左下葉無気肺と胸水貯留が認められた（図3-29）．

　譫妄や頻呼吸，さらにはパニック状態も認められ，人工呼吸器からの離脱が困難と判断され，第17病日に気管切開術が施行された．また，左上葉膿胸および胸水貯留の改善目的にトロッカーが挿入されたが，左上葉挿入部の隔壁形成が認められ効果的なドレナージは期待できなかった．その後の胸部X線所見においても，無気肺の改善は認められなかった．

　譫妄も改善し，第20病日に人工呼吸器からの離脱が可能となり，第25病日に，高流量マスクで酸素投与された．

　第27病日に気管切開孔の閉鎖後も左上葉膿

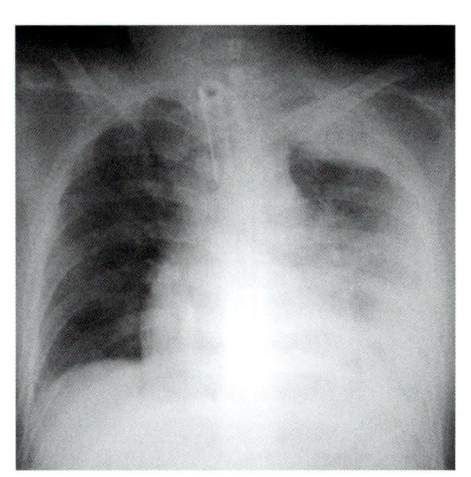

図 3-29　胸部 X 線像（第 15 病日）

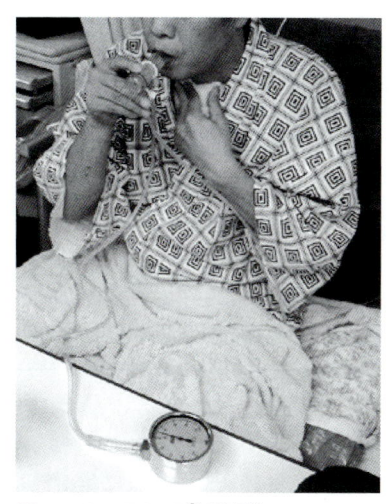

図 3-30　EzPAP® の実施

胸，胸水貯留の改善は認められなかった．呼吸理学療法は，**深呼吸**，**体位ドレナージ**，シルベスター法，上肢の自動運動を取り入れ，積極的に離床を進めていった．

しかし，その後も無気肺の改善が認められないために，第 30 病日より肺拡張を目的に**気道陽圧療法**の 1 つである EzPAP® を酸素 10 l/分投与下にて 1 日に 3 回，施行時間 10 分で開始した．この時の気道内圧は口腔内を計測すると約 10 cmH$_2$O で，施行時の違和感の訴えはみられなかった．また，気管切開部が完全に閉鎖していないので，気管切開部から空気が漏れないように手で押さえて施行した（図 3-30）．

第 32 病日より無気肺の改善が認められ，第 34 病日に胸部 X 線上改善が認められた．その後は無気肺も発生せず，順調に松葉杖での歩行練習を行い，第 72 病日に退院となった．

解説

胸部外傷は，高率に多発肋骨骨折，肺挫傷を伴い呼吸不全を呈しやすい．多発肋骨骨折の中でフレイルチェストは，隣接する 3 本以上の肋骨がそれぞれ 2 か所以上で骨折した多発肋骨骨折の場合に，骨性胸郭との連続性を失った部分（flail segment）が吸気時に陥没し，呼気時に隆起する状態である．

呼吸不全の病態は，多発肋骨骨折に伴う疼痛と高頻度に合併する肺挫傷に起因する低酸素血症と考えられている．これは，外傷による激しい疼痛と骨折による反射的な胸壁の筋収縮で胸郭の動きが妨げられ，胸壁損傷部位からの求心性刺激により横隔膜の機能低下が起こり，深呼吸や咳嗽が抑制される．さらに，交感神経系の緊張により気道分泌が亢進し，気道分泌物が貯留しやすくなり，これにより肺虚脱や無気肺を引き起こし，肺内シャントが増加して低酸素血症を招く．肺挫傷では挫傷局所の血液は減少するが，局所の著しいシャント率の増加により肺全体のシャントが増加して低酸素血症をきたす[1]．

本症例の低酸素血症の原因は，咳嗽が低下し気道分泌物が貯留しやすく，無気肺が改善しないために肺内シャントが増加し，さらにヘモグロビンの著しい低下のためと考えられた．また，無気肺改善を目的に多発骨折部位に呼吸介助法を積極的に選択しなかった理由は，手技に熟練を要すること，未熟な場合には骨折部位のずれが発生し，これにより疼痛がさらに増強し，呼吸抑制を招く可能性があるためである．呼吸介助法を積極的に選択できない場合には，肺を拡張する目的の呼吸関連器具を使用する．本症例では EzPAP® は効果的であった．

文献

1）森川亘：胸部外傷．宮川哲夫，黒川幸雄（編）：理学療法 MOOK 4 呼吸理学療法．pp205-210，三輪書店，1999

症例 23　重症肺炎による急性呼吸窮迫症候群(ARDS)

呼吸理学療法実施のポイント

肺炎によるARDS（acute respiratory distress syndrome）に対する治療は，適切な抗菌薬投与と呼吸不全に対する治療が原則とされる．本症例では呼吸不全に対する治療として，人工呼吸管理，酸素療法に加え呼吸理学療法を実施した．呼吸理学療法手技としては，換気血流比不均等（分布）改善のためのポジショニング，モビライゼーション，離床および虚脱肺胞の再拡張，閉塞気道の開存のための呼吸介助法を実施した．肺炎に伴うARDSに対して呼吸理学療法が有効とする明確な根拠は得られていない．しかし原疾患が適切に治療されている場合，呼吸理学療法が予後を改善する可能性があると期待できる．

症例

73歳男性，急性肺炎．既往歴に難治性ネフローゼを有する．

現病歴

右下腿軟部腫瘍摘出術目的にて入院．既往歴の難治性ネフローゼ症候群に対し長期のステロイド剤投与を受けていた．入院後2日目に腫瘍摘出術を施行し，その後も引き続き難治性ネフローゼに対し入院加療を継続していた．

経過・呼吸理学療法の実施内容　（図3-31）

入院後22日目に悪寒，戦慄を伴う38.4℃の発熱が生じ，SpO_2 60％台へ低下．胸部X線像にて両側の浸潤影がみられ，急性肺炎と診断された．血液ガスは空気吸入下にて PaO_2 31.0 Torr，$PaCO_2$ 32.2 Torr，酸素化能P/Fは147.6であり，臨床症状としてはARDSを呈していると考えられた．薬物療法として第3世代セフェム系抗菌薬が投与され，炎症は徐々に改善したが，24日目の胸部X線像にて無気肺が確認された．25日目には人工呼吸器管理となり，SIMV 8，FiO_2 0.5，V_T 400 mlにて開始された．入院後40日目に抜管となったが，無気肺が残存したため，42日目に無気肺の改善，喀痰排出目的で理学療法開始となった．

理学療法初期評価時点で酸素療法はインスピロンマスク FiO_2 1.0，流量5 l が投与され，P/F＝220であった．呼吸数は21回/分，胸式優位の胸腹式で浅表努力性パターンを呈しており，横隔膜活動性は低下していた．聴診において右上葉で水泡音，右肺門部で狭窄音が聴取され，両側中下肺野では肺胞呼吸音は聴取されず，気管気管支呼吸音が伝達音として聴取されるのみであった．咳嗽は弱く

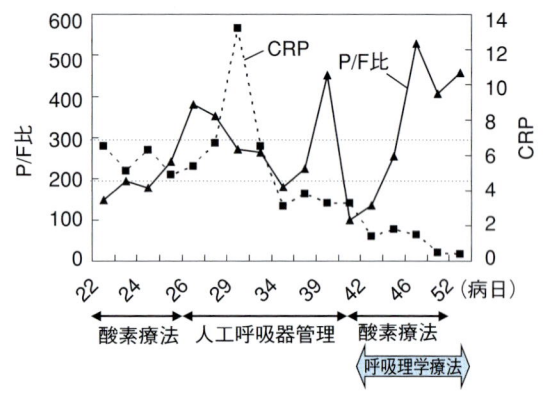

図3-31　肺炎からARDSとなった1症例

痰の自己喀出動作は困難であった．基本動作は寝返り，起き上がりで全介助を要した．

理学療法では聴診にて肺胞低換気が疑われる肺野を特定し，その肺野に対し体位ドレナージを実施した．同時に呼吸介助法を行い，気道分泌物の移動および肺胞の再拡張を図った．理学療法開始後6日目から十分な深呼吸や寝返り動作が自立となり，上気道へ移動してきた喀痰を自己喀出することが可能になった．理学療法開始後11日目時点で，聴診で肺門部に水泡音，両下葉に捻髪音が聴取され，肺胞呼吸音の軽度減弱が認められた．また，深呼吸時に呼吸補助筋群の収縮が認められるものの，空気吸入下にてP/F＝457となった．

解説

一般に重症肺炎とARDSを厳密に鑑別することは困難であるが，炎症の主座が肺にありかつARDSの診断基準を満たす場合には，肺炎に続発したARDSと考えられる[1]．ARDSの基本的な病

態は肺の過剰な炎症反応であり，これによって肺血管内皮もしくは肺胞上皮の透過性が亢進し肺水腫が生じる．この肺水腫や気道分泌物により，肺内シャントの増大，低換気，拡散障害，換気血流比不均等などがみられる．

本症例に対する呼吸理学療法としては，**ポジショニング**，**気道クリアランス**，モビライゼーションを中心に実施した．ポジショニングは長時間一定の体位を持続することによる下側（重力側）肺胞の虚脱や低換気を防ぎ，換気血流比を改善させる[2]目的で行った．特にARDSでは下側肺野に肺水腫，分泌物貯留，無気肺が混在し，これに伴い肺内シャント血流が増加し低酸素血症の原因となるため[3]，ポジショニングは有効であると考えられる．気道クリアランスとしては**呼吸介助法**や**呼吸練習**を実施した．呼吸介助法は呼気流速の増大により気道分泌物の移動を促し，次の強調した吸気で閉塞気道を開存させる[4]ことを目的に実施した．また，吸気練習は最大吸気位で3秒程度持続させ，分泌物の移動やより多くの肺胞の拡張を促す[5]目的で行った．肺炎およびARDSではどちらも肺胞上皮細胞や血管内皮細胞が傷害され，死滅した好中球や傷害された細胞などが気道分泌物として生成されるため，これらの速やかな除去は換気，酸素化能の維持・改善に必要不可欠と考えられる．モビライゼーションは身体運動の総称[6]であり，即時効果は肺胞換気の改善や換気血流比の是正，遅延効果は全身の酸素運搬能および運動耐容能の改善とされる[7]．本症例は臥床に伴う全身弱化があり体位変換が困難で，一定の体位で長時間を過ごすことが多いため，下側肺障害や換気血流比不均等分布が生じやすい状態にあった．した

がって，モビライゼーションに伴う基本動作の獲得は有効であったと思われる．

本症例において実施した呼吸理学療法について解説したが，重要なことは原疾患である肺炎に対し適切な抗菌薬が十分量投与され炎症がコントロールされている[8]こと，さらに体液管理，感染管理，栄養管理などによりARDSに対する治療が行われていなければ，呼吸理学療法を効果的に行うことはできない[9]ということである．

■文献
1) 河合伸：肺炎とARDS．医学のあゆみ別冊ARDSの全て，pp126-130，医歯薬出版，2004
2) Gillespie D, Rehder K：Body position and ventilation-perfusion relationship in unilateral pulmonary disease. Chest 91：75-79, 1987
3) Gattinoni L, Tognoni G, Pesenti A, et al：Effect of prone-positioning on survival of patients with acute respiratory failure. N Engl J Med 345：568-573, 2001
4) 眞渕敏：用手的方法．丸川征四郎（編）：改訂増補ICUのための新しい肺理学療法．pp142-153，メディカ出版，1999
5) 高橋哲也：呼吸訓練．丸川征四郎，横田浩史（編）：呼吸管理専門医にきく最新の臨床．pp72-74，中外医学社，2003
6) 神津玲，他：呼吸理学療法テクニック―人工呼吸管理下の理学療法とウィーニング．理学療法 20：953-962, 2003
7) Dean E, et al：Oxygen transport：A physiologically-based conceptual framework for the practice of cardiopulmonary physiotherapy. Physiotherapy 80：347-355, 1994
8) 日本呼吸器学会呼吸器感染症に関するガイドライン作成委員会：呼吸器感染症に関するガイドライン．pp27-34，日本呼吸器学会，2002
9) 尾崎孝平：肺理学療法―腹臥位換気を中心に．医学のあゆみ別冊ARDSの全て，pp260-265，医歯薬出版，2004

略語一覧

%DL_{CO}	percentage of carbon monoxide diffusing capacity〔％一酸化炭素肺拡散能〕	ETCO₂	end tidal CO₂〔呼気終末二酸化炭素濃度〕
%VC	percentage of vital capacity〔％肺活量〕	FET	forced expiration technique〔強制呼出手技〕
6MWD	six-minute walk distance〔6分間歩行距離〕	FEV₁.₀	forced expiratory volume in one second〔1秒量〕
6MWT	six-minute walk test〔6分間歩行試験〕	FEV₁.₀%	percentage of forced expiratory volume in one second〔1秒率〕
ABG	arterial blood gas〔動脈血液ガス〕	FIO₂	inspired oxygen fractional concentration〔吸入気酸素濃度〕
ACBT	active cycle of breathing techniques〔アクティブサイクル呼吸法〕	FRC	functional residual capacity〔機能的残気量〕
AD	autogenic drainage〔自律性排痰法〕	FVC	forced vital capacity〔努力性肺活量〕
ARDS	acute respiratory distress syndrome〔急性呼吸窮迫症候群〕	GPB	glossopharyngeal breathing〔舌咽頭呼吸〕
AT	autogenic training〔自律練習法〕	HFCWC	high-frequency chest wall compression〔高頻度胸壁圧迫〕
auto-PEEP	auto-positive end-expiratory pressure〔内因性PEEP〕	HFCWO	high-frequency chest wall oscillation〔高頻度胸壁振動〕
BC	breathing control〔呼吸コントロール/呼吸調整〕	HMV	home mechanical ventilation〔在宅人工呼吸療法〕
BCV	biphasic cuirass ventilation〔二相性体外式人工呼吸〕	HOT	home oxygen therapy〔在宅酸素療法〕
BGA	blood gas analysis〔血液ガス分析〕	IDSEP	Increased Dead Space and Expiratory Pressure〔アイデセップ〕
COPD	chronic obstructive pulmonary disease〔慢性閉塞性肺疾患〕	IPAP	inspiratory positive airway pressure〔吸気圧〕
CPAP	continuous positive airway pressure〔持続的気道陽圧療法〕	IPPB	intermittent positive pressure breathing〔間欠的陽圧呼吸〕
CRQ	Chronic Respiratory Disease Questionnaire	IPPV	intermittent positive pressure ventilation〔間欠的陽圧換気〕
ECWC	external chest wall compression〔胸郭外胸部圧迫法〕	IPV	intrapulmonary percussive ventilation〔肺内パーカッション療法〕
ECWO	external chest wall oscillation〔胸壁振動法〕	IRV	inspiratory reserve volume〔予備吸気量〕
EHFCWO	external high-frequency chest wall oscillation〔高頻度胸壁振動法〕	IS	incentive spirometry〔インセンティブスパイロメトリ〕
EIP	end inspiratory pressure〔吸気終末プラトー圧〕	MEP	maximal expiratory puressure〔最大呼気圧〕
EPAP	expiratory positive airway pressure〔呼気陽圧〕	MIC	maximum insufflation capacity〔最大強制吸気量〕
ERV	expiratory reserve volume〔予備呼気量〕		

MI-E	Mechanical In-Exsufflator	PIP	peak inspiratory pressure〔最高気道内圧〕
MIP	maximal inspiratory pressure〔最大吸気圧〕	PNF	proprioceptive neuromuscular facilitation〔固有神経筋促通手技〕
MVV	maximum voluntary ventilation〔最大換気量〕	PSV	pressure support ventilation〔プレッシャーサポート換気〕
MWST	modified water swallow test〔改訂水飲みテスト〕	RSST	repetitive saliva swallowing test〔反復唾液嚥下テスト〕
NPPV	noninvasive positive pressure ventilation〔非侵襲的陽圧換気〕	RV	residual volume〔残気量〕
NPV	negative pressure ventilation〔陰圧式人工換気〕	SMI	sustained maximal inspiration〔最大吸気持続法〕
$PaCO_2$	partial pressure of arterial carbon dioxide〔動脈血二酸化炭素分圧〕	SpO_2	percutaneous oxygen saturation〔経皮的動脈血酸素飽和度〕
PaO_2	partial pressure of arterial oxygen〔動脈血酸素分圧〕	SWT	shuttle walking test〔シャトル・ウォーキング試験〕
PCF	peak cough flow〔最大呼気流速〕	$TcPO_2$	transcutaneous oxygen pressure〔経皮的酸素分圧〕
PCV	pressure control ventilation〔圧規定換気〕	TEE	thoracic expansion exercise〔胸郭拡張練習法〕
PEEP	positive end expiratory pressure〔呼気終末陽圧〕	TLC	total lung capacity〔全肺気量〕
P_Emax	maximum expiratory pressure〔最大呼気圧〕	VC	vital capacity〔肺活量〕
PEP	positive expiratory pressure〔呼気陽圧〕	VCV	volume control ventilation〔容量規定換気〕
P_Imax	maximum inspiratory pressure〔最大吸気圧〕	V_E	minute ventilation〔分時換気量〕
		V_T	tidal volume〔1回換気量〕

索 引

呼吸理学療法手技の主要説明頁は太字で示しました．

欧文

A

abdominal breathing　30, **34**
abdominal pad　**78**
abdominal weight　**78**
Acapella™　66
active cycle of breathing techniques（ACBT）　7, **56**
acute respiratory distress syndrome（ARDS）　184
air-loss bed　110
ALS　156
assisted cough　40, **44**
autogenic drainage　**58**

B

bag squeezing method　60
bagging　60
bag-valve-mask-system　121
biphasic cuirass ventilation（BCV）　73
body positioning　**104**
breathing control（BC）　**22**, 30, 56
bronchial drainage　46
bronchial hygiene therapy　119

C

cardiopulmonary physiotherapy　4
chest care　95
chest physiotherapy　4, 46
chest shaking　53
chronic obstructive pulmonary disease（COPD）　140〜145
clapping　50
clapping on maximal inspiration　47
continuous lateral rotational therapy　110
continuous mechanical turning　110
continuous oscillation　110
continuous positive airway pressure（CPAP）　**64**
continuous postural method　4, 59
continuous rotational therapy　110
COPD　140〜145
cough　40
cupping　50

D

diaphragmatic breathing　**30**
directed cough　40, 42
dorsal hyperextension　100

E

end inspiratory pressure（EIP）　19
equal pressure point　42
ETCO$_2$　19
expiratory positive airway pressure（EPAP）　**62**, 64
external chest compression（ECC）　**26**, 146
external chest wall compression（ECWC）　72
external chest wall oscillation（ECWO）　72
external high-frequency chest wall oscillation（EHFCWO）　72

F・G

Flutter®　66
forced expiration technique（FET）　40, **42**, 56
frog breathing　38
gargling　**55**
glossopharyngeal breathing（GPB）　**38**

H

Hayek® oscillator　72
Hayek's RTX　73
high-frequency chest wall compression（HFCWC）　**72**
high-frequency chest wall oscillation（HFCWO）　72
high frequency jet ventilation　74
home oxygen therapy（HOT）　144
huff　42
huff cough　42
huffing　**42**

I

incentive spirometer　35
incentive spirometry（IS）　**35**
increased dead space and expiratory pressure（IDSEP）　35
inspiratory muscle training　76, 78
intercostals muscle stretching　**88**
intermittent positive pressure breathing（IPPB）　**68**
intermittent positive pressure ventilation（IPPV）　68
intrapulmonary percussive ventilation（IPV）　**74**

K・L

kinetic bed　110
kinetic therapy　110

Laplace の法則　31
lifting　100
low frequency breathing　28, 30

M

manual breathing assist　**92**
manual hyperinflation　60
manual thoracic stretching　**80**
Mechanical In-Exsufflator（MI-E）　**70**, 154
mechanically assisted coughing　70
modified water swallowing test（MWST）　133

N・O

National Heart and Lung Institute（NHLI）　7
negative pressure ventilation（NPV）　73
noninvasive positive pressure ventilation（NPPV）　73, 154

oscillating bed　110
oscillating positive expiratory pressure　**66**

P

peak inspiratory pressure (PIP) 19
percussion 47, **50**
P-FLEX® 76
positive airway pressure 62
positive end expiratory pressure (PEEP) 62, 64
positive expiratory pressure (PEP) **62, 64**
post lifts **100**
postural drainage **46**
postural drainage therapy 46
postural respiratory therapy **108**
pressure control ventilation (PCV) 19
pronation **106**
prone position **106**
prone positioning **106**
prone ventilation **106**
pursed-lip breathing 28

R

relaxation 24
relaxed position 24
respiratory gymnastics **114**
respiratory muscle stretch gymnastics **112**
respiratory muscle training by using training device 76
respiratory physical therapy 4
respiratory physiotherapy 4
rib mobilization **88**
rib shaking 53
rib spring 53
RSST 132
RTX® 73

S

shaking 52, **53**
shaking on the back during inspiration 100
silent aspiration 132
slow deep breathing 28, 30
spring action 102
springing **102**
squeezing **96**, 137
sustained maximal inspiration (SMI) 35

T

tapotement 50
tapping 50
ThAIRapy® vest 72
thoracic expansion exercise (TEE) **32**, 56
THRESHOLD® 76
tracheal stimulation **54**
turning 46, 104, 110

V

ventilator associated pneumonia (VAP) 169
ventilatory muscle training 76
vibration **52**, 53
vibratory positive expiratory pressure **66**
volume control ventilation (VCV) 19

和文

あ

アクティブサイクル呼吸法（ACBT） 56, 137
圧規定型換気（PCV） 19
圧迫捻出法 96
圧迫法 96
アンビュバッグ 121
安楽姿勢 104
安楽体位 24

い・う

閾値負荷法 76
椅子座位での安楽体位 24
一次性無気肺 108
インセンティブスパイロメータ 35
インセンティブスパイロメトリ 35
うがい 55
運動療法 10

え

エアエントリー 161
エア・ロスベッド 110
衛生学的手洗い 123, 124
嚥下障害 132

お

横隔膜強化法 78
横隔膜呼吸［法］ 22, 30, 78, 136
オッシレーティング・ベッド 110

か

ガーグリング 55
加圧換気 60
咳嗽 40, 42, 137
咳嗽介助 26, 40, 44
咳嗽反射 40
咳嗽補助 44
咳嗽誘発法 54
改訂水飲みテスト（MWST） 133
カイネティック・ベッド 110
開放式吸引 121
カエル呼吸 38
ガス交換改善のためのポジショニング 104

下側肺障害 108
  ―― 治療のためのポジショニング 105
カッピング 50
カフアシスト® 70
下部胸郭呼吸 32
カプノメトリ 18
カフマシーン® 70
換気筋トレーニング 76
換気力学モニター 19
間欠的陽圧呼吸 68
間質性肺炎 152
含嗽 55

き

機械的換気補助による排痰法 62～75
器械による咳介助 70
気管圧迫法 54
気管（呼吸）音，聴診音 18
気管支音，聴診音 18
気管支拡張症 150
気管支喘息急性発作 26
気管支喘息重症発作 146
気管支喘息発作時の呼気介助 26
気管支ドレナージ 46
気管浄化法 119
気管内吸引の合併症 122
気管内挿管チューブ 120
気管誘発法 54
器具を用いた呼吸筋トレーニング 76
器具を用いた排痰法 60～75
気道クリアランス［法］ 4, 40～75, 136, 150
  ―― のためのポジショニング 104
気道熱傷 169
気道陽圧法 62
吸引 119
  ――, 経鼻的 127
  ――, 口腔内からの 127
吸引圧の設定 124, 128
吸引カテーテル 120
吸引装置 119
吸引ビン 119
吸気筋トレーニング 76, 78
吸気抵抗負荷法 76
救急蘇生法 119
急性呼吸窮迫症候群（ARDS） 184
仰臥位下部胸郭呼吸介助法 93
仰臥位吸気時背部揺すり手技 100

仰臥位上部胸郭呼吸介助法 93
胸郭
  ―― の観察 16
  ―― の側屈 83
  ―― の捻転 81
胸郭外胸部圧迫法 26, 92, 96, 146
胸郭拡張 56
胸郭拡張練習［法］ 32
胸郭可動域練習 80～89
胸郭伸張法 80
胸郭ストレッチ 80, 88
胸郭全体の伸張 86
胸郭モビライゼーション 80～89
強制呼気介助手技/法 26, 96
強制呼出手技 26, 40, 42, 56, 96, 137
胸部理学療法 4, 46
胸壁圧迫法 26, 92, 96
胸壁軽打 50
胸壁揺すり 53
気流抵抗負荷法 76
筋萎縮性側索硬化症（ALS） 156
筋ジストロフィー 154

く

空気の飲み込み，舌咽頭呼吸での 38
口すぼめ呼吸［法］ 28, 136
クラッピング 50

け

頸髄損傷 170
軽打［法］/手技 50
経鼻的吸引 127
頸部呼吸筋のストレッチ 112

こ

口腔ケア 135
口腔内からの吸引 127
高側臥位での安楽体位 25
拘束性換気障害 157
叩打［法］/手技 50
高頻度胸壁圧迫法 72
高頻度ジェット換気 74
誤嚥 132
  ―― の予防 135
誤嚥性肺炎 132
誤嚥予防のポジショニング 136
鼓音，打診音 17
呼気圧迫法 96

呼気介助［法］　**92**, 96
呼気介助手技/法　26
呼気胸郭圧迫法　96
呼気-弛緩呼吸　34
呼気終末二酸化炭素濃度（ETCO$_2$）
　　　　　　　　　　　　　19
呼気終末プラトー圧（EIP）　19
呼気終末陽圧　62
呼気介助［法］　92, **95**, 137
呼吸器外科術後の呼吸理学療法
　　　　　　　　　　　　　160
呼吸筋疾患の呼吸リハビリテーション　155
呼吸筋ストレッチ体操　**112**, 114
呼吸筋トレーニング　76〜79
──，器具を用いた　76
呼吸コントロール　22, 23〜27, **30**, 56
呼吸困難　17
──の軽減　24
──の軽減のためのポジショニング　104
──のらせん状悪循環　141
呼吸体操　112〜115
呼吸調整　22
呼吸パターンの観察　16
呼吸法/呼吸練習　28〜39
呼吸理学療法
　──，適応のための評価　15
　──の禁忌　11
　──の対象疾患　10
　──の定義　4
　──の目的　9
　──の歴史　5
呼吸リハビリテーション　10
呼吸練習，誤嚥予防の　136
呼吸練習の歴史　8
呼気陽圧　62
呼気陽圧療法　62
後保護療法　8
コンプライアンス　19

さ

催咳法　40
座位下部胸郭呼吸介助法　94
最高気道内圧（PIP）　19
座位上部胸郭呼吸介助法　94
最大吸気持続法　35
在宅酸素療法　9, 144
座位での安楽体位　24
作業療法　8
サクションカテーテル　120

し

自覚症状，対象者の　17

自原性排痰法　58
自己周期呼吸法　56
視診　16
姿勢管理　104
持続的体位変換　**110**
持続的陽圧療法　64
自動周期呼吸法　56
自動体位変換ベッド　110
ジャクソンリース　60, 121
周期的呼吸法　56
修正排痰体位　48
消化器外科術後の呼吸理学療法
　　　　　　　　　　　　　164
上部胸式呼吸　32
上腹部外科術後の呼吸理学療法
　　　　　　　　　　　　　162
触診　16
食物テスト　134
自律性排痰法　58
シルベスター法　85
人工気道からの吸引　121
人工呼吸下の呼吸理学療法　171
人工呼吸器関連肺炎（VAP）　169
深呼吸　28, 30, 32, 136
　──の促進　35
新生児呼吸障害　180
心臓外科術後の呼吸理学療法　166
心臓呼吸理学療法　4
身体診察　16
振動［法］/手技　52, 53
振動呼気陽圧療法　66
心肺理学療法　4

す

スーフル®　37
スクイージング　26, 92, **96**, 137
ストレッチ，肋間筋の　88
ストレッチ体操　112, 114
スプリンギング　**102**
スプリングアクション　102

せ

清音，打診音　17
生体肝移植後の呼吸理学療法　178
舌咽頭呼吸　38
接続チューブ，吸引装置の　119
前胸部呼気筋のストレッチ　113
前胸部・側胸部呼吸筋のストレッチ
　　　　　　　　　　　　　112
喘息体操　114

そ

側臥位下部胸郭呼吸介助法　93

側胸部呼気筋のストレッチ　113
蘇生バッグ　60

た

ターニング　46
体位管理　104〜111
体位呼吸療法　106, **108**
体位ドレナージ　**46**, 96, 137
体位ドレナージ療法　46
体位排痰法　**46**, 137
体位変換　46, 104
体外式陰圧呼吸　73
ダイレクトストレッチ，大胸筋への
　　　　　　　　　　　　　86
濁音，打診音　17
打診　17
タッピング　50
多発外傷　182
断続性ラ音，聴診音　18

ち・て

聴診　17

手洗い　123, 124
低頻度呼吸　28, 30

と

等圧点，肺内の　42
頭蓋内圧亢進のリスク管理　173
動脈血液ガス　19
徒手胸郭可動域練習　86
徒手胸郭伸張法　80, 88
徒手胸部圧迫法　26, 92, 96
徒手的呼吸介助手技/法　26, 92, 96
徒手的テクニック　92〜103
徒手［的］肺過膨張手技　60
努力性呼気　56

に・ね

二次性無気肺　108
二相性体外式人工呼吸　73

熱傷　168
ネラトンカテーテル　120

の

脳血管障害　174
脳神経外科術後の肺合併症　172
脳性麻痺　158

は

肺移植後の呼吸理学療法　176
肺合併症の呼吸理学療法　172
肺機能訓練　8
肺気量分画　43
肺結核後遺症　148
バイタルサイン　20
排痰体位　46, 48, 96
排痰法　40〜75, 136
　　──, 機械的換気補助による　62〜75
　　──, 器具を用いた　60〜75
肺内パーカッション療法　74
背部過伸展　84, 100
背部吸気筋のストレッチ　113
肺胞音, 聴診音　18
肺野の換気改善　32
肺容量曲線　59
肺容量増大のためのポジショニング　104
肺理学療法　4, 46
バウンシング　30
パニックコントロール　24
ハフ　42
ハフィング　**42**
ハフコフ　42
パルスオキシメータ　18
パルスオキシメトリ　18
瘢痕拘縮　169
反復唾液嚥下テスト（RSST）　132

ひ・ふ

非侵襲的陽圧換気　73, 154

評価, 誤嚥の　132
腹圧呼吸　30, **34**
腹臥位換気　**106**, 108
腹臥位管理法　104, **106**, 108
腹臥位人工呼吸　106
腹臥位療法　**106**, 108
副雑音, 聴診音　18
腹式呼吸　22, 30
腹部重錘負荷法　**78**
腹部パッド　78
不顕性誤嚥　132
腹筋呼吸法　34
部分呼吸［法］　**32**
フレイルチェスト　183

へ・ほ

閉鎖式気管内吸引カテーテル　120
閉鎖式吸引　128
弁付きバッグバルブマスク呼吸器　121

ポジショニング　46, **104**
ポストリフト　**100**

ま・み・む

慢性閉塞性肺疾患　140〜145

水飲みテスト　133
無気肺の予防　35

め・も

メインプルソンのD回路　121

モニター所見, 評価における　18
モビライゼーション, 肋骨の　**88**

ゆ・よ

揺すり［法］/手技　52, **53**

陽陰圧体外式人工呼吸　73
用手的呼吸介助手技/法　26, 92, 96
容量規定型換気（VCV）　19

り

リスクマネジメント　20
立位での安楽体位　25
リフティング　100
リラクセーション　**24**
リラクセーション手技　25

れ・ろ

連続性ラ音, 聴診音　18

肋間筋のストレッチ　80
肋骨スプリング　53
肋骨の捻転　80
肋骨揺すり　53